Catalogage avant publication de Bibliothèque et Archives nationales du Québec et Bibliothèque et Archives Canada

Gougoux, André, 1942-

    Physiologie des reins et des liquides corporels

    2ᵉ éd.

    Comprend des réf. bibliogr.

    ISBN 978-2-89544-151-9

    1. Reins – Physiologie. 2. Liquides organiques – Physiologie. 3. Régulation (Biologie). 4. Homéostasie. I. Titre.

QP249.G682 2009   612.4'63   C2009-941864-9

DEUXIÈME ÉDITION

Physiologie des reins

ET DES LIQUIDES CORPORELS

© Éditions MultiMondes 2009
ISBN 978-2-89544-151-9
Dépôt légal – Bibliothèque et Archives nationales du Québec, 2009
Dépôt légal – Bibliothèque et Archives Canada, 2009

ÉDITIONS MULTIMONDES
930, rue Pouliot
Québec (Québec) G1V 3N9
CANADA
Téléphone : 418 651-3885
Téléphone sans frais : 1 800 840-3029
Télécopie : 418 651-6822
Télécopie sans frais : 1 888 303-5931
multimondes@multim.com
http://www.multim.com

DISTRIBUTION AU CANADA
PROLOGUE INC.
1650, boul. Lionel-Bertrand
Boisbriand (Québec) J7H 1N7
CANADA
Téléphone :   450 434-0306
Tél. sans frais :   1 800 363-2864
Télécopie :   450 434-2627
Téléc. sans frais : 1 800 361-8088
prologue@prologue.ca
http://www.prologue.ca

DISTRIBUTION EN FRANCE
LIBRAIRIE DU QUÉBEC/DNM
30, rue Gay-Lussac
75005 Paris
FRANCE
Téléphone :   01 43 54 49 02
Télécopie :   01 43 54 39 15
direction@librairieduquebec.fr
http://www.librairieduquebec.fr

DISTRIBUTION EN BELGIQUE
La SDL Caravelle S.A.
Rue du Pré aux Oies, 303
Bruxelles
BELGIQUE
Téléphone :   +32 2 240.93.00
Télécopie :   +32 2 216.35.98
Sarah.Olivier@SDLCaravelle.com
http://www.SDLCaravelle.com/

DISTRIBUTION EN SUISSE
SERVIDIS SA
chemin des chalets 7
CH-1279 Chavannes-de-Bogis
SUISSE
Téléphone :   (021) 803 26 26
Télécopie :   (021) 803 26 29
pgavillet@servidis.ch
http://www.servidis.ch

Les Éditions MultiMondes reconnaissent l'aide financière du gouvernement du Canada
par l'entremise du Programme d'aide au développement de l'industrie de l'édition
(PADIÉ) pour leurs activités d'édition. Elles remercient la Société de développement des
entreprises culturelles du Québec (SODEC) pour son aide à l'édition et à la promotion. Elles
remercient également le Conseil des Arts du Canada de l'aide accordée à leur programme
de publication.

Gouvernement du Québec – Programme de crédit d'impôt pour l'édition de livres – gestion
SODEC.

100 %

Imprimé avec de l'encre végétale sur du papier Rolland Enviro 100, contenant 100 % de fibres recyclées
postconsommation, certifié Éco-Logo, procédé sans chlore et fabriqué à partir d'énergie biogaz.

IMPRIMÉ AU CANADA/PRINTED IN CANADA

ANDRÉ GOUGOUX

DEUXIÈME ÉDITION

Physiologie des reins
ET DES LIQUIDES CORPORELS

ÉDITIONS
MULTIMONDES

TABLE DES MATIÈRES

ASPECTS STATIQUES DES LIQUIDES CORPORELS : LEUR VOLUME

I. Homéostasie des liquides corporels

A) Solutions aqueuses

Les liquides corporels sont essentiellement des solutions aqueuses contenant des solutés, dissociés ou non (tableau 1-1). Des compartiments de taille variable contiennent ces solutions entourées de membranes. Leur composition surtout lipidique les rend plutôt imperméables au passage de l'eau et des solutés entre les compartiments.

1. L'*eau* est le solvant de tous les liquides corporels. Cette substance est de beaucoup la plus abondante dans notre organisme puisqu'elle représente environ 60 % du poids corporel.

2. La grande majorité des *solutés* ou des particules dissoutes dans les liquides corporels sont dissociés en ions chargés électriquement qu'on appelle électrolytes. Les cations, chargés positivement, comprennent le sodium (Na), le potassium (K), le calcium (Ca), le magnésium (Mg) et les protons ou ions hydrogène (H). Les anions, avec une ou plusieurs charges négatives, incluent le chlore (Cl), le bicarbonate (HCO_3), les protéines, le phosphate (PO_4), le sulfate (SO_4) et divers anions organiques, comme le lactate, le citrate et l'urate. Au contraire, les solutés non dissociés et sans charge électrique, tels que le glucose et l'urée, ne constituent qu'une petite fraction des particules dissoutes dans les liquides corporels.

Tableau 1-1
Composition des liquides corporels

1. Eau = solvant
2. Solutés
Dissociés = électrolytes
Cations : Na, K, Ca, Mg, H
Anions : Cl, HCO_3, protéines, PO_4, SO_4, anions organiques
Non dissociés : glucose, urée

B) Limites physiologiques compatibles avec le fonctionnement cellulaire

Le fonctionnement normal et la survie des cellules de notre organisme requièrent deux conditions essentielles. D'une part, la production d'énergie métabolique, surtout sous la forme d'adénosine triphosphate, ou ATP, doit être continuelle à partir du catabolisme cellulaire et surtout oxydatif des trois éléments nutritifs disponibles, les glucides, les lipides et, à un degré moindre, les protides. Le métabolisme oxydatif, utilisant l'oxygène, produit le gaz carbonique, ou CO_2, et divers déchets azotés, tels que l'ammoniac, l'urée, la créatinine et l'acide urique. Le CO_2 et les déchets azotés doivent être enlevés des liquides corporels afin de prévenir leur accumulation toxique.

D'autre part, le volume et la composition électrolytique du liquide intracellulaire doivent demeurer relativement stables à l'intérieur de limites physiologiques assez étroites. Le volume et la composition ionique du liquide extracellulaire entourant les cellules doivent aussi demeurer constants.

Ainsi, comme le montre la figure 1-1, la concentration normale de sodium dans le plasma et dans le liquide extracellulaire est de 140 mEq/L, celle de potassium entre 4 et 5 mEq/L, et celle des ions hydrogène de seulement 0,000040 mEq/L. Cette concentration minuscule des ions hydrogène correspond à un pH sanguin de 7,40. Les concentrations de glucose et d'urée dans le plasma et dans le liquide extracellulaire se situent normalement autour de 5 mmol/L.

Figure 1-1
Concentrations normales de divers solutés dans le liquide extracellulaire (LEC) entourant le liquide intracellulaire (LIC)

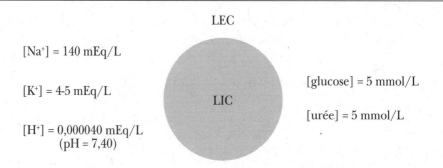

LEC

$[Na^+]$ = 140 mEq/L

$[K^+]$ = 4-5 mEq/L

LIC

[glucose] = 5 mmol/L

[urée] = 5 mmol/L

$[H^+]$ = 0,000040 mEq/L
(pH = 7,40)

La concentration de chaque électrolyte dans les liquides extracellulaire et intracellulaire doit se maintenir en dedans des limites physiologiques. De plus, il faut aussi conserver normale la somme de toutes ces concentrations d'électrolytes qui génèrent la plus grande partie de l'osmolalité efficace dans les liquides corporels. Même si habituellement les mécanismes homéostatiques maintiennent normale la concentration de chaque électrolyte, la composition ionique des liquides extracellulaire et intracellulaire peut devenir anormale et affecter alors plusieurs fonctions cellulaires. Voici trois exemples impliquant la concentration des cations sodium, potassium et hydrogène facilement mesurée dans le plasma et dans le liquide extracellulaire (tableau 1-2).

1. **Concentration extracellulaire de sodium (natrémie).** Le sodium et les anions qui l'accompagnent représentent presque toutes les particules ou osmoles présentes dans le plasma et dans le liquide extracellulaire. Quand la concentration de sodium dans le plasma tombe sous la valeur de 100 mEq/L ou dépasse celle de 170 mEq/L, le mouvement d'eau résultant du gradient osmotique entre les compartiments extracellulaire et intracellulaire modifie considérablement le volume des cellules. Ce volume cellulaire augmente lorsqu'une hyponatrémie fait entrer l'eau extracellulaire dans les cellules et diminue quand une hypernatrémie fait sortir l'eau des cellules vers la phase extracellulaire. La modification du volume des neurones cérébraux produit diverses manifestations neurologiques, dont la baisse progressive de l'état de conscience allant jusqu'au coma.

2. **Concentration extracellulaire de potassium (kaliémie).** Si la concentration de potassium dans le plasma est inférieure à 2 mEq/L ou dépasse 8 mEq/L, le rapport de la concentration intracellulaire de potassium sur sa concentration extracellulaire (le rapport Ki/Ke) s'éloigne de la valeur normalement autour de trente. Quand l'hypokaliémie augmente le rapport Ki/Ke, le potentiel de membrane au repos devient plus négatif (hyperpolarisation) que la valeur normalement autour de –90 mV. Par contre, le potentiel de membrane au repos est moins négatif (hypopolarisation) quand l'hyperkaliémie abaisse le rapport Ki/Ke. L'hyperpolarisation ou l'hypopolarisation modifient donc l'excitabilité des cellules nerveuses et des cellules musculaires, c'est-à-dire la différence entre le potentiel de seuil autour de –65 mV et le potentiel de membrane au repos. Elles produisent ainsi une paralysie des muscles squelettiques et diverses arythmies cardiaques pouvant entraîner le décès.

Tableau 1-2
**Concentrations anormales de sodium, de potassium et d'ions hydrogène
dans le plasma et dans le liquide extracellulaire**

Sodium	> 170 mEq/L < 100 mEq/L	**Volume cellulaire** (neurones cérébraux) diminué ou augmenté
Potassium	> 8 mEq/L < 2 mEq/L	**Excitabilité neuromusculaire** augmentée ou diminuée
Ions hydrogène	pH > 7,80 pH < 6,80	**Métabolisme cellulaire** ralenti

3. **Concentration extracellulaire d'ions hydrogène.** Quand la concentration plasmatique des ions hydrogène est plus basse que 0,000016 mEq/L, ce qui correspond à un pH de 7,80, ou dépasse 0,000160 mEq/L (pH de 6,80), le pH intracellulaire change proportionnellement. La titration des protéines intracellulaires qui en résulte modifie la charge électrique, la structure et la fonction de ces dernières. L'altération des protéines enzymatiques diminue considérablement leur activité et ralentit la vitesse des réactions métaboliques qu'elles catalysent. La chute du métabolisme cellulaire et de la production d'ATP dans les neurones cérébraux explique le coma observé lorsque l'acidose ou l'alcalose sont sévères. Le même ralentissement du métabolisme dans les cellules musculaires cardiaques produit une insuffisance cardiaque congestive.

Les changements de la composition électrolytique du liquide extracellulaire ne produisent donc pas directement leurs effets néfastes sur le fonctionnement des cellules. Les modifications du volume intracellulaire, de l'excitabilité neuromusculaire et de l'activité des protéines enzymatiques en sont plutôt responsables.

C) Rôle essentiel des reins

La première et de loin la plus importante fonction des reins est de maintenir, à l'intérieur de limites physiologiques, à la fois le volume et la composition ionique des liquides extracellulaire et intracellulaire.

Les reins doivent d'abord conserver normal le volume du liquide extracellulaire, puisque le plasma constitue le quart de celui-ci et la moitié du volume sanguin. En effet, un volume plasmatique abaissé diminue le volume sanguin, le débit cardiaque, la pression artérielle et la perfusion tissulaire acheminant l'oxygène et les éléments nutritifs (glucides, lipides et protides) à toutes les cellules de l'organisme. Les reins maintiennent aussi la tonicité ou le nombre d'osmoles efficaces dans le compartiment extracellulaire et par conséquent le volume normal des cellules.

Les reins gardent autour de zéro le bilan externe d'eau et celui de plusieurs électrolytes dont ils maintiennent normale la concentration dans les liquides corporels. Évidemment, même un tout petit déséquilibre de l'un de ces bilans externes entre l'entrée et la sortie d'une substance de l'organisme, par exemple la rétention nette de 100 mL d'eau par jour, devient incompatible avec la survie s'il est prolongé.

Plusieurs barorécepteurs et divers chémorécepteurs détectent un peu partout dans l'organisme les modifications du volume et de la composition électrolytique des liquides corporels. Toutefois, les reins s'avèrent les organes effecteurs les plus importants dans la régulation des liquides corporels en excrétant dans l'urine les quantités appropriées d'eau et d'électrolytes.

Les quatre premiers chapitres de ce manuel présentent les aspects statiques (volume et composition ionique) et dynamiques (transport de l'eau et des solutés entre les compartiments liquidiens) des liquides corporels. Les 19 chapitres suivants décrivent les mécanismes rénaux responsables du maintien du bilan externe de l'eau et des électrolytes et par conséquent de l'homéostasie des liquides corporels.

II. Volume des compartiments liquidiens corporels

La figure 1-2 présente la distribution de l'eau corporelle totale entre ses trois principaux compartiments : le plasma, le liquide interstitiel et le liquide intracellulaire.

A) Description des compartiments liquidiens

1. **Eau corporelle totale.** L'eau représente environ 60 % du poids d'un adulte normal, à savoir 42 L chez un individu de 70 kg. Cette proportion de 60 % est toutefois variable, étant plus élevée dans certains tissus, comme les muscles (environ 80 %), mais beaucoup plus basse dans d'autres, comme le tissu adipeux (10 % ou moins).

   En effet, le faible contenu en eau du tissu adipeux explique la relation inverse observée entre le contenu en graisse du corps et la fraction du poids corporel représentant l'eau. Une plus grande quantité de graisse réduit donc le pourcentage d'eau dans le corps dans les trois conditions suivantes : chez les obèses, chez les femmes, avec un tissu adipeux sous-cutané plus abondant, et chez les

Figure 1-2

**Compartiments liquidiens de l'organisme d'un individu de 70 kilos
(les volumes sont en litres et en pourcentages du poids corporel)**

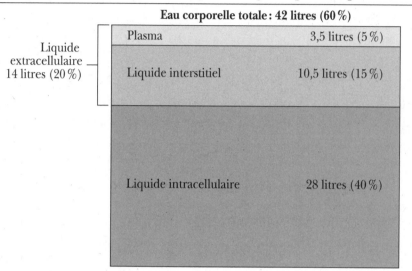

personnes âgées, dont la graisse presque anhydre a remplacé progressivement les muscles qui, eux, contiennent 80 % d'eau. À l'opposé, la proportion d'eau dans l'organisme peut dépasser 70 % chez les nouveau-nés et les nourrissons, qui sont presque dépourvus de tissu adipeux.

Les liquides corporels et les solutés qu'ils contiennent sont distribués dans divers compartiments entourés de membranes semi-perméables. D'abord, la membrane cellulaire divise l'eau corporelle totale en deux compartiments principaux contenant les liquides intracellulaire et extracellulaire.

2. **Liquide intracellulaire.** Ce compartiment contient les deux tiers de l'eau corporelle totale et représente 40 % du poids corporel, soit 28 L chez un individu de 70 kg. Le liquide intracellulaire n'est pas un grand compartiment unique, mais chaque cellule est séparée des autres par le liquide interstitiel.

3. **Liquide extracellulaire.** Ce compartiment contient le tiers de l'eau corporelle totale et constitue 20 % du poids corporel, à savoir 14 L chez une personne de 70 kg. La membrane de la paroi capillaire divise à son tour le liquide extracellulaire en deux autres compartiments contenant les liquides interstitiel et plasmatique.

4. **Liquide interstitiel.** Le compartiment extravasculaire, contenant le liquide interstitiel, représente les trois quarts du volume du liquide extracellulaire, c'est-à-dire 15 % du poids corporel ou 10,5 L. Le liquide interstitiel, entourant les cellules de l'organisme, représente l'environnement interne, ou le « milieu intérieur », décrit au XIXe siècle par le physiologiste français Claude Bernard. C'est l'espace situé entre la membrane de la paroi capillaire et la membrane cellulaire.

5. **Plasma.** Le compartiment intravasculaire, contenant le liquide plasmatique, est égal au quart du volume du liquide extracellulaire, soit 5 % du poids corporel ou 3,5 L. La portion liquide ou plasmatique du sang constitue donc plus que la moitié du volume sanguin total, qui est d'environ 6 L.

B) Mesure du volume des compartiments liquidiens

Principe général

On ne peut évidemment pas mesurer directement les volumes approximatifs des divers compartiments liquidiens de l'organisme. On peut seulement les estimer indirectement par la dilution d'une quantité connue d'un indicateur ou marqueur distribué uniquement et uniformément dans tout le compartiment mesuré. Le volume de distribution du marqueur introduit dans le compartiment est égal au rapport de la quantité connue ajoutée sur la concentration mesurée quand celle-ci est stabilisée à l'équilibre. On exprime cette relation par l'équation suivante :

$$\text{VOLUME du compartiment} = \frac{\text{QUANTITÉ du marqueur}}{\text{CONCENTRATION du marqueur}}$$

Caractéristiques des marqueurs

Les marqueurs utilisés, qu'ils soient isotopiques ou non, devraient posséder idéalement les cinq propriétés suivantes :

1. Une distribution homogène dans tout le compartiment mesuré ;

2. L'absence de transfert dans un autre compartiment ou d'excrétion rénale ou hépatique, sauf si on peut mesurer cette perte et l'inclure dans le calcul ;

3. L'absence de métabolisme ou de synthèse ;

4. L'absence de toxicité ;

5. Une mesure facile et précise de sa concentration.

Cependant, la plupart des marqueurs utilisés sont loin de représenter la substance idéale puisque leur espace de distribution exagère ou sous-estime la dimension du compartiment liquidien mesuré.

Volumes mesurés par la distribution d'un marqueur

Deux membranes distinctes, la paroi capillaire et la membrane cellulaire, séparent les liquides corporels en trois compartiments. La paroi capillaire permet la diffusion des solutés ayant un faible poids moléculaire, mais demeure relativement imperméable aux plus grosses molécules, telles que l'albumine et les globulines. Par contre, la membrane cellulaire est imperméable à la plupart des solutés et ne laisse passer facilement que les petites molécules non chargées électriquement, telles que l'eau, l'urée et l'éthanol.

La taille des marqueurs, une fois introduits ou absorbés dans le plasma, détermine donc trois espaces de distribution différents, présentés dans les trois parties de la figure 1-3.

1. La partie du haut montre la distribution de l'éthanol, une petite molécule sans charge électrique et avec seulement deux carbones et un faible poids moléculaire de 46. Après son absorption dans le sang, l'éthanol traverse facilement les deux membranes, capillaire et cellulaire, et se distribue donc dans toute l'eau corporelle.

2. La partie du milieu présente la distribution de l'inuline, un polysaccharide du fructose ayant un poids moléculaire de 5 200. Après son administration intraveineuse, l'inuline diffuse librement de l'espace vasculaire vers le compartiment interstitiel, mais les molécules sont trop grosses pour traverser la membrane cellulaire. L'inuline demeure donc confinée au compartiment extracellulaire et ne pénètre pas dans le compartiment intracellulaire.

3. Enfin, dans la partie du bas, les grosses particules d'albumine, avec leur poids moléculaire se situant autour de 70 000, ne peuvent même pas traverser la paroi capillaire et demeurent emprisonnées presque exclusivement à l'intérieur de l'espace intravasculaire.

Le tableau 1-3 présente les marqueurs ou les calculs permettant d'estimer le volume des cinq principaux compartiments liquidiens de l'organisme.

Figure 1-3
**Espaces de distribution de trois marqueurs (M) de tailles différentes
et introduits dans le plasma : l'éthanol (M_1), l'inuline (M_2) et l'albumine (M_3)**

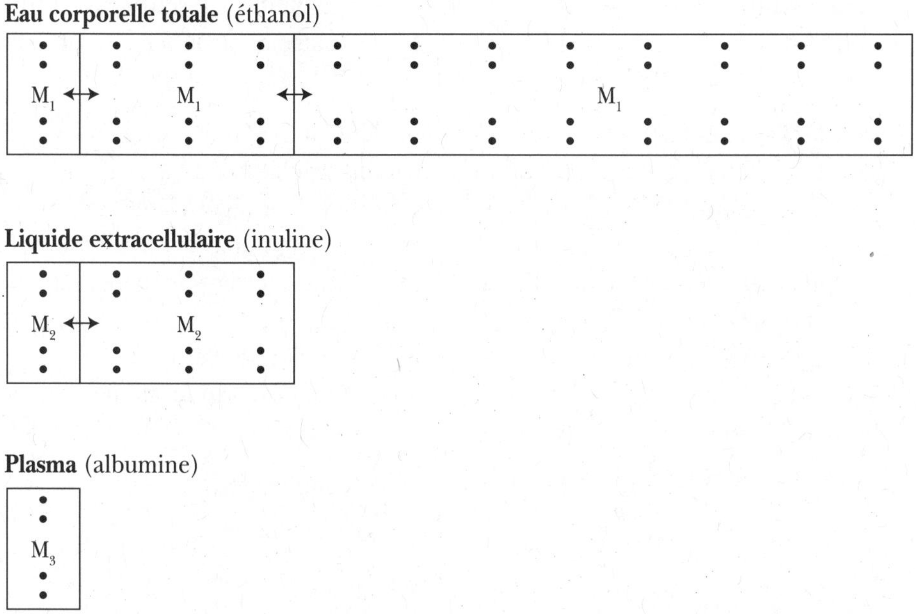

Eau corporelle totale (éthanol)

Liquide extracellulaire (inuline)

Plasma (albumine)

Tableau 1-3
Détermination du volume des compartiments liquidiens de l'organisme

Compartiments	Marqueurs non isotopiques	Marqueurs isotopiques
Mesurés		
Eau corporelle totale (ECT)	Éthanol	Eau tritiée
Liquide extracellulaire (LEC)	Inuline	Chlore[36]
Liquide plasmatique	Bleu Evans	Albumine radioactive
Calculés		
Liquide intracellulaire = ECT – LEC		
Liquide interstitiel = LEC – plasma		

1. L'*eau corporelle totale* représente le volume de distribution de petites molécules sans charge électrique et diffusant facilement à travers les deux membranes capillaire et cellulaire. L'éthanol (avant son métabolisme), l'urée et le médicament anti-pyrine sont des marqueurs non isotopiques permettant de mesurer avec préci-sion le volume de ce compartiment. On emploie aussi dans le même but l'eau isotopique, lourde (^2H_2O) ou tritiée (^3H_2O).

Donnons comme exemple de l'utilisation de l'éthanol un individu de 75 kg ingé-rant 45 g d'éthanol, à savoir trois consommations de chacune 15 g d'éthanol. On retrouve cette quantité d'éthanol dans 10 oz ou 300 mL de bière ayant une concen-tration de 5 % d'alcool. La figure 1-4 montre que le volume de distribution de l'éthanol, ou l'eau corporelle totale, est égal à 45 L si sa concentration plasmatique est, à l'équilibre et avant son métabolisme hépatique, 1 g/L ou 0,10 g/100 mL (0,10 g %) (voir encadré 1-1). Ce volume de distribution de l'éthanol est égal au quotient de la quantité de 45 g ingérée et absorbée sur la concentration de 1 g/L, comme l'exprime l'équation suivante :

$$\text{Eau corporelle totale} = \frac{45 \text{ g d'éthanol}}{1 \text{g/L}} = 45 \text{ L}$$

Figure 1-4
Concentration d'éthanol d'un gramme par litre dans un volume d'eau corporelle totale de 45 litres chez un individu de 75 kilos ingérant 45 grammes d'éthanol

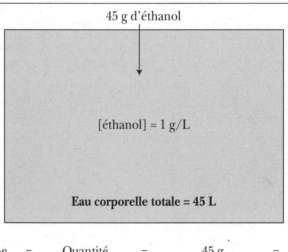

45 g d'éthanol

[éthanol] = 1 g/L

Eau corporelle totale = 45 L

$$\text{Volume} = \frac{\text{Quantité}}{\text{Concentration}} = \frac{45 \text{ g}}{1 \text{ g/L}} = 45 \text{ L}$$

Cependant, il faut souligner qu'en pratique clinique les changements rapides du poids corporel résultent toujours d'un gain ou d'une perte de liquide et s'avèrent donc la façon la plus simple d'estimer les modifications du volume de l'eau corporelle totale.

Application pratique 1-1

Lors d'une réunion de classe, un étudiant de 75 kg consomme rapidement six bières. Quelle est sa concentration plasmatique d'éthanol? Celle-ci lui permet-elle de prendre le volant de sa voiture?

Comme 300 mL (10 oz) de bière (5 % d'alcool ou 5 g/100 mL) contiennent 15 g d'éthanol, six bières en contiennent 90 g. Parce que l'éthanol est une très petite molécule sans charge électrique, elle traverse facilement la paroi capillaire et la membrane cellulaire lipidique et se distribue dans l'**eau corporelle totale**, soit 60 % du poids corporel ou 45 L chez notre étudiant de 75 kg.

La concentration d'éthanol dans l'eau plasmatique, interstitielle et intracellulaire est donc égale au quotient de la quantité absorbée de 90 g (avant son métabolisme hépatique) sur le volume de distribution de 45 L, c'est-à-dire 2 g/L ou 0,20 g/100 mL (0,20 g%). Cette concentration dépasse le double de la concentration permettant la conduite automobile et ne diminuera au cours des heures suivantes qu'avec le métabolisme hépatique de l'alcool. Notez que 1,5 oz, ou 45 mL d'une liqueur forte, comme le gin, le rhum, le scotch ou la vodka (40 % d'alcool ou 40 g/100 mL), contient une quantité presque équivalente de 18 g d'éthanol.

2. Le *liquide extracellulaire* représente le volume de distribution des marqueurs traversant la paroi capillaire mais non la membrane cellulaire. Les marqueurs non isotopiques demeurant confinés au compartiment extracellulaire comprennent le brome, le thiosulfate et deux saccharides non métabolisés, le mannitol et l'inuline. On utilise aussi, pour estimer le volume du liquide extracellulaire, les ions monovalents radioactifs sodium[24], chlore[36] et brome[77] et l'ion divalent radioactif sulfate[35].

Considérons un adulte de 70 kg qui reçoit par voie intraveineuse 14 g d'inuline. Avec une concentration plasmatique d'inuline à l'équilibre de 1 g/L, le volume de distribution de l'inuline ou du liquide extracellulaire égale 14 L. Ce volume est le quotient de la quantité administrée de 14 g sur la concentration de 1 g/L, comme l'exprime l'équation suivante :

$$\text{Volume du liquide extracellulaire} = \frac{14 \text{ g d'inuline}}{1 \text{ g/L}} = 14 \text{ L}$$

Toutefois, la mesure du compartiment extracellulaire n'est pas aussi précise que celle de l'eau corporelle totale, puisqu'aucun des marqueurs utilisés ne se distribue exclusivement et dans tout le liquide extracellulaire. En effet, parce que le sodium, le chlore et le brome pénètrent dans les cellules, leur espace de distribution dépasse le volume du compartiment extracellulaire. À l'inverse, le mannitol et l'inuline sous-estiment ce volume parce qu'ils ne se distribuent pas dans la totalité du liquide extracellulaire.

3. Le *liquide plasmatique* correspond au volume de distribution de l'albumine. On mesure le volume de ce compartiment avec le bleu Evans, un colorant qui se lie avec une très grande affinité à l'albumine plasmatique, ou avec l'albumine radioactive marquée avec l'iode[125] ou l'iode[131]. On peut aussi estimer le volume sanguin total par des globules rouges radioactifs marqués avec du phosphore[32], du chrome[51], du fer[55] ou du fer[59]. La mesure de l'hématocrite, qui est le rapport du volume des globules rouges sur le volume total du sang, permet alors de calculer le volume plasmatique à partir du volume sanguin en utilisant la formule suivante :

$$\text{Volume plasmatique} = \text{volume sanguin} \times (1,00 - \text{hématocrite}).$$

Volumes calculés

Les problèmes inhérents à la mesure précise du volume du liquide extracellulaire rendent inexactes les deux valeurs calculées à partir de celui-ci, les volumes des liquides intracellulaire et interstitiel.

1. On ne peut pas mesurer directement le volume du *liquide intracellulaire* par un marqueur distribué uniquement à l'intérieur de ce compartiment. On ne peut que calculer la différence entre les volumes mesurés de deux autres compartiments, en soustrayant le volume du liquide extracellulaire de celui de l'eau corporelle totale.

2. On ne peut pas estimer directement le volume du *liquide interstitiel* parce que aucun des marqueurs utilisés ne demeure confiné à ce seul compartiment. On peut toutefois le calculer en soustrayant le volume du liquide plasmatique de celui du compartiment extracellulaire. Le volume du compartiment interstitiel inclut aussi d'autres liquides, tels que la lymphe, l'eau inaccessible présente dans l'os et dans le tissu conjonctif dense, et l'eau transcellulaire. Cette eau transcellulaire représente l'ensemble des sécrétions gastro-intestinales et des liquides cérébrospinal, intraoculaire, pleural, péritonéal et synovial.

Références

Fanestil D.D. : Compartmentation of body water, chapitre 1 dans Narins RG, Clinical Disorders of Fluid and Electrolyte Metabolism, 5e édition, New York, McGraw-Hill, 1994.

Lyall V., Biber T.U.L. : Potential-induced changes in intracellular pH. American Journal of Physiology 266 : F685-F696, 1994.

Oh M.S., Carroll H.J. : External balance of electrolytes and acids and alkali, chapitre 10 dans Alpern R.J., Hebert S.C., The Kidney : Physiology and Pathophysiology, 4e édition, Amsterdam, Academic Press Elsevier, 2008.

CHAPITRE 2

ASPECTS STATIQUES DES LIQUIDES CORPORELS : LEUR COMPOSITION IONIQUE

Les ions ou électrolytes représentent environ 95 % des solutés ou particules que l'on retrouve dans les liquides corporels. Le sodium et le chlore sont de loin les ions les plus abondants dans le liquide extracellulaire, tandis que le potassium et le phosphate prédominent dans le compartiment intracellulaire (figure 2-1). La composition ionique varie d'un liquide à l'autre à cause de la présence, entre leurs compartiments, de deux membranes semi-perméables, la membrane cellulaire et la paroi capillaire. Malgré l'importance physiologique de certaines substances non dissociées, comme le glucose, l'urée et certains acides aminés, ces particules ne constituent qu'une petite fraction des solutés retrouvés dans les liquides corporels. Avant de décrire la composition des liquides corporels, il est important de définir les unités de mesure décrivant la concentration des solutés qui y sont présents.

Figure 2-1
Principaux électrolytes dans les liquides extracellulaire (LEC) et intracellulaire (LIC)

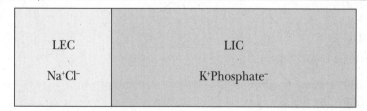

Définition des unités de mesure

Le tableau 2-1 présente les substances les plus abondantes dans les liquides corporels, avec leur poids atomique ou moléculaire et, pour les particules ayant une ou plusieurs charges électriques, leur valence. On peut exprimer la concentration de ces substances en millimoles (mmol), en milliéquivalents (mEq) (pour les particules ayant une charge électrique) ou en milliosmoles (mOsm) par litre.

Tableau 2-1

Poids atomique ou moléculaire et valence des principales substances dans les liquides corporels

	Poids atomique ou moléculaire	Valence
Carbone (C)	12	–
Azote (N)	14	–
Oxygène (O)	16	–
Eau (H_2O)	18	–
Gaz carbonique (CO_2)	44	–
Urée (NH_2CONH_2)	60	–
Glucose ($C_6H_{12}O_6$)	180	–
Cations⁺		
Hydrogène (H^+)	1	1
Sodium (Na^+)	23	1
Magnésium (Mg^{2+})	24	2
Potassium (K^+)	39	1
Calcium (Ca^{2+})	40	2
Anions⁻		
Chlore (Cl^-)	35,5	1
Bicarbonate (HCO_3^-)	61	1
Phosphate (HPO_4^{2-})	96	2
Sulfate (SO_4^{2-})	96	2

1. Poids atomique et poids moléculaire

Le poids atomique est le nombre assigné par convention à un élément ou atome selon son poids en relation avec celui de 16 attribué à l'oxygène. Par exemple, le poids atomique du sodium est 23 et celui du chlore est 35,5.

Le poids moléculaire représente la somme des poids atomiques de tous les atomes contenus dans une molécule. Ainsi, le poids moléculaire du chlorure de sodium est 58,5, c'est-à-dire la somme des poids atomiques du sodium, 23, et du chlore, 35,5.

2. Molarité et molalité

Une mole (mol) d'une substance, qu'elle soit ionisée ou non, correspond à son poids atomique ou à son poids moléculaire en grammes. Dans les liquides corporels, 1 mmol d'une substance, soit un millième de mole, est égale à son poids atomique ou à son poids moléculaire en milligrammes. Par exemple, 1 mol de sodium égale 23 g de sodium, tandis que 23 mg de sodium constituent 1 mmol de sodium (voir encadré 2-1)

Des solutions molaire et millimolaire contiennent respectivement 1 mol et 1 mmol de la substance dissoute dans un L de solution. Des solutions molale et millimolale contiennent aussi 1 mol et 1 mmol de la substance dissoute dans 1 kg de solution. Dans les solutions diluées que sont nos liquides corporels, la différence est minime entre les solutions millimolaire et millimolale.

3. Équivalence électrochimique

Contrairement au glucose, un soluté non dissocié et sans charge électrique, le chlorure de sodium est dissocié en deux ions chargés électriquement qu'on appelle électrolytes. L'équivalence électrochimique renvoie au fait que les particules chargées électriquement, les ions ou électrolytes, s'unissent l'une à l'autre non selon leur poids, mais selon leur charge ionique, ou valence. Par conséquent, 1 mg de sodium ne s'unit pas à 1 mg de chlore mais 1 mEq de sodium (23 mg) le fait avec 1 mEq de chlore (35,5 mg) (tableau 2-2). Un équivalent (ou milliéquivalent) électrochimique d'un cation chargé positivement s'associe avec un équivalent (ou milliéquivalent) d'un anion chargé négativement.

Application pratique 2-1

Pourquoi l'administration intraveineuse d'une solution de dextrose 5 % dans l'eau est-elle sécuritaire ?

Chaque 100 mL de solution contient 5 g (5 %) de dextrose ou glucose et chaque litre en contient 50 g. En divisant 50 g ou 50 000 mg par le poids moléculaire de 180 du glucose en mg, on obtient 278 millimoles de glucose par litre de solution. Parce que le glucose est une molécule non dissociée, 278 millimoles équivalent à 278 milliosmoles par litre de solution.

Parce que cette osmolarité de 278 mOsm/L est presque identique à celle des liquides corporels, il n'y a pas de mouvement osmotique d'eau entre le plasma et les globules rouges et donc pas de risque d'hémolyse ou d'éclatement des globules rouges. Au contraire, l'administration intraveineuse d'eau distillée (0 mOsm/L) provoque rapidement l'entrée d'eau dans les globules rouges et leur éclatement ou hémolyse.

Un équivalent d'un électrolyte correspond à son poids en grammes se combinant avec, pour un anion, ou remplaçant, pour un cation, un gramme d'ions hydrogène. Ainsi, 1 mol, ou 35,5 g, de chlore se combine avec 1 mol ou 1 g d'ions hydrogène. Un milliéquivalent d'un électrolyte univalent est égal à son poids atomique ou moléculaire en milligrammes.

Tableau 2-2
Solutés dissociés: les ions ou électrolytes

NaCl ———————>		Na^+	+	Cl^-
	non	1 mg Na^+	+	1 mg Cl^-
	mais	1 mEq Na^+	+	1 mEq Cl^-
		(23 mg Na^+)		(35,5 mg Cl^-)

Application pratique 2-2

Combien une solution de 0,9 % NaCl contient-elle de milliéquivalents de sodium et de chlore?

Chaque 100 mL de solution contient 0,9 g (0,9 %) de chlorure de sodium et chaque litre en contient 9 g. En divisant 9 g ou 9 000 mg par le poids moléculaire de 58,5 (23 + 35,5) du chlorure de sodium en mg, on obtient 154 millimoles de chlorure de sodium. Parce que le chlorure de sodium se dissocie, on a 154 mEq de sodium et 154 mEq de chlore, c'est-à-dire un total de 308 particules ou osmoles par litre de solution. Cette valeur est presque identique à l'osmolarité normale des liquides corporels de 290 mOsm/L, d'où l'appellation «soluté physiologique».

Quand des électrolytes univalents, comme le sodium et le chlore, n'ont qu'une charge ionique positive ou négative, la molarité et l'équivalence sont identiques. Par conséquent, 23 g de sodium, soit 1 mol ou 1 Eq de sodium, ne se combinent pas avec 23 g de chlore, mais le font avec 35,5 g de chlore, représentant aussi 1 mol ou 1 Eq (voir encadrés 2-2, 2-3 et 2-4).

Application pratique 2-3

On prescrit à une patiente anurique et hémodialysée une diète limitée à 3,5 g de chlorure de sodium (NaCl) par jour. Combien cette diète contient-elle de milliéquivalents de sodium ?

En divisant 3,5 g ou 3 500 mg de NaCl par le poids moléculaire de 58,5 (23 + 35,5) du NaCl en mg, on obtient 60 mEq de sodium (et 60 de chlore), soit un peu moins que la moitié de la quantité moyenne de 150 mEq/j contenue dans une diète nord-américaine.

Par contre, parce que le calcium divalent possède deux charges positives, 1 mol ou 2 Eq de calcium s'associent avec 2 mol ou 2 Eq de chlore univalent. Ainsi 40 g de calcium, soit 1 mol ou 2 Eq de calcium, se combinent avec 71 g de chlore, représentant 2 mol ou 2 Eq de chlore.

La concentration d'un électrolyte en équivalents par litre est donc égale à sa valence multipliée par sa concentration en moles par litre. Parce que les liquides corporels sont des solutions relativement diluées, il est plus pratique d'exprimer leurs concentrations d'électrolytes en milliéquivalents par litre.

Application pratique 2-4

On prescrit à un patient prenant des diurétiques un comprimé de 1 500 mg de chlorure de potassium (KCl) à prendre chaque jour. Combien ce comprimé contient-il de milliéquivalents de potassium ?

En divisant 1 500 mg de KCl par le poids moléculaire de 74,5 (39 + 35,5) du KCl en mg, on obtient 20 mEq de potassium (et 20 de chlore), soit environ le cinquième de la quantité normalement ingérée dans notre diète, surtout sous la forme de fruits et de légumes (voir chapitre 13).

4. Osmolarité et osmolalité

L'osmolarité d'une solution dépend du nombre total de particules dissoutes dans un litre de cette solution. Des solutions osmolaire et milliosmolaire contiennent respectivement 1 Osm et 1 mOsm du soluté dissous dans un litre de solution. Dans les liquides corporels, l'osmolalité est presque identique à l'osmolarité, puisqu'elle représente le nombre de particules dans 1 kg d'eau. Des solutions osmolale et milliosmolale contiennent 1 Osm et 1 mOsm du soluté dissous dans 1 kg d'eau.

Toutes les particules, avec ou sans charge électrique, contribuent à l'osmolarité ou à l'osmolalité d'une solution. Quand des substances comme le chlorure de sodium et le chlorure de calcium se dissocient en leurs ions, ceux-ci contribuent tous à l'osmolarité : le chlorure de sodium dissocié représente donc deux particules ou osmoles et le chlorure de calcium trois particules ou osmoles (tableau 2-3).

Tableau 2-3
Mole, équivalents et osmoles

Substance	Mole	Équivalents	Osmoles
Glucose	1	0	1
Na+	1	1	1
NaCl (Na$^+$, Cl$^-$)	1	1+1	2
CaCl$_2$ (Ca^{2+}, Cl$^-$, Cl$^-$)	1	2+2	3

I. Plasma

Le plasma est le seul liquide corporel facilement accessible, puisqu'on détermine sa composition par l'analyse directe d'un échantillon de sang veineux. Les concentrations plasmatiques des principaux électrolytes sont normalement voisines des valeurs montrées en milliéquivalents par litre (mEq/L) dans le tableau 2-4 et dans la figure 2-2. Dans le plasma et dans le liquide interstitiel, le sodium est le principal cation, tandis que le chlore et le bicarbonate sont les anions qui prédominent. Il faut souligner que le nombre total de charges positives sur les cations doit neutraliser un nombre identique de charges négatives sur les molécules anioniques.

Tableau 2-4
Composition électrolytique du plasma

Cations		Anions	
Sodium	140	Chlore	103
Potassium	4	Bicarbonate	25
Calcium	5	Protéines	15
Magnésium	2	Anions organiques	5
		Phosphate	2
		Sulfate	1
Total	151	Total	151

Les valeurs sont en mEq/L.

Chaque litre de plasma renferme environ 930 mL d'eau, tandis que les 70 g de protéines plasmatiques occupent presque tout le volume restant de 70 mL. La concentration d'un électrolyte dans l'eau du plasma est celle qui est importante physiologiquement. Elle correspond à la concentration plasmatique mesurée dans tout le plasma, puis divisée par 0,93, soit la fraction du volume plasmatique occupée par l'eau. Ainsi, la natrémie ou concentration plasmatique normale de sodium de 140 mEq/L correspond à une concentration de sodium de 151 mEq/L dans l'eau du plasma (voir encadré 2-5).

Figure 2-2
Concentrations plasmatiques en mEq/L des trois principaux électrolytes, le sodium, le chlore et le bicarbonate

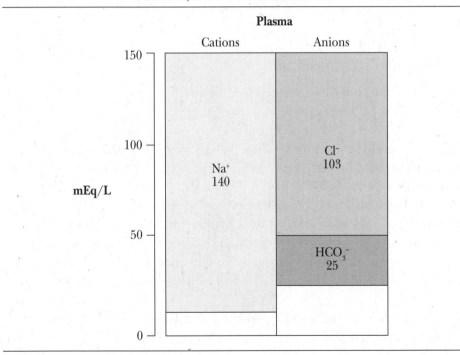

Application pratique 2-5

Chez une patiente ayant un myélome multiple, on observe une augmentation considérable de la concentration des protéines plasmatiques à 20 g/100 mL de plasma. Pourquoi mesure-t-on une natrémie abaissée à 121 mEq/L chez cette patiente ?

Quand une hyperprotéinémie ou une hyperlipémie quantitativement très importantes augmentent le volume occupé par les protéines ou les lipides dans le plasma, la natrémie basse que l'on mesure dans tout le plasma est simplement un artéfact de laboratoire appelé pseudohyponatrémie. Ainsi, si les protéines plasmatiques occupent 20 % du volume plasmatique au lieu de la valeur normale de 7 %, une natrémie abaissée à 121 mEq/L dans tout le plasma reflète simplement une concentration normale de sodium de 151 mEq/L dans l'eau du plasma (80 % du plasma) et l'absence de sodium dans la fraction de 20 % du plasma occupée par les protéines plasmatiques.

II. Liquide interstitiel

La composition ionique des liquides plasmatique et interstitiel est presque identique, puisque toutes les petites particules, avec ou sans charge électrique, traversent facilement la paroi capillaire séparant ces deux compartiments. Les petites différences de concentration entre les deux liquides s'expliquent par l'équilibre ou le « déséquilibre » de Gibbs-Donnan qui règle la distribution des électrolytes entre ces deux compartiments. Le déséquilibre dépend de la distribution inégale dans les deux compartiments des macromolécules protéiques qui traversent difficilement la membrane capillaire et demeurent donc surtout confinées au compartiment plasmatique. En fait, la concentration des anions diffusibles dans le liquide interstitiel dépasse d'environ 5 % celle présente dans le plasma, tandis que la concentration des cations diffusibles est inférieure de 5 % à leur concentration plasmatique.

A) Équilibre de Gibbs-Donnan avec une membrane semi-perméable

Le plasma et le liquide interstitiel sont deux solutions électrolytiques séparées par l'endothélium capillaire, qui est une membrane semi-perméable. L'eau, le sodium, le chlore et les autres petites molécules traversent facilement cette membrane. Elle demeure toutefois relativement imperméable aux plus grosses molécules, telles les protéines, que le plasma contient en plus grandes quantités que le liquide interstitiel.

1. **État initial.** La figure 2-3 présente deux compartiments liquidiens, A et B, séparés par une membrane semi-perméable ressemblant à l'endothélium capillaire et s'avérant perméable aux petits ions sodium et chlore, mais non aux macromolécules protéiques. À l'état initial, dans la partie du haut de la figure 2-3, nous avons dans chaque compartiment cinq molécules dissociées de chlorure de sodium. Dans chaque compartiment, les cinq charges électriques positives sur le sodium neutralisent les cinq charges négatives sur les anions chlore.

2. **Ajout de protéines.** Dans la partie du milieu de la figure 2-3, nous ajoutons dans le compartiment A, ressemblant au liquide plasmatique, cinq ions sodium avec cinq charges négatives nettes sur des protéines. Les dix charges positives sur le sodium dans le compartiment A sont donc maintenant neutralisées par cinq anions chlore et par cinq charges négatives nettes sur les protéines.

Figure 2-3
L'ajout de protéines confinées au compartiment A (partie du milieu) produit un équilibre de Gibbs-Donnan, à savoir une distribution inégale des ions diffusibles sodium et chlore de chaque côté de la membrane semi-perméable (partie du bas). (Les chiffres réfèrent aux nombres de charges positives ou négatives.)

État initial

A	B
5 Na^+	5 Na^+
5 Cl^-	5 Cl^-

Ajout de protéines

A	B
10 Na^+	5 Na^+
5 Cl^-	5 Cl^-
5 $Prot^-$	

Équilibre de Gibbs-Donnan

A	B
9 Na^+	6 Na^+
4 Cl^-	6 Cl^-
5 $Prot^-$	

Voyons maintenant quelles molécules vont traverser facilement la membrane semi-perméable d'un compartiment à l'autre. D'abord, le sodium diffuse selon son gradient de concentration du compartiment A vers le compartiment B, ressemblant au liquide interstitiel. Le transfert des ions sodium dans le compartiment B augmente les charges positives dans celui-ci et laisse des charges négatives non neutralisées dans le compartiment A. Malgré l'absence de gradient de concentration, le chlore diffuse lui aussi mais selon le gradient électrique vers le compartiment B, ce qui maintient l'électroneutralité dans chacun des deux compartiments. Cependant, les macromolécules protéiques sont trop volumineuses pour traverser facilement la membrane semi-perméable du compartiment A vers le compartiment B.

3. Équilibre de Gibbs-Donnan. À l'équilibre, comme le montre la partie du bas de la figure 2-3, les neuf charges positives sur le sodium dans le compartiment A sont neutralisées par quatre charges négatives sur le chlore et cinq sur les protéines. L'électroneutralité est aussi maintenue dans le compartiment B contenant six charges positives sur le sodium et six négatives sur le chlore.

B) Caractéristiques de l'équilibre de Gibbs-Donnan

L'équilibre de Gibbs-Donnan, provenant de la distribution inégale de macromolécules anioniques traversant difficilement une membrane semi-perméable, possède quatre caractéristiques importantes, résumées dans le tableau 2-5.

1. L'électroneutralité est maintenue dans chaque compartiment qui contient le même total de charges électriques positives et de charges négatives. À l'équilibre, présenté dans la partie du bas de la figure 2-3, on trouve neuf charges positives et neuf négatives dans le compartiment A, tandis que le compartiment B renferme six charges positives et six négatives.

2. Le produit des concentrations des cations et des anions diffusibles est égal dans les deux compartiments, de chaque côté de la membrane semi-perméable. Dans notre exemple, le produit de neuf sodium par quatre chlore dans le compartiment A équivaut à celui de six sodium par six chlore dans le compartiment B. On exprime cette relation par l'équation de Gibbs-Donnan, dans laquelle A et B représentent les deux compartiments :

$$[Na^+]_A \times [Cl^-]_A = [Na^+]_B \times [Cl^-]_B.$$

Tableau 2-5
Caractéristiques de l'équilibre de Gibbs-Donnan

1. Électroneutralité dans chaque compartiment.
2. Produit des concentrations des ions diffusibles égal dans chaque compartiment.
3. Distribution inégale entre les deux compartiments :
   – des grosses molécules,
   – des petits ions.
4. Plus de particules dans le compartiment contenant les macromolécules.

3. On observe une distribution inégale des grosses et des petites particules entre les deux compartiments, de chaque côté de la membrane. Les protéines sont en plus grande quantité dans l'une des deux solutions, par exemple dans le compartiment A, qui ressemble au liquide plasmatique. Les petits ions diffusibles sont partagés aussi de façon inégale entre les deux solutions. Le compartiment A, contenant les protéines non diffusibles, a une plus grande concentration de sodium, mais une concentration moindre de chlore que le compartiment B.

4. On trouve, dans le compartiment contenant les macromolécules, un plus grand nombre de particules, qu'elles soient diffusibles ou non. Dans notre exemple hypothétique, le total de 13 ions diffusibles dans le compartiment A (en plus des macromolécules protéiques non diffusibles) dépasse celui de 12 dans le compartiment B.

C) Importance physiologique de l'équilibre de Gibbs-Donnan

L'équilibre de Gibbs-Donnan n'existe pas seulement de chaque côté de la paroi capillaire entre les liquides plasmatique et interstitiel. La figure 2-4 montre que le même phénomène est présent de chaque côté de la membrane cellulaire entre les liquides intracellulaire et interstitiel. En effet, les macromolécules anioniques (phosphates et protéines) emprisonnées à l'intérieur des cellules tendent à augmenter légèrement le nombre total de particules intracellulaires par rapport à celui des particules dans le liquide interstitiel.

Le plus grand nombre de particules dans le compartiment contenant les macromolécules anioniques a donc une importance physiologique considérable au niveau de la paroi capillaire entre les liquides plasmatique et interstitiel, et au niveau de la membrane cellulaire entre les liquides interstitiel et intracellulaire. En fait, l'équilibre de Gibbs-Donnan empêche la baisse progressive du volume plasmatique résultant de la pression hydrostatique capillaire et la diminution du volume cellulaire secondaire à l'expulsion du sodium de la cellule.

1. **Entre les liquides plasmatique et interstitiel.** En effet, le plus grand nombre de particules dans le plasma explique que son osmolalité dépasse d'une ou deux milliosmoles par kilogramme d'eau celle du liquide interstitiel. Cette hausse minime de l'osmolalité plasmatique crée une pression osmotique colloïde, ou pression oncotique, d'environ 25 mm Hg, la force de Starling retenant le liquide dans l'espace vasculaire. La présence des protéines plasmatiques mais aussi celle d'un plus grand nombre d'électrolytes dans le plasma contribuent toutes deux à augmenter légèrement l'osmolalité plasmatique et à produire la pression oncotique capillaire (voir chapitre 4). En l'absence de cette pression oncotique capillaire, la pression hydrostatique capillaire résultant de la contraction cardiaque sortirait tout le liquide plasmatique vers le compartiment interstitiel.

2. **Entre les liquides interstitiel et intracellulaire.** À cause de l'activité de la NaK-ATPase expulsant 3 Na hors de la cellule mais entrant seulement 2 K, le nombre de particules et par conséquent l'osmolalité à l'intérieur des cellules a tendance à diminuer. Toutefois, à cause de l'équilibre de Gibbs-Donnan, les macromolécules anioniques intracellulaires tendent au contraire à augmenter le nombre de particules intracellulaires et à neutraliser ainsi les effets de la NaK-ATPase. L'équilibre de Gibbs-Donnan prévient ainsi la baisse progressive du volume cellulaire qui résulterait de l'activité de la NaK-ATPase et du mouvement osmotique d'eau hors des cellules.

Figure 2-4
Équilibre de Gibbs-Donnan entre le compartiment contenant les protéines (plasma ou liquide intracellulaire) et le liquide interstitiel

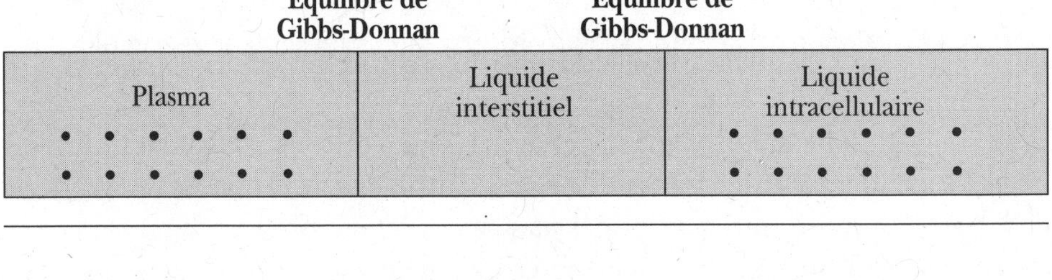

	Équilibre de Gibbs-Donnan	Équilibre de Gibbs-Donnan
Plasma	Liquide interstitiel	Liquide intracellulaire

III. Liquide intracellulaire

Trois obstacles empêchent la mesure précise de la concentration des électrolytes dans le liquide intracellulaire. Il y a d'abord l'imprécision qui découle des difficultés techniques inhérentes à l'estimation indirecte de ces concentrations, qu'on ne peut évidemment pas mesurer directement. De plus, la concentration intracellulaire des électrolytes varie considérablement d'un tissu à l'autre. Enfin, la distribution des ions est très hétérogène dans les nombreux organelles à l'intérieur d'une même cellule. Par exemple, la concentration des ions hydrogène est beaucoup plus faible dans les mitochondries alcalines que dans les lysosomes très acides. Par ailleurs, la concentration cytoplasmique de calcium est minime, si on la compare à la concentration très élevée dans le réticulum sarcoplasmique des cellules musculaires.

A) Composition du liquide intracellulaire

Le tableau 2-6 et la figure 2-5 présentent les concentrations approximatives des principaux électrolytes dans le liquide intracellulaire, par exemple dans les cellules musculaires squelettiques. La somme des charges électriques positives et celle des charges négatives doivent être identiques. Le chiffre approximatif de 200 mEq/L de liquide intracellulaire dépasse les quelque 150 mEq/L observés dans le liquide extracellulaire. Les nombreuses charges négatives sur chaque macromolécule protéique intracellulaire expliquent en partie cette différence. Cependant, l'équilibre osmotique requiert le même nombre de particules dans 1 L de liquide extracellulaire ou de liquide intracellulaire.

Tableau 2-6
Composition électrolytique du liquide intracellulaire

Cations		Anions	
Potassium	150	Phosphate	130
Magnésium	34	Protéines	54
Sodium	12	Bicarbonate	12
Calcium	4	Chlore	4
Total	200	Total	200

Les valeurs approximatives sont en mEq/L.

Figure 2-5
Concentrations approximatives en mEq/L des principaux électrolytes dans le liquide intracellulaire

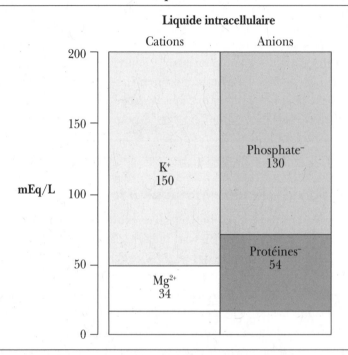

La composition électrolytique du liquide intracellulaire est très différente de celle du liquide extracellulaire à cause de la membrane cellulaire relativement imperméable qui sépare l'intérieur des cellules de leur milieu environnant. Le transport actif de certains ions, comme le sodium et le potassium, à travers cette membrane contribue également à rendre différents la composition électrolytique des liquides extracellulaire et intracellulaire.

1. **Cations.** Le potassium et, à un degré moindre, le magnésium sont les principaux cations du liquide intracellulaire. La concentration intracellulaire de sodium est au moins 10 fois plus petite que sa concentration extracellulaire. À l'inverse, le potassium est 30 fois plus concentré dans les cellules que dans le liquide extracellulaire. L'activité de la NaK-ATPase et le transport actif de sodium et

de potassium maintiennent ces gradients considérables de concentrations de sodium et de potassium entre les compartiments extracellulaire et intracellulaire. La majeure partie du calcium intracellulaire est séquestrée à l'intérieur du réticulum endoplasmique ou liée à certaines protéines cytoplasmiques, puisque la très basse concentration cytoplasmique du calcium libre est autour de 0,1 µmol/L.

2. **Anions.** Les phosphates organiques et inorganiques et, à un degré moindre, les protéines sont les anions qui prédominent dans le liquide intracellulaire. Les phosphates organiques comprennent l'ATP, l'ADP, l'AMP et la créatine phosphate. Les phosphates et les protéines sont des macromolécules qui ne traversent pas la membrane cellulaire et qui demeurent donc confinées au compartiment intracellulaire. La concentration intracellulaire de bicarbonate est environ la moitié de sa concentration extracellulaire, tandis que la concentration intracellulaire de chlore est très petite lorsqu'on la compare à la concentration extracellulaire. En effet, le voltage négatif du côté interne de la membrane cellulaire repousse les deux anions chlore et bicarbonate.

B) Polarisation de la membrane cellulaire

1. **Potentiel de membrane au repos.** La partie du haut de la figure 2-6 montre que la membrane de toutes les cellules est électriquement polarisée, avec une différence de potentiel d'environ 90 mV entre les deux côtés. Le côté extracellulaire de la membrane est positif, tandis que son côté cytoplasmique est négatif, à cause de la diffusion à travers les canaux potassiques du potassium intracellulaire vers l'extérieur de la cellule, selon son gradient de concentration.

2. **Potentiel d'action.** Dans les cellules nerveuses et musculaires, le potentiel de membrane négatif à l'intérieur de la cellule peut rapidement devenir positif et créer un potentiel d'action, comme on peut le voir dans la partie du bas de la figure 2-6. Ce potentiel d'action positif de 20 mV résulte de l'ouverture des canaux sodiques permettant l'entrée du sodium extracellulaire vers l'intérieur de la cellule (voir encadré 2-6). Cette dépolarisation produit l'excitation des cellules nerveuses et la contraction des cellules musculaires (voir encadré 2-7).

Figure 2-6
Polarisation des membranes cellulaires.
Partie du haut : toutes les membranes cellulaires
ont une différence de potentiel autour de 90 millivolts
Partie du bas : les cellules nerveuses et musculaires peuvent dépolariser
leur membrane cellulaire et générer un potentiel d'action

Toutes les cellules

Potentiel de membrane
(–90 mV)

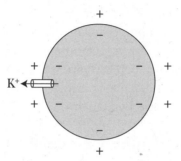

Cellules nerveuses et musculaires

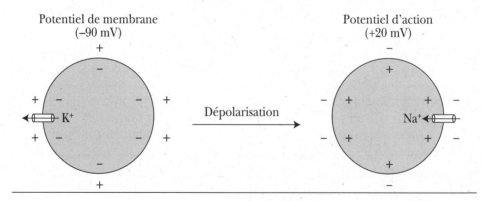

Application pratique 2-6

Pourquoi les poisons de certaines plantes et les venins de certains animaux sont-ils mortels ?

Parce qu'ils contiennent des neurotoxines pouvant se lier spécifiquement au canal à sodium dans la membrane cellulaire des cellules nerveuses, mais leur grosseur les empêche de passer à travers le canal sodique. En bloquant l'entrée intracellulaire du sodium à travers le canal sodique, ces neurotoxines empêchent la génération des potentiels d'action dans les cellules nerveuses et provoquent ainsi la mort par paralysie des muscles respiratoires.

Application pratique 2-7

Comment peut-on détecter l'activité électrique dans les cellules nerveuses et musculaires ?

Au niveau du cerveau, on peut l'enregistrer par un électroencéphalogramme (EEG), au niveau du cœur, par un électrocardiogramme (ECG) et, au niveau des muscles squelettiques, par un électromyogramme (EMG). Ces enregistrements de l'activité électrique permettent d'établir le diagnostic de certaines pathologies du système nerveux central (convulsions, mort cérébrale), du cœur (infarctus du myocarde) et des muscles squelettiques.

Références

Briggs J.P. : Introduction to body fluids, chapitre 125 dans Jacobson H.R., Striker G.E., Klahr S., The Principles and Practice of Nephrology, 2e édition, Saint-Louis, Mosby, 1995.

Levy D.I., Goldstein S.A.N. : The effects of electrolyte disorders on excitable membranes, chapitre 50 dans Alpern R.J., Hebert S.C., The Kidney: Physiology and Pathophysiology, 4e édition, Amsterdam, Academic Press Elsevier, 2008.

CHAPITRE 3

ASPECTS DYNAMIQUES DES LIQUIDES CORPORELS : TRANSPORT ENTRE LES COMPARTIMENTS EXTRACELLULAIRE ET INTRACELLULAIRE

Même si le volume et la composition ionique des liquides corporels sont maintenus relativement stables, cet équilibre est dynamique et non statique et reflète un échange continuel de l'eau et des électrolytes à travers les membranes biologiques séparant les divers compartiments liquidiens. Cet échange d'eau et de solutés permet de maintenir le volume cellulaire et le volume plasmatique. Un volume cellulaire normal est nécessaire au bon fonctionnement de la cellule et dépend du mouvement d'eau selon le gradient osmotique à travers la membrane cellulaire. Un volume plasmatique et sanguin normal est essentiel à une perfusion tissulaire adéquate et dépend du mouvement d'eau et de solutés à travers la paroi capillaire vers le compartiment interstitiel ou vers l'extérieur de l'organisme.

Transport des substances à travers les membranes biologiques

La figure 3-1 (page suivante) présente les trois endroits principaux où il y a transport de l'eau et des solutés entre les compartiments liquidiens :

1. Entre les compartiments extracellulaire et intracellulaire à travers la membrane cellulaire ;

2. Entre les compartiments plasmatique et interstitiel du liquide extracellulaire à travers la paroi capillaire ;

3. Entre le compartiment plasmatique et l'environnement extérieur représenté surtout par la lumière du tube digestif et celle du tubule rénal.

Les deux premiers sites de transport participent au bilan interne de diverses substances, alors que leur bilan externe dépend de l'échange entre le plasma et le milieu extérieur.

Figure 3-1
Transport d'eau et de solutés entre les compartiments liquidiens:
1) entre les liquides extracellulaire (LEC) et intracellulaire (LIC)
2) entre les compartiments plasmatique et interstitiel du LEC
3) entre le plasma et le milieu extérieur (tube digestif et tubule rénal)

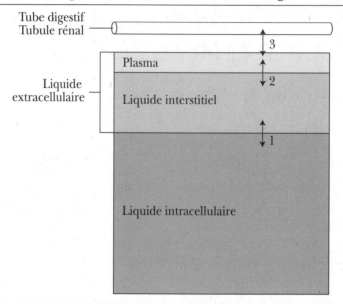

La perméabilité de la membrane cellulaire est très différente de celle de la paroi capillaire. Tandis que la membrane cellulaire est librement perméable à l'eau mais seulement à certains des petits solutés, l'endothélium capillaire, très fenestré, laisse passer l'eau et tous les petits solutés, mais non les macromolécules protéiques. L'eau et les solutés se déplacent selon trois gradients: l'eau selon un gradient osmotique, les solutés selon un gradient de concentration, les solutés avec une charge électrique selon un gradient électrique (tableau 3-1).

1. **Eau.** Parce que l'eau est une petite molécule non ionisée et ayant un poids moléculaire de seulement 18, les membranes biologiques sont habituellement beaucoup plus perméables à l'eau qu'aux solutés. Le transport passif d'eau selon le gradient osmotique est donc continuel entre les compartiments liquidiens.

2. **Solutés.** Le gradient chimique ou de concentration et le gradient électrique déterminent le transport passif ou actif des solutés entre les compartiments liquidiens. La figure 3-2 montre le transport *passif* des solutés selon un gradient favorable,

que celui-ci soit chimique, d'une concentration plus élevée vers une concentration plus basse de soluté, ou qu'il soit électrique si le soluté a une charge électrique positive ou négative. Le côté négatif de la membrane attire les cations chargés positivement, et le côté positif, les anions avec leur charge négative. Le gradient électrochimique est la combinaison des deux gradients électrique et chimique. Le transport passif, ou diffusion, ne requiert pas d'énergie métabolique.

Tableau 3-1
Transport des substances à travers les membranes biologiques

Gradient osmotique : eau

Gradient électrochimique : solutés

- **de concentration**
- **électrique**

Passif
Selon un gradient osmotique ou électrochimique.
Ne requiert pas d'énergie métabolique.

Actif
Contre un gradient électrochimique.
Requiert l'énergie métabolique (ATP).

Figure 3-2
Transport passif des solutés à travers une membrane selon un gradient chimique ou de concentration et selon un gradient électrique

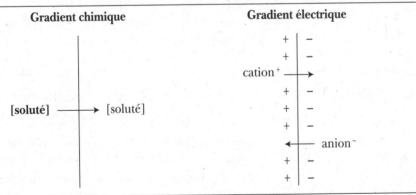

Le transport *actif* se fait contre un gradient, qui peut être chimique, d'une concentration plus basse vers une concentration plus élevée de soluté, ou électrique (figure 3-3). Le côté positif de la membrane repousse les cations, et le côté négatif, les anions. Le transport actif nécessite donc de l'énergie métabolique, emmagasinée dans la cellule, surtout sous la forme d'adénosine triphosphate, ou ATP. L'activité de diverses ATPases, par exemple la NaK-ATPase présente dans la membrane de presque toutes les cellules de l'organisme, libère cette énergie.

Figure 3-3

Transport actif des solutés à travers une membrane contre un gradient chimique ou de concentration et contre un gradient électrique

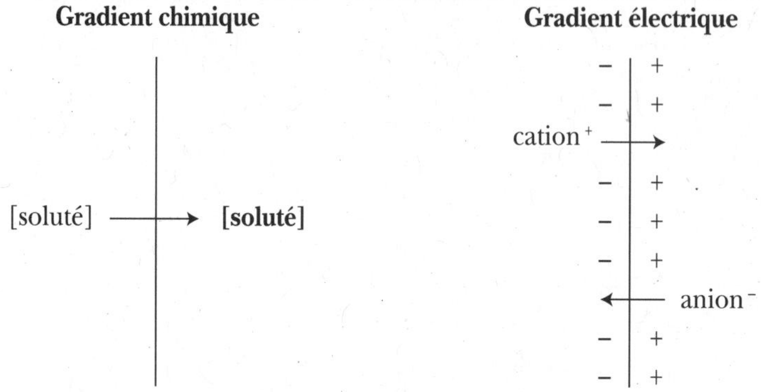

I. Échange d'eau

Même si l'eau et les solutés traversent tous deux la membrane cellulaire, celle-ci est beaucoup plus perméable à l'eau et s'avère même imperméable à plusieurs solutés. Dans ce chapitre, on présente le mouvement d'eau entre les compartiments extracellulaire et intracellulaire d'une façon beaucoup plus détaillée que le transport des solutés.

A) Distribution de l'eau selon le gradient osmotique

Les forces osmotiques résultant du contenu en osmoles ou particules de chaque compartiment liquidien déterminent la distribution de l'eau entre les phases extracellulaire et intracellulaire. L'eau traverse lentement et plus difficilement la double couche lipidique de la membrane cellulaire ou, dans certains tissus, le fait plus facilement par des canaux hydriques, à l'intérieur de protéines membranaires appelées aquaporines.

Gradient osmotique. On peut séparer deux solutions aqueuses par une membrane semi-perméable, à savoir perméable à l'eau, mais non à certains solutés présents d'un côté de cette membrane. Cette imperméabilité crée un gradient osmotique, c'est-à-dire qu'il y a plus d'osmoles ou de particules d'un côté de cette membrane semi-perméable que de l'autre côté.

Mouvement osmotique de l'eau et équilibre osmotique. Afin de rétablir l'équilibre osmotique entre les deux compartiments liquidiens, l'eau libre de solutés se déplace toujours du liquide avec l'osmolalité la plus basse vers celui dont l'osmolalité est la plus élevée (figure 3-4). En effet, parce que la solution ayant l'osmolalité la plus basse présente une plus haute concentration, ou activité chimique, de l'eau (celle-ci est maximale dans l'eau pure), les molécules d'eau ont une plus grande tendance à s'échapper de ce compartiment liquidien. Au contraire, le liquide ayant l'osmolalité la plus élevée possède une plus basse concentration, ou activité chimique, de l'eau et les molécules d'eau ont moins tendance à s'échapper de ce compartiment. La pression osmotique est celle qu'engendre le mouvement osmotique de l'eau libre de solutés dans un compartiment liquidien; c'est aussi la pression qu'il faut appliquer à cette solution pour prévenir l'entrée nette de molécules d'eau dans cette solution à travers une membrane semi-perméable.

Figure 3-4

Transport passif de l'eau à travers une membrane selon un gradient osmotique

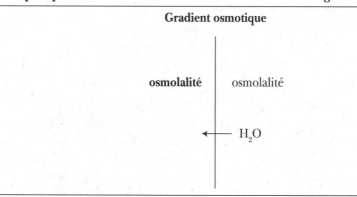

Gradient osmotique

osmolalité   osmolalité

H_2O

Composantes de l'osmolalité. L'osmolalité totale d'un liquide corporel renferme les deux composantes présentées dans le tableau 3-2 et dans la figure 3-5. Parce que les particules avec un petit poids moléculaire et sans charge électrique, telles que l'urée et l'éthanol, traversent facilement la membrane cellulaire, elles constituent l'*osmolalité* *inefficace* (partie du haut de la figure 3-5). Parce qu'elles contribuent également aux osmolalités extracellulaire et intracellulaire, ces osmoles ne produisent ni gradient osmotique entre les deux compartiments ni mouvement osmotique d'eau à travers la membrane cellulaire.

Au contraire, l'*osmolalité efficace,* ou *tonicité,* résulte de la présence de particules non facilement diffusibles à travers la membrane cellulaire, telles que le sodium, le chlore et le mannitol (une substance exogène), et demeurant emprisonnées dans le liquide extracellulaire (partie du bas de la figure 3-5). On peut aussi considérer le glucose comme une osmole efficace parce qu'elle ne peut pas pénétrer dans les cellules musculaires et adipeuses sans l'action facilitatrice de l'insuline. Les osmoles efficaces dans le liquide extracellulaire attirent l'eau du compartiment intracellulaire parce que l'osmolalité extracellulaire dépasse l'osmolalité intracellulaire. Dans le plasma normal, l'osmolalité efficace constitue presque toute l'osmolalité, en raison de la contribution fort modeste des osmoles inefficaces, comme l'urée.

Tableau 3-2
Composantes de l'osmolalité

Osmolalité inefficace
Solutés librement diffusibles : urée.
Pas de gradient osmotique ni mouvement osmotique d'eau.

Osmolalité efficace = tonicité
Solutés non diffusibles : sodium, chlore.
Gradient osmotique et mouvement osmotique d'eau.

Les osmoles inefficaces qui s'accumulent dans le liquide extracellulaire ne modifient donc pas le volume cellulaire, tandis que les osmoles efficaces le font. En effet, les cellules entourées par une solution extracellulaire hypertonique et son osmolalité efficace plus élevée réduisent leur volume, tandis que les cellules baignées par une solution extracellulaire hypotonique et son osmolalité efficace plus basse gonflent. Au contraire, les cellules ne changent pas leur volume lorsqu'une solution extracellulaire isotonique les environne, parce qu'il n'y a alors ni gradient osmotique ni mouvement osmotique d'eau entre les compartiments extracellulaire et intracellulaire.

Figure 3-5
Osmolalité inefficace (solutés diffusant librement) et osmolalité efficace (solutés non diffusibles). Les osmoles efficaces confinées à un compartiment génèrent un gradient osmotique et un mouvement d'eau vers ce compartiment

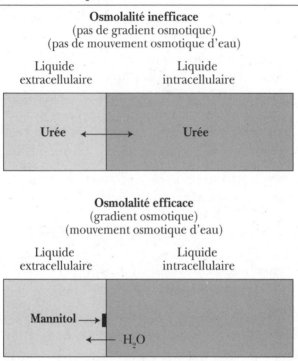

B) L'osmolalité plasmatique est identique à celle de la plupart des liquides corporels

À cause de l'équilibre osmotique de chaque côté de la paroi capillaire et de la membrane cellulaire, l'osmolalité plasmatique est la même que l'osmolalité extracellulaire, produite surtout par les sels de sodium, et que l'osmolalité intracellulaire, résultant en grande partie des sels de potassium. En fait, parce que la plupart des membranes séparant les divers compartiments liquidiens sont perméables à l'eau, l'osmolalité est la même dans tous les liquides corporels, à l'exception des reins, de l'urine et de la sueur. La médullaire rénale est hypertonique (jusqu'à quatre fois l'osmolalité plasmatique chez l'humain) et l'urine varie de l'hypertonicité à l'hypotonicité, selon la présence ou l'absence d'effet de l'hormone antidiurétique au niveau du tubule distal et collecteur. Quant à la sueur, sa tonicité est environ le tiers de celle du plasma.

Valeur normale de l'osmolalité. L'osmolalité plasmatique se situe normalement autour de 290 milliosmoles/kilogramme d'eau (mOsm/kg H_2O) et dépend du nombre de particules dissoutes dans le plasma, qu'elles soient grosses ou petites. Même si le poids moléculaire de l'albumine, autour de 70 000, est 3 000 fois plus grand que le poids atomique de 23 de l'ion sodium, l'albumine et le sodium apportent la même contribution d'une particule ou d'une osmole à l'osmolalité plasmatique. L'osmolalité représente le nombre de particules dissoutes dans 1 kg d'eau, tandis que l'osmolarité renvoie à la même valeur dans 1 L d'eau. Dans les solutions diluées que constituent les liquides corporels, il est plus pratique d'exprimer l'osmolalité et l'osmolarité en milliosmoles (mOsm) qu'en osmoles (Osm), et la différence est minime entre l'osmolalité et l'osmolarité. Dans le plasma, on peut mesurer l'osmolalité avec un osmomètre ou la calculer en utilisant la concentration de sodium.

Mesure de l'osmolalité. Un osmomètre, calibré selon la dépression du point de congélation de la solution (voir encadré 3-1), permet de mesurer l'osmolalité plasmatique. Ainsi, l'eau pure gèle à 0 °C, le plasma humain, avec son osmolalité de 290 mOsm/kg H_2O, gèle à –0,52 °C, et le point de congélation d'une solution osmolale est –1,86 °C.

Application pratique 3-1

Comment la dépression du point de congélation par les particules dissoutes dans une solution nous facilite-t-elle la conduite automobile durant l'hiver?

D'abord, l'addition de sels sur la chaussée crée une osmolalité d'environ 10 000 mOsm/kg H_2O, ce qui abaisse le point de congélation autour de –20°C. Par ailleurs, le liquide à lave-vitre est une solution d'éthylène glycol, un alcool avec un petit poids moléculaire, ayant une osmolalité d'environ 20 000 mOsm/kg H_2O, et donc un point de congélation autour de –40°C.

Calcul de l'osmolalité. Deux calculs différents permettent d'estimer l'osmolalité plasmatique en l'absence d'osmomètre. Dans le plus simple de ces calculs, on double la natrémie parce que le sodium et les anions qui l'accompagnent représentent presque toutes les particules contribuant à l'osmolalité plasmatique. Par exemple, l'osmolalité plasmatique est d'environ 280 mOsm/kg H_2O avec une natrémie de 140 mEq/L. Ce calcul ne tient pas compte des sels de potassium, de calcium et de magnésium, puisque leur contribution modeste contrebalance d'une façon fortuite la dissociation incomplète des sels de sodium.

Tableau 3-3
**Calcul de l'osmolalité plasmatique (Posm) normale
à partir des concentrations plasmatiques des solutés**

$$Posm = 2 \times [Na]$$
$$= 2 \times 140$$
$$= 280 \text{ mOsm/kg H}_2O$$

$$Posm = (2 \times [Na]) + [glucose] + [urée]$$
$$= (2 \times 140) + 5 + 5$$
$$= 290 \text{ mOsm/kg H}_2O$$

Application pratique 3-2

Un patient, chez qui l'on soupçonne une intoxication médicamenteuse, se présente à l'urgence avec une natrémie à 140 mEq/L, une glycémie à 5 mM, une concentration sanguine d'urée à 5 mM et une osmolalité plasmatique à 320 mOsm/kg H$_2$O. Cette valeur de l'osmolalité plasmatique est-elle possible et si oui, que vous suggère-t-elle ?

Il y a une discordance évidente de 30 mOsm entre l'osmolalité plasmatique calculée à 290 ((140 × 2) + 5 + 5) et l'osmolalité mesurée à 320, ce qu'on appelle un écart ou un trou osmolaire. Cet écart osmolaire est cliniquement important parce qu'il reflète la présence dans le plasma de petites molécules qui s'y sont accumulées, comme le méthanol et l'éthylène glycol. Félicitations, si vous êtes l'urgentologue qui pense à cette possibilité, car le traitement immédiat de ces intoxications très graves empêche votre patient de devenir aveugle (méthanol) ou de développer une insuffisance rénale aiguë (éthylène glycol). À noter que l'éthanol, une petite molécule, peut aussi contribuer à l'écart osmolaire entre l'osmolalité plasmatique mesurée et la valeur calculée.

On obtient la valeur plus précise de 290 mOsm/kg H$_2$O quand on ajoute la petite contribution du glucose et de l'urée, avec leurs concentrations habituellement autour de 5 mmol/L (tableau 3-3 et figure 3-6). Évidemment, cette valeur devient plus élevée avec l'accumulation anormale dans le plasma de solutés, comme le glucose dans le diabète sucré débalancé, l'urée dans l'insuffisance rénale sévère, et le mannitol, une substance exogène administrée dans le traitement de l'œdème cérébral (voir encadré 3-2).

Figure 3-6

Composantes de l'osmolalité plasmatique normale de 290 mOsm/kg H$_2$O

Osmolalité plasmatique

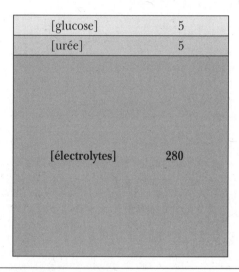

[glucose]	5
[urée]	5
[électrolytes]	280

C) Régulation du volume cellulaire

1. Volume cellulaire normal

Nécessité. Parce que le fonctionnement normal et la survie des cellules nécessitent le maintien de leur volume, la régulation du volume cellulaire est l'un des plus anciens mécanismes physiologiques et dépend de très nombreux facteurs, hormonaux et autres. La concentration intracellulaire de solutés osmotiquement actifs ainsi que le volume intracellulaire qui en dépend sont maintenus relativement constants par l'équilibre osmotique entre les deux côtés de la membrane cellulaire. Ces solutés intracellulaires sont surtout des électrolytes comme le potassium et le phosphate, mais aussi de petites molécules organiques appelées osmolytes.

Mécanismes. Puisqu'il y a deux fois plus de particules dans le compartiment intracellulaire que dans le liquide extracellulaire, le volume du compartiment intracellulaire est aussi le double du volume extracellulaire. Les phosphates organiques et inorganiques et les protéines, dont l'hémoglobine des globules rouges, sont des macromolécules anioniques qui ne traversent pas la membrane cellulaire. Au contraire, les cations pénètrent dans la cellule ou la quittent, mais en échange d'un autre cation intracellulaire ou extracellulaire, puisque les anions ne traversent pas facilement la membrane cellulaire.

À cause de l'équilibre de Gibbs-Donnan entre les liquides interstitiel et intracellulaire, les macromolécules anioniques intracellulaires tendent à augmenter le nombre de particules et par conséquent l'osmolalité à l'intérieur des cellules. L'activité de la NaK-ATPase, entrant 2 K mais expulsant 3 Na hors de la cellule, neutralise cependant les effets de l'équilibre de Gibbs-Donnan et prévient ainsi le gonflement cellulaire progressif qui résulterait du mouvement osmotique d'eau vers les cellules.

Régulation. Le maintien d'un volume cellulaire normal est continuellement menacé par des changements de l'osmolalité extracellulaire, par le transport à travers la membrane cellulaire, ou par la génération intracellulaire de métabolites osmotiquement actifs. Cependant, les modifications du volume cellulaire mettent en marche des mécanismes régulateurs tendant à ramener celui-ci à la normale. La diminution régulatrice du volume cellulaire implique la sortie d'électrolytes (surtout potassium et chlore) et d'eau des cellules, et l'augmentation régulatrice de ce volume, l'entrée d'électrolytes (surtout sodium et chlore) et d'eau dans les cellules. La production ou la dégradation d'osmolytes organiques, comme le sorbitol et le myoinositol, peuvent aussi contribuer à la régulation du volume cellulaire.

2. Volume cellulaire anormal

Mouvement osmotique d'eau. Tout changement aigu de la natrémie et de l'osmolalité extracellulaire doit être suivi immédiatement d'une variation identique de l'osmolalité intracellulaire. Cet équilibre osmotique dépend du mouvement transmembranaire de l'eau selon le gradient osmotique d'une région à plus basse osmolalité vers une région à plus haute osmolalité. Une hausse de l'osmolalité extracellulaire sort donc l'eau des cellules, dont elle diminue ainsi le volume. Au contraire, une chute de l'osmolalité extracellulaire attire l'eau dans les cellules et augmente ainsi leur volume.

Symptomatologie. L'altération du volume des cellules résultant du mouvement osmotique d'eau perturbe plusieurs fonctions cellulaires, comme le métabolisme énergétique, le transport épithélial, l'excitabilité neuronale, la contraction musculaire et la libération d'hormones. Toutefois, la plupart des signes et des symptômes cliniques sont neurologiques parce que le cerveau, à l'encontre des autres organes, est enfermé dans un contenant rigide et inextensible, la boîte crânienne. La symptomatologie dépend de la sévérité de l'hyponatrémie ou de l'hypernatrémie, mais surtout de la rapidité de sa production. Par exemple, un patient ayant une natrémie de 120 ou de 160 mEq/L peut être comateux, tandis qu'une autre personne demeurera consciente malgré une hyponatrémie ou une hypernatrémie plus sévère mais s'étant développée très graduellement.

Hyponatrémie aiguë. La baisse rapide de la natrémie et de l'osmolalité extracellulaire déplace l'eau extracellulaire vers l'intérieur des cellules, comme le montre la partie supérieure de la figure 3-7. Le gonflement osmotique des neurones cérébraux augmente la pression intracrânienne et produit le tableau clinique de l'intoxication à l'eau avec céphalées, convulsions, confusion et diminution progressive de l'état de conscience jusqu'au coma (voir encadré 3-3).

Application pratique 3-3

Pourquoi est-il urgent de traiter agressivement une patiente présentant une hyponatrémie aiguë à 125 mEq/L avec des signes et des symptômes neurologiques?

Parce que l'atteinte fonctionnelle des neurones cérébraux est beaucoup plus importante que la diminution peu marquée de la natrémie. En effet, cette patiente en œdème cérébral peut décéder rapidement de complications neurologiques si on ne corrige pas immédiatement au moins une partie de son hyponatrémie aiguë.

Hypernatrémie aiguë. À l'inverse, la hausse rapide de la natrémie et de l'osmolalité extracellulaire fait sortir l'eau intracellulaire vers l'extérieur des cellules (partie inférieure de la figure 3-7). Ce mouvement osmotique d'eau diminue le volume des neurones cérébraux, une modification qui entraîne les convulsions, la confusion et la diminution progressive de l'état de conscience jusqu'au coma. Quand le rapetissement des cellules cérébrales et la chute de la pression intracrânienne surviennent très rapidement, un phénomène observé surtout chez les jeunes enfants, la traction mécanique sur les vaisseaux cérébraux peut provoquer une hémorragie intracrânienne. L'hyperosmolalité extracellulaire est cependant mieux tolérée lorsqu'elle résulte de l'accumulation de solutés, tels que l'urée et l'éthanol, qui traversent rapidement la membrane cellulaire et qui n'entraînent donc ni mouvement osmotique d'eau ni réduction du volume cellulaire.

Figure 3-7

Mouvement osmotique d'eau augmentant le volume cellulaire avec l'hyponatrémie et l'hypoosmolalité, et le diminuant avec l'hypernatrémie et l'hyperosmolalité. P_{Na}, concentration plasmatique de sodium ; LEC_{osm}, osmolalité extracellulaire (et plasmatique), et LIC_{osm}, osmolalité intracellulaire, les deux en mOsm/kg H_2O

Hyponatrémie

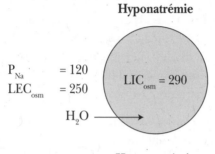

$$P_{Na} = 120$$
$$LEC_{osm} = 250$$

$$LIC_{osm} = 290$$

$H_2O \longrightarrow$

Hypernatrémie

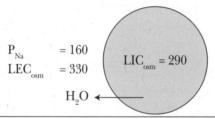

$$P_{Na} = 160$$
$$LEC_{osm} = 330$$

$$LIC_{osm} = 290$$

$H_2O \longleftarrow$

Hyponatrémie ou hypernatrémie chroniques. L'adaptation physiologique du nombre de particules dans les neurones cérébraux maintient leur volume (voir encadré 3-4). Cette adaptation résulte du déplacement de certaines particules à travers la membrane cellulaire ou de leur modification afin de les rendre osmotiquement actives ou inactives.

Application pratique 3-4

Pourquoi est-il dangereux de traiter agressivement une hyponatrémie sévère et chronique en l'absence de signes et de symptômes neurologiques ?

Parce que l'absence d'atteinte neurologique est beaucoup plus importante que la chute marquée de la natrémie à 100 mEq/L. De plus, comme l'adaptation physiologique a prévenu le gonflement osmotique marqué des neurones cérébraux, toute modification rapide de l'équilibre chronique peut entraîner la myélinolyse des neurones de la protubérance et des complications neurologiques catastrophiques.

D) Gain ou perte par l'organisme de liquide isotonique ou hypotonique

Changements extracellulaires. On peut facilement gagner ou perdre, dans le compartiment plasmatique du liquide extracellulaire, de l'eau avec des solutés ou de l'eau seule parce que le plasma est directement en contact avec l'environnement extérieur, surtout au niveau des reins et du tube digestif. Le changement rapide de poids corporel est en clinique une façon facile et précise d'estimer le volume de ces gains ou de ces pertes de liquide. Les modifications du volume et de l'osmolalité des liquides corporels proviennent donc toujours de changements survenant initialement dans le compartiment extracellulaire.

Changements intracellulaires. Avec un gain ou une perte d'eau pure, les changements dans le volume et l'osmolalité du liquide intracellulaire résultent de variations de l'osmolalité extracellulaire et du déplacement osmotique de l'eau entre les compartiments extracellulaire et intracellulaire. Dans ces déséquilibres, on peut prédire les altérations de l'osmolalité plasmatique et de la distribution de l'eau entre les compartiments extracellulaire et intracellulaire (tableau 3-4). Bien sûr, la situation décrite est celle que l'on observe avant la régulation rénale des bilans hydrique et sodique.

État initial. Pour simplifier les calculs, supposons, comme le montre la partie du haut de la figure 3-8, une personne de 50 kg ayant une osmolalité plasmatique de quelque 300 mOsm/kg H_2O. L'osmolalité intracellulaire est identique à l'osmolalité plasmatique ou extracellulaire.Nous avons alors les valeurs suivantes :

- 10 L de liquide extracellulaire ou 20 % du poids corporel, chaque litre contenant 300 mOsm (surtout des sels de sodium), pour un total de 3 000 mOsm (10×300) ;

- 20 L de liquide intracellulaire ou 40 % du poids corporel, chaque litre renfermant 300 mOsm (surtout des sels de potassium), pour un total de 6 000 mOsm (20×300) ;

- 30 L d'eau corporelle totale ou 60 % du poids corporel et un contenu total en solutés de 9 000 mOsm (30×300).

Tableau 3-4

**Osmolalités et mouvements osmotiques d'eau entre les compartiments
extracellulaire (LEC) et intracellulaire (LIC)**

	Osmolalité	Mouvement d'eau	Volume du LEC	Volume du LIC
Gain de salin (+6 L)	=	Non	+6 L	=
Perte de salin (–6 L)	=	Non	–6 L	=
Gain d'eau (+6 L)	↓	LEC vers LIC	+2 L	+4 L
Perte d'eau (–6 L)	↑	LIC vers LEC	–2 L	–4 L

Figure 3-8

**Partie du haut : distribution normale de l'eau et des osmoles entre les liquides
extracellulaire (LEC) et intracellulaire (LIC) chez un individu de 50 kilos.
Partie du bas : distribution après un gain ou une perte de solution saline isotonique**

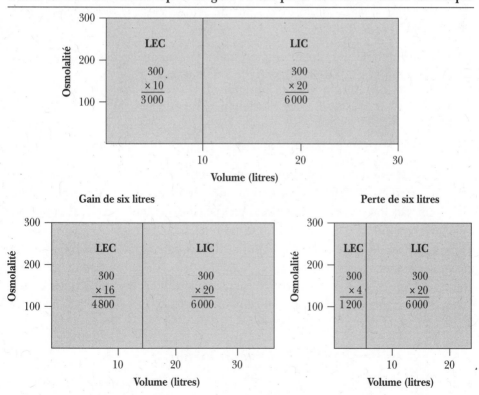

47

1. Gain de solution saline isotonique

Ce gain par voie digestive ou par voie intraveineuse augmente seulement le volume du compartiment extracellulaire sans changer l'osmolalité des liquides corporels. Ainsi, si un individu recevait par voie intraveineuse 6 L de soluté salin isotonique contenant chacun 154 mmol de chlorure de sodium ou 300 mOsm pour faciliter le calcul, on ajouterait 1 800 mOsm au liquide extracellulaire. Le soluté salin se distribue en fait dans tout le compartiment extracellulaire en raison de l'équilibration rapide entre le plasma et le liquide interstitiel à travers la membrane capillaire hautement perméable.

Ainsi, on observe les valeurs suivantes, montrées dans la partie du bas et à gauche de la figure 3-8, après l'infusion hypothétique de 6 L de soluté salin isotonique à un individu de 50 kg :

- une osmolalité plasmatique, extracellulaire et intracellulaire demeurant inchangée à 300 mOsm/kg H_2O ;

- 16 L de liquide extracellulaire représentant un gain de 6 L, ces 16 L contenant 4 800 mOsm (16 × 300) avec l'ajout de 1 800 mOsm ;

- un volume inchangé de 20 L de liquide intracellulaire renfermant la même quantité de 6 000 mOsm (20 × 300) ;

- un total de 10 800 mOsm (36 × 300) dans les 36 L d'eau corporelle totale.

Les 6 L de soluté salin isotonique ajoutés au liquide extracellulaire restent donc tous dans ce compartiment. L'activité de la NaK-ATPase garde le sodium infusé dans la phase extracellulaire, tandis que les charges négatives à l'intérieur de la membrane cellulaire repoussent l'anion chlore. On n'observe aucun mouvement osmotique d'eau entre les phases extracellulaire et intracellulaire parce que l'osmolalité demeure inchangée autour de 300 mOsm/kg H_2O dans les deux compartiments et qu'il n'y a donc aucun gradient osmotique. Par conséquent, le volume du compartiment intracellulaire ne change pas et seulement celui du liquide extracellulaire augmente de 6 L (tableau 3-4).

2. Perte de solution saline isotonique

Cette perte, par exemple dans une diarrhée très sévère, diminue seulement le volume du liquide extracellulaire, mais ne modifie pas l'osmolalité des liquides corporels. Ainsi, si un individu pouvait perdre 6 L de solution saline isotonique contenant chacun 300 mOsm, 1 800 mOsm quitteraient le compartiment extracellulaire. La contraction du liquide extracellulaire abaisse les volumes plasmatique et interstitiel. Puisque le plasma représente plus de la moitié du volume sanguin, la chute du volume sanguin réduit le débit cardiaque, la tension artérielle et la perfusion tissulaire.

On obtient donc, comme on le voit dans la partie du bas et à droite de la figure 3-8, les chiffres suivants, après la perte hypothétique de 6 L de solution saline isotonique chez un individu de 50 kg :

– une osmolalité plasmatique, extracellulaire et intracellulaire, demeurant la même à 300 mOsm/kg H_2O ;

– seulement 4 L de liquide extracellulaire contenant 1 200 mOsm (4 × 300) avec la perte de 6 L et de 1 800 mOsm ;

– un volume intracellulaire inchangé de 20 L avec les mêmes 6 000 mOsm (20 × 300) ;

– un total de 7 200 mOsm (24 × 300) dans les 24 L d'eau corporelle totale.

Les 6 L de salin isotonique perdus dans la diarrhée proviennent seulement du compartiment extracellulaire, tandis que le volume du liquide intracellulaire ne change pas (tableau 3-4). Il n'y a aucun mouvement osmotique d'eau entre ces deux compartiments, puisque l'osmolalité y demeure la même autour de 300 mOsm/kg H_2O et qu'il n'y a donc aucun gradient osmotique.

Traitement d'une perte de salin isotonique. Le traitement le plus efficace consiste à remplacer les pertes isotoniques par 6 L de solution saline contenant chacun 154 mmol de chlorure de sodium. Les 6 L demeurent tous dans le compartiment extracellulaire, dont le volume est ainsi retourné à la valeur initiale et normale de 10 L.

Par contre, si on remplace les pertes salines isotoniques par l'administration intraveineuse d'une solution de dextrose 5 % dans l'eau, le catabolisme du dextrose ou glucose ne laisse que l'eau, sans solutés, dans le compartiment extracellulaire. La partie du haut de la figure 3-9 montre qu'en l'absence théorique de tout mouvement osmotique d'eau, l'addition de 6 L d'eau au liquide extracellulaire diluerait considérablement ce liquide, son osmolalité tombant de 300 à 120 mOsm/kg H_2O.

À l'équilibre osmotique, nous avons les valeurs présentées dans la partie du bas de la figure 3-9 :

Figure 3-9
**Distribution de l'eau et des osmoles entre les liquides extracellulaire (LEC)
et intracellulaire (LIC) après l'addition de six litres d'eau pure
chez un individu ayant perdu six litres de salin isotonique :
a) distribution théorique avant tout mouvement osmotique d'eau (partie du haut)
b) distribution à l'équilibre osmotique après mouvement d'eau (partie du bas)**

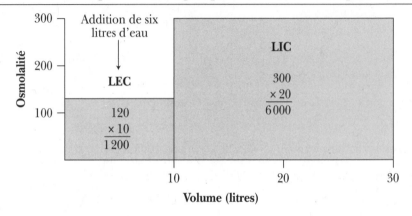

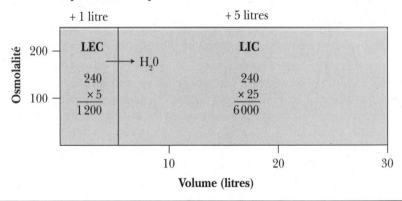

- 30 L d'eau corporelle totale ou un gain de 6 L, ces 30 L contenant la quantité initiale de 7 200 mOsm, puisque aucune ne s'ajoute avec l'eau ;

- une osmolalité abaissée à 240 mOsm/kg H_2O dans les phases extracellulaire et intracellulaire, soit 7 200 mOsm distribuées dans un volume de 30 L ;

– la même quantité de 1 200 mOsm (5 × 240) dans le compartiment extracellulaire, dont le volume passe de 4 à 5 L ;

– le même nombre de 6 000 mOsm (24 × 250) dans le liquide intracellulaire, dont le volume augmente de 20 à 25 L.

Des 6 L d'eau ajoutés au compartiment extracellulaire, les cinq sixièmes, ou 5 L, se déplacent selon le gradient osmotique vers le compartiment intracellulaire, et seulement un sixième, ou 1 L, reste dans la phase extracellulaire. Soulignons que l'eau infusée se distribue proportionnellement au volume préexistant de chaque compartiment liquidien avant l'administration de dextrose 5 % dans l'eau. Même si l'infusion de dextrose 5 % dans l'eau augmente le volume des deux compartiments, extracellulaire et intracellulaire, elle est beaucoup moins efficace que le traitement idéal avec du salin isotonique qui demeure complètement dans le compartiment extracellulaire et normalise ainsi les volumes plasmatique et sanguin en présence de pertes isotoniques (voir encadré 3-5).

Application pratique 3-5

Lorsqu'un patient est en hypotension sévère ou en choc hypovolémique parce qu'il a perdu beaucoup de liquide, le plus souvent isotonique, quelle solution de remplacement est la plus efficace pour ramener la tension artérielle vers la normale ?

Évidemment, dans cette situation, la baisse marquée du volume plasmatique et du volume sanguin explique la chute de tension artérielle.

1. Parce qu'une solution de dextrose 5 % dans l'eau pénètre en grande partie dans le compartiment **intracellulaire**, l'augmentation du volume plasmatique et du volume sanguin est fort modeste.

2. Une solution normale saline de chlorure de sodium est plus utile car au moins les particules de chlorure de sodium, ne pouvant pas traverser la membrane cellulaire, demeurent toutes dans le compartiment **extracellulaire**.

3. La meilleure façon d'augmenter le volume sanguin et la tension artérielle est une solution de protéines, car ces molécules, trop grosses pour traverser la paroi capillaire, demeurent emprisonnées, au moins temporairement, dans le compartiment **intravasculaire**. L'administration intraveineuse de ces solutions est souvent utilisée en chirurgie.

3. Gain d'eau

Un gain d'eau par le compartiment extracellulaire diminue l'osmolalité des liquides corporels. La partie du haut de la figure 3-10 montre qu'en l'absence théorique de tout mouvement osmotique d'eau ou de toute excrétion urinaire, l'addition de 6 L d'eau pure, sans aucun soluté, à la phase extracellulaire la diluerait considérablement. En effet, son osmolalité tomberait de 300 à 187,5 mOsm/kg H_2O, les 3 000 mOsm (16 × 187,5) étant maintenant distribuées dans un plus grand volume de 16 L.

Figure 3-10
**Distribution de l'eau et des osmoles entre les liquides extracellulaire (LEC)
et intracellulaire (LIC) après l'addition de six litres d'eau pure :
a) distribution théorique avant tout mouvement osmotique d'eau (partie du haut)
b) distribution à l'équilibre osmotique après mouvement d'eau (partie du bas)**

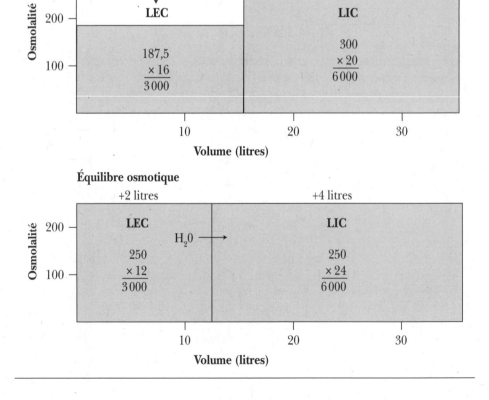

Toutefois, comme le montre la partie du bas de la figure 3-10, la majeure partie de l'eau ajoutée à la phase extracellulaire se déplace selon le gradient osmotique du liquide extracellulaire, avec son osmolalité plus basse vers l'osmolalité plus élevée du liquide intracellulaire. À l'équilibre osmotique, quand l'osmolalité est la même de chaque côté de la membrane cellulaire, on observe les valeurs suivantes chez un individu de 50 kg :

– 36 L d'eau corporelle totale ou un gain de 6 L, ces 36 L renfermant la quantité initiale de 9 000 mOsm, puisque l'eau pure n'en ajoute aucune ;

– une osmolalité diminuée à 250 mOsm/kg H_2O dans les deux phases extracellulaire et intracellulaire, soit 9 000 mOsm, distribuées dans 36 L ;

– la même quantité de 3 000 mOsm (12 × 250) dans le liquide extracellulaire, dont le volume augmente de 10 à 12 L ;

– le même nombre de 6 000 mOsm (24 × 250) dans la phase intracellulaire, dont le volume s'élève de 20 à 24 L.

Des 6 L d'eau ajoutés à la phase extracellulaire, les deux tiers, ou 4 L, pénètrent dans le compartiment intracellulaire, et seulement le tiers, ou 2 L, demeure dans le liquide extracellulaire (tableau 3-4). La distribution de l'eau ajoutée aux liquides corporels est proportionnelle à la dimension initiale de chaque compartiment avant l'addition d'eau. Le volume des deux compartiments extracellulaire et intracellulaire, augmente donc, tandis que leur osmolalité diminue de la même façon.

4. Perte d'eau

Une perte d'eau du compartiment extracellulaire, par exemple chez le patient polyurique avec un diabète insipide, augmente l'osmolalité des liquides corporels. La partie du haut de la figure 3-11 montre qu'en l'absence théorique de mouvement osmotique d'eau, la perte de 6 L d'eau pure, sans aucun soluté, de la phase extracellulaire, la concentrerait considérablement. Son osmolalité s'élèverait de 300 à 750 mOsm/kg H_2O, les 3 000 mOsm (4 × 750) étant maintenant contenues dans un volume beaucoup plus restreint de 4 L.

En fait, comme le montre la partie du bas de la figure 3-11, la plus grande partie de l'eau perdue du liquide extracellulaire provient du compartiment intracellulaire. Le gradient osmotique déplace l'eau de la phase intracellulaire, avec son osmolalité

Figure 3-11
**Distribution de l'eau et des osmoles entre les liquides extracellulaire (LEC)
et intracellulaire (LIC) après la perte de six litres d'eau pure :
a) distribution théorique avant tout mouvement osmotique d'eau (partie du haut)
b) distribution à l'équilibre osmotique après mouvement d'eau (partie du bas)**

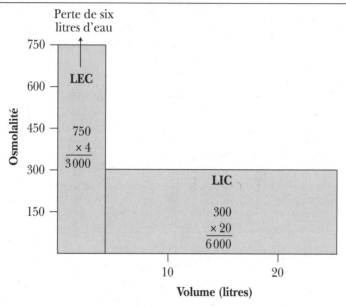

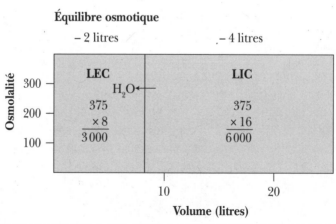

plus basse vers l'osmolalité plus élevée du compartiment extracellulaire. À l'équilibre osmotique, quand l'osmolalité est identique de chaque côté de la membrane cellulaire, il y a chez une personne de 50 kg :

– 24 L d'eau corporelle totale ou une perte de 6 L, ces 24 L contenant la quantité initiale de 9 000 mOsm (24 × 375), puisqu'il n'y a pas de perte de solutés avec l'eau pure ;

– une osmolalité augmentée à 375 mOsm/kg H_2O dans les deux phases extracellulaire et intracellulaire, soit 9 000 mOsm présentes dans 24 L ;

– le même nombre de 3 000 mOsm (8 × 375) dans le liquide extracellulaire, dont le volume baisse de 10 à 8 L ;

– la même quantité de 6 000 mOsm (16 × 375) dans la phase intracellulaire, dont le volume diminue de 20 à 16 L.

Des 6 L d'eau perdus du liquide extracellulaire, les deux tiers, ou 4 L, viennent du compartiment intracellulaire, et seulement le tiers, ou 2 L, de la phase extracellulaire (tableau 3-4). La quantité d'eau perdue de chaque compartiment est proportionnelle à leur dimension respective avant la perte d'eau. Le volume des deux compartiments extracellulaire et intracellulaire diminue donc, et la hausse de l'osmolalité est la même dans les deux compartiments.

E) Composition et destin des solutions fréquemment administrées par voie intraveineuse

Malgré le très grand nombre de solutions que l'on peut administrer par voie intraveineuse, les quatre suivantes sont les plus simples et le plus souvent utilisées chez les patients.

Dextrose 5 % dans l'eau. Chaque litre de solution contient 50 g de dextrose ou glucose, mais pas de chlorure de sodium (tableau 3-5). Puisque le catabolisme du glucose en CO_2 et en eau le fait disparaître complètement, l'infusion de ce soluté équivaut, après un certain temps, à l'administration d'eau libre de solutés. Avec un volume intracellulaire qui est normalement le double de celui du compartiment extracellulaire, les deux tiers du liquide administré se déplacent vers le compartiment intracellulaire, tandis que seulement le tiers reste dans la phase extracellulaire.

Dextrose 5 % dans 0,45 % NaCl (demi normal salin). Chaque litre de solution renferme 50 g de glucose et 4,5 g, ou 77 mEq, de chlorure de sodium. Après son administration intraveineuse, les deux tiers de ce soluté restent dans le liquide extra-cellulaire, et le tiers se déplace vers le compartiment intracellulaire.

Dextrose 5 % dans 0,9 % NaCl (normal salin). Chaque litre de solution contient 50 g de glucose et 9 g, ou 154 mEq, de chlorure de sodium. La totalité du soluté administré demeure dans le compartiment extracellulaire (voir encadré 3-6).

Application pratique 3-6

Pourquoi est-il dangereux d'administrer rapidement de grandes quantités de soluté salin isotonique chez un patient âgé souffrant d'insuffisance cardiaque congestive?

Parce que ce soluté demeure complètement dans le compartiment extracellulaire, il augmente le volume plasmatique et le volume sanguin chez un patient dont le débit cardiaque est déjà diminué à cause de sa défaillance cardiaque. La surcharge volémique produite par le soluté risque fort de provoquer un œdème aigu pulmonaire avec sa dyspnée paroxystique. Le risque est évidemment beaucoup moindre chez le sujet jeune avec un cœur normal. Par conséquent, plus un patient avance en âge, plus il faut être prudent avec la quantité et la vitesse d'administration d'un soluté salin.

Tableau 3-5

Composition et destin des solutions fréquemment administrées par voie intraveineuse

Solution	Composition		Destin
	Glucose (g/L)	NaCl (mEq/L)	
Dextrose 5 % dans l'eau	50	0	1/3 LEC, 2/3 LIC
Dextrose 5 % dans 0,45 % NaCl	50	77	2/3 LEC, 1/3 LIC
Dextrose 5 % dans 0,9 % NaCl	50	154	3/3 LEC
Salin isotonique (0,9 % NaCl)	0	154	3/3 LEC

Salin isotonique (0,9 % NaCl). Chaque litre de solution renferme 154 mEq de chlorure de sodium, mais ne contient pas de glucose. Ce soluté demeure, lui aussi, complètement dans le compartiment extracellulaire en l'absence de gradient osmotique entre les compartiments extracellulaire et intracellulaire. Un soluté salin isotonique, avec ou sans l'ajout de dextrose, est donc très efficace pour corriger une contraction de volume du liquide extracellulaire.

Les besoins spécifiques de chaque patient dictent l'addition facultative, à ces solutions, d'autres électrolytes, tels que le chlorure de potassium. L'administration d'un soluté contenant du dextrose a l'avantage de fournir au cerveau son nutriment habituel, surtout en l'absence d'ingestion de glucides.

La composition électrolytique de la solution de lactate Ringer ressemble à celle du liquide extracellulaire. Toutefois, chez certains patients, il peut être inapproprié d'administrer du potassium ou du lactate, un anion dont le métabolisme génère éventuellement un bicarbonate. La concentration de sodium dans cette solution est plus basse que dans un soluté normal salin.

II. Échange de cations

La membrane cellulaire est perméable à l'eau, mais le transfert des électrolytes non librement diffusibles entre les compartiments extracellulaire et intracellulaire requiert des protéines spécifiques de transport membranaire, comme la NaK-ATPase et l'échangeur Na-H.

A) Principaux rôles de la NaK-ATPase

L'adénosine triphosphatase activée par le sodium et le potassium ou NaK-ATPase est une protéine de transport présente dans la membrane de presque toutes les cellules de l'organisme (figure 3-12). Cette pompe à sodium et à potassium utilise plus que le tiers de toute l'énergie métabolique produite par les cellules, surtout sous la forme d'ATP. La fonction essentielle de cette pompe est de générer et de maintenir les gradients de concentration de sodium et de potassium entre les compartiments extracellulaire et intracellulaire (tableau 3-6). Ces gradients sont physiologiquement très importants car ils sont nécessaires au maintien du potentiel de membrane, du volume cellulaire et du transport actif secondaire d'autres solutés comme le glucose, les acides aminés, le phosphate et l'ion hydrogène.

Chaque fois qu'une molécule d'ATP est hydrolysée en ADP, la pompe à sodium expulse trois ions sodium de la cellule vers le liquide extracellulaire. Le transport actif de sodium se fait contre un gradient chimique, d'une concentration intra-cellulaire approximative de 12 mEq/L vers une concentration extracellulaire de

140 mEq/L. Les ions sodium sont aussi transportés contre un gradient électrique, puisqu'ils sont repoussés par les charges positives présentes du côté externe de la membrane cellulaire. L'hydrolyse d'une molécule d'ATP est aussi couplée à l'entrée active à l'intérieur de la cellule de deux ions potassium du liquide extracellulaire. Le transport de potassium se fait contre un gradient chimique, d'une concentration extracellulaire de 4 à 5 mEq/L vers une concentration intracellulaire de 120 à 150 mEq/L, c'est-à-dire trente fois plus grande.

1. **Le maintien du sodium dans le compartiment extracellulaire** garde constant le volume extracellulaire et prévient ainsi le gonflement progressif de la cellule et son éclatement potentiel. La sortie de 3 Na couplée à l'entrée de seulement 2 K est électrogénique et contrecarre l'effet inverse des macromolécules anioniques emprisonnées à l'intérieur de la cellule. En effet, l'équilibre de Gibbs-Donnan produit par ces macromolécules augmente le nombre de solutés et l'osmolalité dans la cellule ainsi que le déplacement osmotique de l'eau vers la cellule. D'ailleurs, l'inhibition de la NaK-ATPase par la ouabaïne fait gonfler la cellule parce que alors l'équilibre de Gibbs-Donnan entre les liquides interstitiel et intracellulaire n'est plus contrebalancé par l'activité de la NaK-ATPase.

2. **Le maintien du potassium dans le compartiment intracellulaire** garde constant le rapport Ki/Ke entre les concentrations intracellulaire et extracellulaire de potassium. Une valeur normale de ce rapport aux environs de 30 assure un potentiel de membrane au repos (Em) autour de –90 mV, l'intérieur de la cellule étant négatif. L'équation de Nernst permet de calculer cette différence de potentiel :

$$Em = -61,5 \log (\text{rapport Ki/Ke}) = -90 \text{ mV.}$$

La dépolarisation de la membrane cellulaire et la génération d'un potentiel d'action de +20 mV provoquent la contraction des cellules musculaires et, au niveau des cellules nerveuses, l'excitation puis la conduction de cet influx nerveux.

La ouabaïne, un inhibiteur métabolique spécifique de la NaK-ATPase, et toutes les conditions ralentissant le métabolisme cellulaire et la production d'ATP diminuent l'activité de la NaK-ATPase et l'utilisation d'ATP. Par contre, trois hormones, l'aldostérone, les catécholamines et l'insuline, peuvent stimuler l'activité de la NaK-ATPase.

Figure 3-12
Rôle de la NaK-ATPase de la membrane cellulaire dans le transport des ions sodium et potassium contre des gradients de concentration entre les liquides extracellulaire (LEC) et intracellulaire (LIC). (Les concentrations de sodium et de potassium sont en mEq/L.)

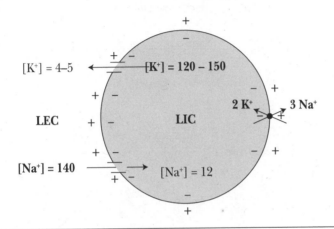

Tableau 3-6
Rôles de la NaK-ATPase

Expulsion de 3 Na hors de la cellule.

Entrée de 2 K à l'intérieur de la cellule.

1. **Garde le sodium dans le liquide extracellulaire.**
   - Maintient le volume extracellulaire.
   - Prévient le gonflement cellulaire.

2. **Garde le potassium dans le liquide intracellulaire.**
   - Assure un potentiel de membrane au repos.

B) L'échangeur Na-H

La figure 3-13 montre l'échangeur Na-H présent dans la membrane de plusieurs cellules. Le transport d'un ion sodium du liquide extracellulaire vers la cellule est couplé au mouvement d'un ion hydrogène dans la direction opposée. Le sodium et l'ion hydrogène sont tous deux transportés selon leur gradient de concentration. L'échangeur Na-H joue donc un rôle important dans le maintien du volume et de l'acidité des liquides extracellulaire et intracellulaire.

Figure 3-13
**Rôle de l'échangeur Na-H de la membrane cellulaire dans le transport
des ions sodium et hydrogène selon leurs gradients de concentration
entre les liquides extracellulaire (LEC) et intracellulaire (LIC).
(Les concentrations de sodium sont en mEq/L,
celles des ions hydrogène en nanoéquivalents/L.)**

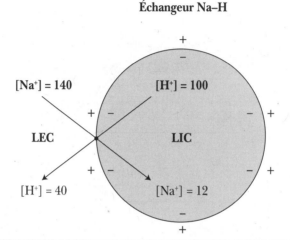

Échangeur Na–H

C) Conditions cliniques associées à l'échange de cations

Les anions ne traversent pas facilement la membrane cellulaire séparant les compartiments extracellulaire et intracellulaire. En effet, les macromolécules anioniques intracellulaires, non librement diffusibles, et le chlore extracellulaire, repoussé par la négativité intracellulaire, demeurent dans leur compartiment respectif. Le transport d'un autre cation dans la direction opposée doit donc accompagner tout mouvement de cation entre les phases extracellulaire et intracellulaire, afin de conserver l'électroneutralité. On observe cet échange de cations entre les compartiments extracellulaire et intracellulaire avec les trois désordres électrolytiques suivants.

1. Avec une *déplétion sévère en potassium,* le potassium intracellulaire sort de la cellule en échange de sodium, d'ions hydrogène et de divers acides aminés cationiques se déplaçant du liquide extracellulaire vers la cellule, comme le montre la partie gauche de la figure 3-14. L'entrée du sodium dans le compartiment intracellulaire peut abaisser significativement la natrémie, et celle des ions hydrogène, entraîner une acidose intracellulaire.

Figure 3-14
**Échange de cations entre les liquides extracellulaire(LEC)
et intracellulaire (LIC) dans trois désordres électrolytiques**

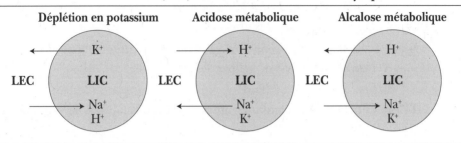

2. Dans l'*acidose métabolique,* quand l'anion (comme le chlore) accompagnant l'ion hydrogène ne traverse pas la membrane cellulaire, les protons extracellulaires pénètrent dans la cellule en échange des cations sodium et potassium qui en sortent. Le déplacement du sodium n'influence pas de façon significative la haute concentration extracellulaire et plasmatique de sodium (140 mEq/L), mais celui du potassium peut augmenter considérablement la basse concentration extracellulaire et plasmatique de potassium (4 à 5 mEq/L). Toutefois, si l'anion (comme le lactate) accompagnant l'ion hydrogène traverse la membrane cellulaire, la sortie de sodium et de potassium de la cellule n'est pas nécessaire (voir chapitre 13).

3. Durant l'*alcalose métabolique,* les protons intracellulaires sortent de la cellule en échange des cations sodium et potassium qui y pénètrent. L'entrée du sodium dans la cellule ne change pas de façon significative la natrémie, mais celle du potassium peut entraîner une hypokaliémie sévère.

Références

Horisberger, J.D., Doucet, A.: Renal ion-translocating ATPases: The P-Type family, chapitre 3 dans Alpern R.J., Hebert S.C., The Kidney: Physiology and Pathophysiology, 4e édition, Amsterdam, Academic Press Elsevier, 2008.

Horisberger, J.D., Lemas, V., Kraehenbühl, J.P., *et al.*: Structure-function relationship of Na,K-ATPase. Annual Review of Physiology 53: 565-584, 1991.

Jorgensen, P.L., Hakansson, K.O., Karlish, S.J.D.: Structure and mechanism of Na, K-ATPase: Functional sites and their interactions. Annual Review of Physiology 65: 817-849, 2003.

Lang, F.: Cell volume control, chapitre 6 dans Alpern R.J., Hebert S.C., The Kidney: Physiology and Pathophysiology, 4e édition, Amsterdam, Academic Press Elsevier, 2008.

Lang, F., Busch, G.L., Ritter, M., *et al.*: Functional significance of cell volume regulatory mechanisms. Physiological Reviews 78: 247-306, 1998.

McCarty, N.A., O'Neil, R.G.: Calcium signalling in cell volume regulation. Physiological Reviews 72: 1037-1061, 1992.

McManus, M.L., Churchwell, K.B., Strange, K.: Regulation of cell volume in health and disease. The New England Journal of Medicine 333: 1260-1266, 1995.

Reuss, L.: Mechanisms of water transport across cell membranes and épithelia, chapitre 5 dans Alpern R.J., Hebert S.C., The Kidney: Physiology and Pathophysiology, 4e édition, Amsterdam, Academic Press Elsevier, 2008.

Rose, B.D., Post, T.W.: The total body water and the plasma sodium concentration, chapitre 7 dans Clinical Physiology of Acid-Base and Electrolyte Disorders, 5e édition, New York, McGraw-Hill, 2001.

Strange, K.: Regulation of solute and water balance and cell volume in the central nervous system. Journal of the American Society of Nephrology 3: 12-27, 1992.

CHAPITRE 4

ASPECTS DYNAMIQUES DES LIQUIDES CORPORELS: TRANSPORT ENTRE LES AUTRES COMPARTIMENTS

En plus du transport entre les compartiments extracellulaire et intracellulaire décrit dans le chapitre précédent, il y a aussi transport de l'eau et des solutés (voir figure 3-1):

1. entre les compartiments plasmatique et interstitiel du liquide extracellulaire à travers la paroi capillaire,

2. entre le plasma et l'environnement extérieur, surtout au niveau du tube digestif et des reins.

I. Entre les compartiments plasmatique et interstitiel

A) Normal

Forces de Starling

Quatre forces, décrites par Starling en 1896, gouvernent l'échange passif de liquide à travers la paroi ou membrane capillaire dans des conditions physiologiques. Le tableau 4-1 et la figure 4-1 présentent ces pressions responsables de la distribution du liquide extracellulaire entre les compartiments plasmatique et interstitiel.

Tableau 4-1
**Forces de Starling gouvernant l'échange de liquide
entre les compartiments plasmatique et interstitiel**

Pression hydrostatique différentielle:	**20,5 mm Hg.**
Pression hydrostatique capillaire:	17,5 mm Hg.
Pression hydrostatique interstitielle:	–3 mm Hg.
Pression oncotique différentielle:	**20 mm Hg.**
Pression oncotique capillaire:	28 mm Hg.
Pression oncotique interstitielle:	8 mm Hg.

Figure 4-1

Forces gouvernant l'échange des liquides à travers la membrane capillaire, la pression hydrostatique différentielle de 20,5 mm Hg sortant le liquide de l'espace vasculaire et la pression oncotique différentielle de 20 mm Hg attirant le liquide dans l'espace vasculaire. (Les chiffres présentés sont en mm Hg.)

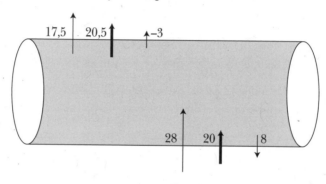

1. La *pression hydrostatique capillaire* moyenne, ou pression hydraulique, est d'environ 17,5 mm Hg et résulte de la contraction cardiaque envoyant le sang dans les vaisseaux. En fait, cette pression s'abaisse progressivement d'une valeur approximative de 25 mm Hg du côté artériolaire du capillaire à environ 10 mm Hg du côté veineux. La relaxation du sphincter précapillaire et la hausse de la résistance postcapillaire augmentent la pression hydrostatique capillaire. L'élévation de la résistance précapillaire et la chute de la résistance postcapillaire réduisent cette pression.

La pression hydrostatique capillaire se maintient malgré les changements de la pression artérielle moyenne. Ainsi, une hausse de la pression artérielle augmente la vasoconstriction et la résistance précapillaires. Cette autorégulation prévient une pression hydrostatique capillaire trop élevée qui déplacerait le plasma vers l'interstice. Par contre, une pression veineuse plus élevée augmente la pression hydrostatique capillaire, ce qui explique l'accumulation de liquide d'œdème dans l'espace interstitiel.

2. La *pression hydrostatique interstitielle* légèrement négative, autour de –3 mm Hg, pourrait résulter du drainage lymphatique du liquide interstitiel. Le résultat net

des deux pressions hydrostatiques – la pression hydrostatique différentielle de 20,5 mm Hg – favorise l'expulsion du liquide plasmatique vers le compartiment interstitiel. Comme la pression hydrostatique capillaire, cette pression différentielle est plus élevée du côté artériel du capillaire que du côté veineux.

3. La *pression oncotique capillaire*, ou pression osmotique colloïde, est autour de 28 mm Hg et les deux tiers de celle-ci dépendent de la concentration des protéines, beaucoup plus élevée dans le plasma que dans le liquide interstitiel. L'autre tiers provient de l'équilibre de Gibbs-Donnan augmentant la concentration plasmatique des petits ions diffusibles.

4. La *pression oncotique interstitielle* d'environ 8 mm Hg résulte des petites quantités de protéines fuyant l'espace vasculaire et demeurant à l'intérieur de l'interstice. Le résultat net des deux pressions oncotiques – la pression oncotique différentielle autour de 20 mm Hg – favorise le déplacement du liquide interstitiel, avec sa basse concentration de protéines, vers le compartiment intravasculaire, avec sa concentration plus élevée de protéines.

La pression nette de filtration autour de 0,5 mm Hg est égale à la pression hydrostatique différentielle (ΔP) moins la pression oncotique différentielle ($\Delta\pi$). La filtration nette est égale au produit de la pression nette de filtration par le coefficient de filtration de la membrane capillaire (Kf). Ce coefficient est fonction de la perméabilité et de la surface de la membrane capillaire. L'équation suivante exprime le mouvement du plasma vers le compartiment interstitiel :

$$\text{Filtration} = Kf\,(\Delta P - \Delta\pi).$$

En fait, les pressions ne sont pas identiques dans les parties artérielle et veineuse du capillaire. Du côté artériolaire, la pression hydrostatique différentielle dépasse la pression oncotique différentielle. Ce déséquilibre favorise le passage transcapillaire de l'eau et des substances dissoutes du plasma vers le compartiment interstitiel. Par contre, du côté veineux, la pression hydrostatique différentielle devient inférieure à la pression oncotique différentielle. Ce phénomène favorise alors le retour de l'eau et des substances dissoutes du compartiment interstitiel vers le plasma.

Stabilité du volume plasmatique

La quantité de liquide filtré dans la partie artérielle du capillaire vers le compartiment interstitiel dépasse légèrement le volume réabsorbé en sens inverse, dans la partie veineuse du capillaire. La petite différence entre les deux volumes doit être égale à la quantité de liquide drainé par les vaisseaux lymphatiques et le canal thoracique du compartiment interstitiel vers l'espace vasculaire (figure 4-2). Ainsi, dans des conditions d'équilibre, le volume respectif des compartiments plasmatique et interstitiel demeure inchangé.

Le plasma constitue la fraction la plus grande et la plus variable du volume sanguin, puisque la contribution des globules rouges ne change pas en l'absence d'anémie. La stabilité des volumes plasmatique et sanguin est essentielle au maintien d'une circulation normale et d'une perfusion tissulaire adéquate. Par conséquent, il est important de maintenir ces volumes plasmatique et sanguin malgré le gain ou la perte, par le compartiment plasmatique, de solution saline isotonique.

Si une rétention d'eau et de sel accroît le volume plasmatique, le transfert transcapillaire de liquide plasmatique au compartiment interstitiel permet de maintenir constants les volumes plasmatique et sanguin. L'expansion du volume interstitiel prévient ainsi une hausse marquée du volume plasmatique. À l'inverse, si une perte d'eau et de sel contracte le volume plasmatique, le transfert de liquide interstitiel dans l'espace vasculaire maintient les volumes plasmatique et sanguin. Le liquide interstitiel constitue donc un réservoir prévenant une hausse ou une chute trop rapide du volume plasmatique.

Figure 4-2
Échange de liquide entre les compartiments plasmatique et interstitiel

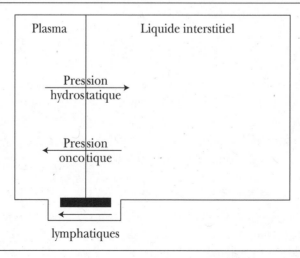

B) Anormal : la formation d'œdème

Augmentation des liquides interstitiel et extracellulaire

Quand le volume plasmatique filtré dans le compartiment interstitiel dépasse le liquide interstitiel retourné dans l'espace vasculaire, le volume du liquide interstitiel augmente. La rétention rénale d'eau et de sel contribue alors à accroître le volume du liquide extracellulaire dans diverses conditions pathologiques. Lorsque l'expansion du volume du liquide extracellulaire dépasse 3 ou 4 L, l'œdème devient visible chez le patient, d'abord au niveau des membres inférieurs.

Mécanismes

Le tableau 4-2 et la figure 4-3 présentent quatre mécanismes contribuant à produire l'œdème :

1. une pression hydrostatique capillaire augmentée, d'une façon systémique dans l'insuffisance cardiaque congestive ou localement dans l'obstruction veineuse ;

2. une pression oncotique capillaire diminuée par l'hypoalbuminémie résultant d'une synthèse hépatique d'albumine ralentie par la malnutrition ou par une insuffisance hépatique (souvent produite par une cirrhose), ou d'une perte excessive d'albumine dans l'intestin (entéropathie exsudative) ou dans l'urine (syndrome néphrotique) ;

3. une perméabilité augmentée de la membrane capillaire aux protéines, par exemple localement dans l'inflammation, et permettant le passage exagéré des protéines du compartiment vasculaire vers l'interstice ;

4. une obstruction lymphatique, par exemple par des cellules néoplasiques malignes.

Tableau 4-2
Mécanismes contribuant à l'œdème

1. Une pression hydrostatique capillaire augmentée.
2. Une pression oncotique capillaire diminuée.
3. Une perméabilité augmentée de la membrane capillaire.
4. Une obstruction lymphatique.

Figure 4-3
Mécanismes contribuant à la formation d'œdème

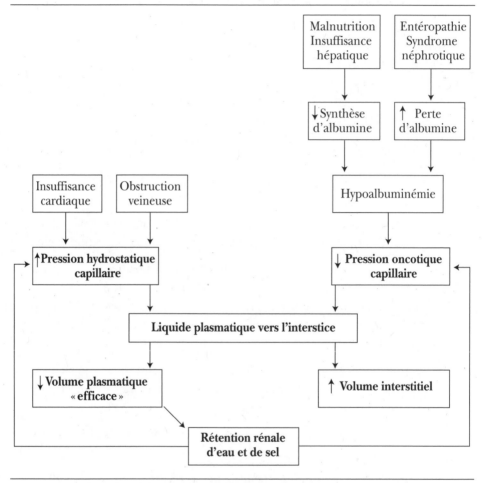

Lorsque le déséquilibre des forces de Starling est assez petit, trois mécanismes régulateurs préviennent la formation d'œdème. D'abord, les lymphatiques drainent un plus grand volume de liquide interstitiel vers le compartiment vasculaire. Ensuite, le mouvement accéléré de plasma vers le liquide interstitiel abaisse la pression hydrostatique dans le capillaire et l'augmente dans l'interstice. La pression hydrostatique différentielle plus basse ralentit alors la filtration de plasma vers le compartiment interstitiel..Enfin, la filtration accélérée de plasma vers le compartiment interstitiel élève la concentration de protéines et la pression oncotique dans le capillaire et les diminue dans l'interstice. Cette hausse de la pression oncotique différentielle ralentit aussi la filtration nette de plasma vers le compartiment interstitiel.

Rétention rénale d'eau et de sel

Dans l'insuffisance cardiaque congestive, la cirrhose hépatique et le syndrome néphrotique, le déséquilibre des forces de Starling déplace le plasma vers le compartiment interstitiel. La partie du milieu de la figure 4-4 montre la baisse du volume plasmatique et la hausse réciproque du liquide interstitiel. Même si le volume plasmatique total peut augmenter dans certaines conditions, comme dans la cirrhose hépatique, le volume plasmatique «efficace», c'est-à-dire celui qui est présenté aux reins, diminue. La contraction du volume plasmatique «efficace» stimule le système rénine-angiotensine-aldostérone et accélère la réabsorption rénale d'eau et de chlorure de sodium afin de ramener ce volume diminué vers la normale (partie de droite de la figure 4-4). Dans la formation d'un œdème généralisé, l'incapacité des reins à excréter l'eau et le chlorure de sodium est donc toujours responsable de l'expansion progressive du volume des liquides interstitiel et extracellulaire.

Cependant, même si la réabsorption rénale accélérée normalisait le volume plasmatique, le déséquilibre persistant des forces de Starling diminuerait de nouveau ce volume. L'accélération de la réabsorption rénale qui en résulte tendrait une fois de plus à normaliser ce volume. Aussi longtemps que subsiste le déséquilibre des forces de Starling, la réabsorption rénale accélérée d'eau et de chlorure de sodium continue et entraîne l'accumulation de quantités considérables de liquide d'œdème.

Figure 4-4
**Formation d'œdème : 1) distribution normale du liquide extracellulaire
entre les compartiments plasmatique et interstitiel ; 2) déséquilibre des forces
de Starling déplaçant le plasma vers le compartiment interstitiel ;
3) rétention rénale d'eau et de sel**

Normal		**Déséquilibre**		**Rétention rénale**	
Plasma	Liquide interstitiel	Plasma	Liquide interstitiel 1,0	Plasma	Liquide interstitiel
3,5	10,5	2,5	11,5	3,5	11,5
14 litres		14 litres		15 litres	

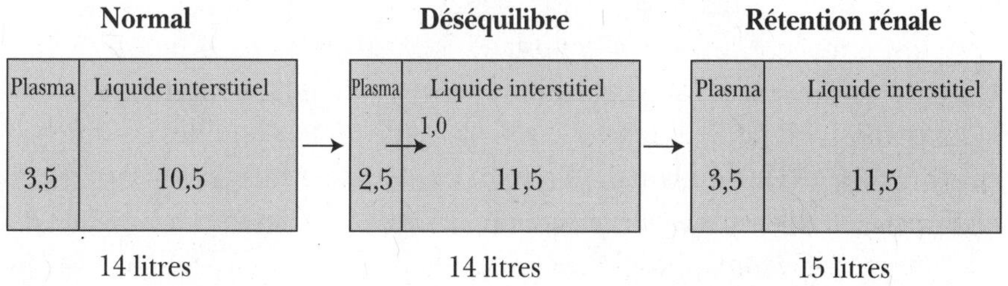

II. Entre le compartiment plasmatique et l'environnement extérieur : les bilans externes

Tandis que les bilans internes d'eau et d'électrolytes reflètent leur échange entre les compartiments liquidiens, les bilans externes représentent simplement la différence entre l'entrée d'une substance dans l'organisme, surtout par l'ingestion, et son excrétion, qui est surtout rénale.

Les vitesses d'entrée et de sortie sont normalement presque identiques, cet équilibre conservant à l'intérieur de limites étroites le volume et la composition électrolytique des liquides corporels. Les reins jouent un rôle primordial dans cette homéostasie, puisque les variations de l'excrétion urinaire de l'eau et de plusieurs électrolytes constituent le principal mécanisme régulant leur bilan externe. Le bilan en eau dépend de son excrétion urinaire, mais aussi du mécanisme de la soif qui stimule l'ingestion d'eau.

L'ingestion et l'absorption d'eau et d'électrolytes par le tube digestif représentent la seule voie d'entrée naturelle. Cependant, l'excrétion normale de l'eau et des électrolytes du compartiment plasmatique implique quatre voies principales, présentées dans le tableau 4-3 et dans la figure 4-5 :

Tableau 4-3
Bilans externes d'eau et d'électrolytes

Entrée	Sortie
1. Tube digestif	1. Tube digestif
	2. Reins
	3. Peau
	4. Poumons

1. le tube digestif, de petites quantités d'eau et d'électrolytes étant perdues obligatoirement dans les selles ;

2. les reins, dont le rôle le plus important est d'adapter l'excrétion d'eau et de chaque électrolyte à leur absorption intestinale afin de maintenir stables le volume et la composition du liquide extracellulaire et des autres liquides corporels. Les chapitres 9 à 19 de ce manuel décrivent en détail les bilans externes d'eau et de divers électrolytes, tels que le sodium, le potassium, les ions hydrogène et les ions divalents calcium, phosphate et magnésium ;

3. la peau, l'eau étant nécessaire à l'évaporation de la surface corporelle et à la perte de chaleur qui en résulte ;

4. les poumons, l'eau humidifiant l'air inspiré et contribuant à la perte de chaleur par son évaporation.

Toutefois, dans certaines situations anormales, la perte d'eau et d'électrolytes peut aussi survenir par d'autres voies que les quatre voies normales que nous avons décrites.

Figure 4-5
Voies d'échange entre le compartiment plasmatique du liquide extracellulaire et l'environnement extérieur : 1) le tube digestif ; 2) les reins ; 3) la peau ; 4) les poumons

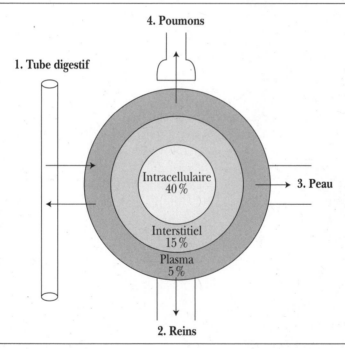

Références

Aukland, K., Reed, R.K. : Interstitial-lymphatic mechanisms in the control of extracellular fluid volume. Physiological Reviews 73 : 1-78, 1993.

Michel, C.C. : Exchange of fluid and solutes across microvascular walls, chapitre 9 dans Alpern, R.J., Hebert, S.C., The Kidney : Physiology and Pathophysiology, 4e édition, Amsterdam, Academic Press Elsevier, 2008.

CHAPITRE 5

STRUCTURE ET FONCTIONS DES REINS

L'appareil urinaire comprend les reins qui produisent l'urine à partir du plasma, et les voies urinaires qui permettent d'éliminer l'urine à l'extérieur de l'organisme. La connaissance de la structure des reins et de leurs néphrons permet de comprendre leurs multiples fonctions responsables de l'homéostasie des liquides corporels.

I. Structure des reins et des voies urinaires

A) Reins

Les reins humains sont deux organes rétropéritonéaux et paravertébraux pesant chacun approximativement 150 g. Leurs dimensions sont environ 11 à 12 cm de longueur (la hauteur de trois vertèbres sur les clichés radiologiques), 6 cm de largeur et 3 cm d'épaisseur. Le rein droit est habituellement un peu plus bas et un peu plus petit (différence de 0,5 cm) que le rein gauche. Une capsule fibreuse et résistante entoure chaque rein. Le hile est localisé à l'intérieur du rein et contient l'artère rénale, la veine rénale et le bassinet.

Une coupe sagittale des reins montre une région externe d'environ 1 cm d'épaisseur, le cortex, entourant une région interne, la médullaire. La médullaire se divise en une médullaire externe et une médullaire interne, et la médullaire externe, en bandes externe et interne. Environ 12 pyramides composent la médullaire de chaque rein humain. La base de ces structures coniques est située à la jonction corticomédullaire et le sommet forme une papille se projetant dans le bassinet.

B) Voies urinaires

Le bassinet est une structure en forme d'entonnoir et constituée de calices mineurs et de calices majeurs. L'uretère origine de la portion inférieure du bassinet, à la jonction urétéropelvienne, et chemine sur environ 30 cm en position rétropéritonéale et paravertébrale, avant de se terminer dans la vessie. L'urine s'accumule temporairement dans la vessie, dont la contraction périodique entraîne l'excrétion définitive de l'urine par l'urètre vers l'extérieur au cours de la miction. Les voies urinaires ne font que transporter l'urine produite par les néphrons, mais sans la modifier, à cause de la perméabilité presque nulle de l'urothélium (l'épithélium du tractus urinaire) tapissant les calices, le bassinet, l'uretère, la vessie et l'urètre.

II. Structure des néphrons

Chaque rein humain possède plus d'un million de néphrons, qui constituent ses unités microscopiques structurales et fonctionnelles. Les néphrons sont composés d'un glomérule qui filtre le plasma et d'un petit tube, ou tubule rénal, rattaché au glomérule, comme l'illustre de façon très schématique la figure 5-1.

Figure 5-1
Représentation schématique du néphron : G, glomérule ; P, tubule proximal ; H, anse de Henle ; D, tubule distal ; C, tubule collecteur

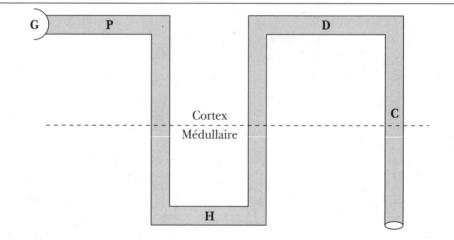

A) Glomérule

Le glomérule, ou, d'une façon plus correcte, le corpuscule rénal, est un réseau de capillaires situés dans une extrémité dilatée du tubule rénal et toujours placé dans le cortex rénal. Ce réseau de capillaires glomérulaires est situé entre l'artériole afférente ou préglomérulaire et l'artériole efférente ou postglomérulaire. Le mésangium est la structure qui relie et qui supporte les capillaires et l'extrémité du tubule.

Le glomérule se compose de quatre sortes de cellules :

1. les cellules *endothéliales* de l'endothélium fenestré bordent l'intérieur des capillaires dérivés de l'artériole afférente ;

2. les cellules *mésangiales*, situées dans la région centrale du glomérule et entourées par une matrice mésangiale extracellulaire, agissent comme phagocytes et peuvent se contracter sous l'influence de plusieurs hormones vasoactives ;

3. les cellules *épithéliales viscérales* forment la couche viscérale ou interne de la capsule de Bowman. On appelle podocytes ces grosses cellules parce qu'elles ont de petits prolongements cytoplasmiques en forme de pieds, les pédicelles ;

4. les cellules *épithéliales pariétales* constituent la couche pariétale ou externe de la capsule de Bowman.

L'espace urinaire de Bowman est situé entre les cellules épithéliales viscérales et pariétales et représente le prolongement de la lumière tubulaire, tandis que la couche pariétale de la capsule de Bowman prolonge l'épithélium tubulaire proximal.

B) Tubule

Le tubule rénal est tapissé d'une couche unique de cellules épithéliales qui servent de barrière entre l'intérieur de l'organisme et l'environnement extérieur que représente la lumière tubulaire. Deux membranes distinctes entourent chaque cellule tubulaire rénale qui est polarisée, la membrane apicale, ou luminale, bordant la lumière tubulaire, et la membrane basolatérale longeant les espaces latéraux intercellulaires et le liquide interstitiel péritubulaire. Une structure appelée jonction serrée relie les cellules tubulaires près de leur surface luminale. La figure 5-2 (page suivante) illustre les 12 segments ou subdivisions qui se succèdent le long du tubule rénal très hétérogène et qui diffèrent aussi bien morphologiquement que fonctionnellement.

1. Le *tubule proximal* possède chez plusieurs espèces animales trois segments morphologiquement différents, les segments S1, S2 et S3. Sa partie contournée, ou *pars convoluta*, comprend le segment S1 et le début du segment S2 et chemine parallèlement à la surface des reins. Sa partie droite, ou *pars recta*, renferme la partie terminale du segment S2 et le segment S3 et pénètre dans les reins perpendiculairement à leur surface. La membrane luminale des cellules du tubule contourné proximal a de très nombreuses microvillosités, responsables de l'apparence de bordure en brosse et de l'augmentation considérable (par un facteur de 40) de la surface cellulaire luminale en contact avec le liquide tubulaire (figure 5-3).

Figure 5-2
**Segments tubulaires d'un néphron juxtamédullaire avec longue anse de Henle.
Les autres symboles sont: PROXc, tubule contourné proximal;
PROXd, tubule proximal droit; MD, *macula densa***

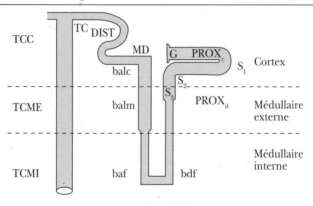

GLOMÉRULE (G)
TUBULE

1. segment S_1	**Tubule proximal**
2. segment S_2	–
3. segment S_3	–
4. branche descendante fine (bdf)	**Branches fines**
5. branche ascendante fine (baf)	**de l'anse de Henle**
6. branche ascendante large médullaire (balm)	**Tubule distal**
7. branche ascendante large corticale (balc)	–
8. tubule contourné distal (DIST)	–
9. tubule connecteur (TC)	**Tubule collecteur**
10. tubule collecteur cortical (TCC)	–
11. tubule collecteur médullaire externe (TCME)	–
12. tubule collecteur médullaire interne (TCMI)	–

Les cellules proximales contiennent plusieurs grosses mitochondries près de la membrane basolatérale parce que la réabsorption proximale active de plusieurs solutés organiques et inorganiques requiert une grande partie de l'énergie métabolique produite par les reins. Les cellules proximales renferment aussi un système vacuolo-lysosomal bien développé et responsable de la réabsorption par endocytose, dans les vacuoles, et de la dégradation enzymatique, dans les lysosomes, des macromolécules protéiques en acides aminés.

Figure 5-3
Cellules tubulaires proximales avec leurs microvillosités responsables de l'apparence de bordure en brosse. Ces cellules sont reliées ensemble par la jonction serrée (JS) près de leur surface luminale

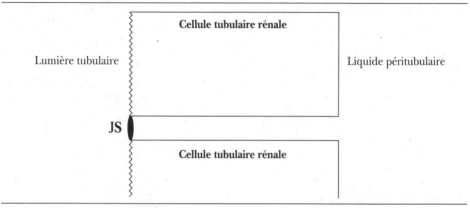

2. Les *branches fines de l'anse de Henle* sont la branche descendante fine qui descend dans la médullaire et, seulement dans les néphrons avec de longues anses de Henle, la branche ascendante fine qui remonte vers la médullaire externe. Cet épithélium est fait de cellules aplaties avec seulement quelques organelles cytoplasmiques.

3. Le *tubule distal* comprend une portion droite, la branche ascendante large de l'anse de Henle avec ses parties médullaire et corticale, et le tubule contourné distal cheminant parallèlement à la surface du rein. La *macula densa* est située à la fin de la branche ascendante large de l'anse de Henle lorsqu'elle rencontre les artérioles afférente et efférente du glomérule dont le néphron origine.

4. Le *tubule collecteur*, qui vient de la fusion d'une dizaine de néphrons et dans lequel se jettent les tubules distaux, renferme le tubule connecteur, le tubule collecteur cortical, le tubule collecteur médullaire externe et le tubule collecteur médullaire interne, dont la dernière partie est le tubule collecteur papillaire.

L'épithélium du tubule collecteur contient deux sortes de cellules. D'abord, les cellules claires ou principales, les plus abondantes, réabsorbent l'eau et le sodium et sécrètent le potassium. D'autre part, les cellules foncées (à cause de la grande densité de leur réticulum endoplasmique) ou intercalaires sont responsables de l'acidification urinaire. Les cellules intercalaires de type A sécrètent les protons et réabsorbent le bicarbonate, tandis qu'à l'inverse les cellules moins nombreuses de type B sécrètent le bicarbonate et réabsorbent les protons.

Deux populations de néphrons. La longueur de l'anse de Henle permet de différencier deux populations de néphrons. Les néphrons dont l'anse de Henle est courte proviennent des glomérules situés dans les parties superficielle et moyenne du cortex. L'anse de Henle relativement courte de ces néphrons superficiels fait demi-tour dans la médullaire externe. Ils constituent environ les sept huitièmes de toute la population de néphrons. Par contre, les néphrons dont l'anse de Henle est longue tirent leur origine des glomérules situés profondément dans le cortex, près de la jonction cortico-médullaire. L'anse de Henle de ces néphrons profonds est beaucoup plus longue et fait demi-tour à divers niveaux dans la médullaire interne.

III. Fonctions des néphrons

La figure 5-4 illustre les trois fonctions principales de chaque néphron, lesquelles participent à la formation de l'urine par les reins :

1. la *filtration glomérulaire* du plasma dans la lumière des capillaires glomérulaires vers le liquide tubulaire ;

2. la *réabsorption tubulaire* du liquide tubulaire vers la lumière des capillaires péritubulaires ;

3. la *sécrétion tubulaire* de certaines substances de la lumière des capillaires péritubulaires vers le liquide tubulaire.

Les chapitres 7 et 8 décrivent en détail ces trois fonctions des néphrons.

Figure 5-4
Les trois fonctions principales de chaque néphron :
1) la filtration glomérulaire, 2) la réabsorption tubulaire et 3) la sécrétion tubulaire

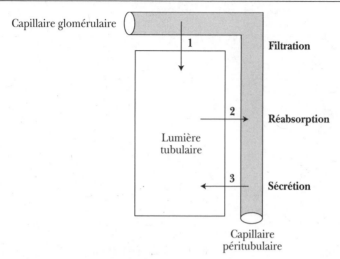

IV. Fonctions des reins

A) Homéostasie des liquides corporels

La fonction la plus importante des reins est de *maintenir constants le volume, la tonicité et la composition des liquides corporels* (tableau 5-1). Cette fonction essentielle des reins requiert la filtration continuelle, au niveau du glomérule, de grandes quantités de liquide plasmatique qui est ensuite presque complètement réabsorbé par le tubule (figure 5-5).

Malgré les variations importantes de l'ingestion quotidienne d'eau et de divers électrolytes, comme le sodium, le potassium, les ions hydrogène et les ions divalents calcium, phosphate et magnésium, les reins doivent conserver à l'intérieur de limites physiologiques étroites leur bilan externe. Le bilan externe d'une substance est simplement la différence entre la quantité pénétrant dans l'organisme et celle qui en sort. Les reins corrigent les changements du contenu d'eau et d'électrolytes dans l'organisme en adaptant rapidement leur excrétion urinaire et en maintenant ainsi constant leur bilan externe. Une excrétion urinaire diminuée accompagne un déficit de liquide ou d'électrolytes, tandis qu'un excès de liquide ou d'électrolytes en augmente l'excrétion urinaire. Les chapitres 9 à 19 décrivent en détail ces mécanismes régulateurs.

Figure 5-5
**L'homéostasie des liquides corporels dépend de la filtration
et de la réabsorption continuelles du plasma (pl) par les reins
(int, liquide interstitiel; LIC, liquide intracellulaire)**

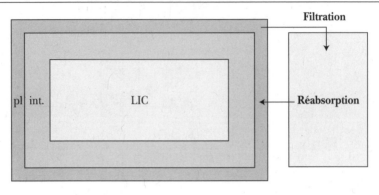

B) Excrétion des produits de déchets

Cette fonction des reins qui consiste à épurer les liquides corporels des produits de déchets endogènes et exogènes est bien connue. D'abord, les reins excrètent les déchets métaboliques azotés, tels que l'urée et la créatinine, dont l'accumulation dans les liquides corporels devient nuisible durant l'insuffisance rénale aiguë ou chronique (chapitre 20). Les reins éliminent aussi de l'organisme de nombreuses substances exogènes anioniques ou cationiques, qu'elles soient ingérées accidentellement ou prises comme médicaments, si elles sont hydrosolubles (chapitre 21).

Tableau 5-1
Fonctions des reins

1. **Homéostasie des liquides corporels:** maintien du volume, de la tonicité et de la composition des liquides corporels
2. **Excrétion des produits de déchets**
   - azotés
   - exogènes
3. **Autres fonctions**
   - conservation ou excrétion des substances organiques
   - sécrétion hormonale

C) Autres fonctions

De plus, les reins accomplissent plusieurs autres fonctions, comme la conservation ou l'élimination des substances organiques et la sécrétion de diverses hormones contribuant à la régulation de la pression artérielle systémique, à la production des globules rouges par la moelle osseuse et à la minéralisation de l'os. Les deux derniers chapitres décrivent ces autres fonctions des reins.

Références

Al-Awqati, Q.: Terminal differentiation of intercalated cells: The role of hensin. Annual Review of Physiology 65: 567-583, 2003.

Kaissling, B., Kriz, W.: Morphology of the loop of Henle, distal tubule, and collecting duct, chapitre 3 dans Handbook of Physiology, Section 8: Renal Physiology, édité par Windhager E.E., New York, Oxford University Press, 1992.

Kriz, W., Bankir, L.: A standard nomenclature for structures of the kidney. American Journal of Physiology 254: F1-F8, 1988.

Kriz, W., Kaissling, B.: Structural organization of the mammalian kidney, chapitre 20 dans Alpern, R.J., Hebert, S.C., The Kidney: Physiology and Pathophysiology, 4e édition, Amsterdam, Academic Press Elsevier, 2008.

Madsen, K.M., Nielsen, S., Tisher, C.C.: Anatomy of the kidney, chapitre 2 dans Brenner B.M., The Kidney, 8e édition, Philadelphie, Saunders Elsevier, 2008.

Matlin, K.S., Caplan, M.J.: Epithelial cell structure and polarity, chapitre 1 dans Alpern, R.J., Hebert, S.C., The Kidney: Physiology and Pathophysiology, 4e édition, Amsterdam, Academic Press Elsevier, 2008.

Maunsbach, A.B., Christensen, E.I.: Functional ultrastructure of the proximal tubule, chapitre 2 dans Handbook of Physiology, Section 8: Renal Physiology, édité par Windhager, E.E., New York, Oxford University Press, 1992.

Reilly, R.F., Ellison, D.H.: Mammglian distal tubule: physiology, pathophysiology, and molecular anatomy. Physiological Reviews 80: 277-313, 2000.

Schuster, V.L.: Function and regulation of collecting duct intercalated cells. Annual Review of Physiology 55: 267-288, 1993.

CHAPITRE 6

CIRCULATION RÉNALE

Débit sanguin considérable

Il faut d'abord souligner la discordance très importante existant entre la fraction considérable du débit cardiaque amenée aux reins et leur taille fort modeste. En effet, tandis que les reins reçoivent 20 % du débit cardiaque de 5 à 6 L par minute, soit 1 000 à 1 200 mL/min, leur poids combiné de 300 g représente moins de 0,5 % du poids corporel. Le débit sanguin de 4 mL/min/g de tissu rénal représente donc un rapport dépassant 40:1 entre les deux pourcentages et surpasse le débit sanguin envoyé à d'autres organes bien irrigués, tels que le cœur et le cerveau (figure 6-1). Un débit sanguin aussi considérable amené à toutes les parties de l'organisme nécessiterait un débit cardiaque de 280 litres/min !

Figure 6-1
Débit cardiaque envoyé vers les reins, le cerveau et le cœur

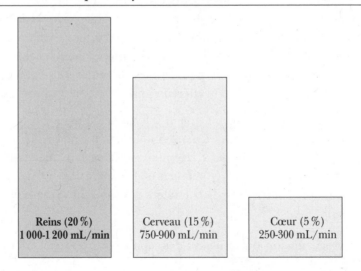

Reins (20 %) | Cerveau (15 %) | Cœur (5 %)
1 000-1 200 mL/min | 750-900 mL/min | 250-300 mL/min

La consommation d'oxygène et la production d'énergie métabolique par les reins ne requièrent pas un tel débit sanguin puisque le gradient d'oxygène entre le sang de l'artère et de la veine rénales est plus petit que celui retrouvé dans les autres organes. En effet, l'extraction rénale d'oxygène du sang artériel n'est que la moitié de la fraction moyenne de 25 % observée dans tout l'organisme. En fait, le débit sanguin considérable permet aux reins, par la filtration et la réabsorption continuelles de grandes quantités de liquide plasmatique, de modifier continuellement la composition du plasma et des autres liquides corporels afin de les maintenir constants. Les reins n'excrètent cependant qu'un tout petit volume d'urine d'environ 1 mL/min à partir de ce débit sanguin considérable.

I. Anatomie vasculaire rénale

La circulation rénale est un système porte comprenant deux réseaux capillaires qui se succèdent. En effet, les capillaires glomérulaires sont suivis par les capillaires péritubulaires dans le cortex ou par les *vasa recta* dans la médullaire.

A) Artérioles et capillaires glomérulaires

Anatomie vasculaire. L'organisation de la circulation artérielle entre l'artère rénale et les artérioles efférentes ou postglomérulaires est la suivante : artère rénale → branches principales antérieure et postérieure → cinq artères segmentaires → artères interlobaires (irradiant à l'intérieur de la médullaire vers le cortex) → artères arciformes (situées à la jonction du cortex et de la médullaire) → artères interlobulaires (rayonnant dans le cortex vers la surface du rein) → artérioles afférentes ou préglomérulaires → capillaires glomérulaires → artérioles efférentes ou postglomérulaires.

La figure 6-2 présente schématiquement la localisation unique dans l'organisme des capillaires glomérulaires entre deux artérioles, les artérioles afférentes et efférentes. Cet emplacement entre deux artérioles explique la haute pression hydrostatique à l'intérieur des capillaires glomérulaires, laquelle est essentielle au processus passif de la filtration glomérulaire de la lumière des capillaires glomérulaires vers le liquide tubulaire.

Figure 6-2
La microcirculation glomérulaire : des capillaires entre deux artérioles

Artériole afférente → Capillaires glomérulaires → Artériole efférente

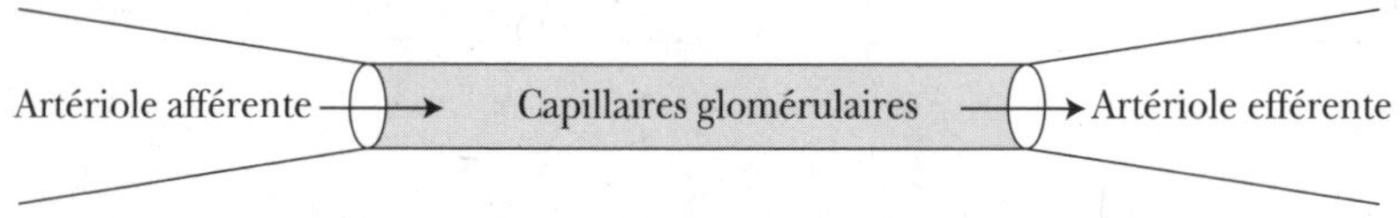

Pressions hydrostatiques intravasculaires. La vasoconstriction des artères inter-lobulaires et surtout celle des artérioles afférentes diminuent la pression hydro-statique intravasculaire moyenne de 100 mm Hg dans l'aorte et dans l'artère rénale à 50 mm Hg dans les capillaires glomérulaires (figure 6-3). La vasoconstriction des artérioles efférentes fait chuter davantage la pression hydrostatique de 50 mm Hg à 15 mm Hg dans les capillaires péritubulaires. Les artérioles afférentes et efférentes représentent donc les deux principaux sites de résistance vasculaire dans les reins. La pression élevée dans les capillaires glomérulaires est nécessaire à la filtration glomérulaire, tandis que la basse pression dans les capillaires péritubulaires favorise la réabsorption du liquide péritubulaire vers la lumière vasculaire.

Figure 6-3
Pressions hydrostatiques intravasculaires moyennes dans la circulation rénale

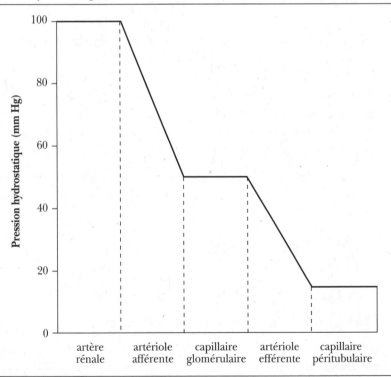

B) Capillaires péritubulaires et *vasa recta*

Une autre microcirculation capillaire suit immédiatement les artérioles efférentes ou postglomérulaires. Les capillaires péritubulaires irriguant le cortex succèdent aux artérioles efférentes provenant des glomérules superficiels ou corticaux. Les *vasa recta* ou vaisseaux droits, avec leurs parties descendante et ascendante cheminant en parallèle dans la médullaire, proviennent des artérioles efférentes venant des glomérules profonds ou juxtamédullaires. Parce que les parties descendante et ascendante des *vasa recta* cheminent parallèlement aux branches descendante et ascendante des anses de Henle, ces vaisseaux jouent un rôle important dans le maintien de l'interstice médullaire hypertonique et dans le mécanisme de concentration urinaire (voir chapitre 10). Les reins possèdent donc trois microcirculations capillaires distinctes : les capillaires glomérulaires dans le cortex, les capillaires péritubulaires dans le cortex, et les *vasa recta* dans la médullaire.

II. Distribution intrarénale du débit sanguin

A) Prédominance corticale

L'ensemble du débit sanguin rénal de 1 000 à 1 200 mL/min passe d'abord dans les capillaires glomérulaires. La figure 6-4 montre que, subséquemment, environ 90 % du débit sanguin circule dans les capillaires péritubulaires afin d'irriguer le cortex et que seulement 10 % passe dans les *vasa recta* pour perfuser la médullaire.

En général, le débit sanguin par gramme de tissu rénal diminue progressivement en allant des régions plus superficielles dans le cortex aux zones plus profondes de la médullaire. Ce débit est en moyenne :

– de 5 à 6 mL/min/g de rein dans le cortex externe,

– de 2,5 à 3 mL/min/g de rein dans le cortex interne,

– de 1 à 2 mL/min/g de rein dans la médullaire externe,

– de 0,2 à 0,5 mL/min/g de rein dans la médullaire interne.

Toutefois, à cause du débit sanguin rénal considérable, le débit sanguin dans la médullaire rénale demeure encore plus élevé que celui d'environ 0,1 mL/min/g dans les autres organes.

Figure 6-4
Distribution du débit sanguin rénal (DSR) dans les trois microcirculations capillaires

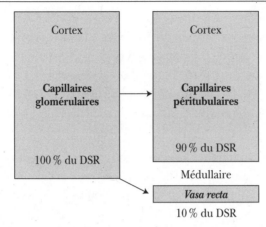

La pression partielle d'oxygène, ou PO_2, s'abaisse aussi graduellement d'une valeur de 50 mm Hg dans le cortex jusqu'à 10 à 20 mm Hg dans la médullaire. Par conséquent, la production d'ATP dans les cellules rénales corticales provient du métabolisme aérobie, tandis que, dans la médullaire, milieu pauvre en oxygène, les métabolismes aérobie et anaérobie produisent l'ATP. La majeure partie de l'ATP est d'ailleurs produite et utilisée dans les cellules rénales corticales et sert surtout à la réabsorption tubulaire active du sodium par l'intermédiaire de la NaK-ATPase.

B) Importance physiologique

La distribution intrarénale du débit sanguin régule en partie l'excrétion urinaire d'eau et d'électrolytes. Il existe en effet deux populations de néphrons qui se distinguent par leur emplacement et leur fonction. Les *néphrons superficiels*, avec les glomérules corticaux et les courtes anses de Henle, ont une plus basse filtration glomérulaire par néphron et excrètent plus de sodium. À l'inverse, les *néphrons profonds*, avec les glomérules juxtamédullaires et les longues anses de Henle, ont une filtration glomérulaire par néphron plus élevée et réabsorbent plus de sodium. Une hausse du débit sanguin rénal cortical, en augmentant la perfusion des néphrons superficiels, favorise donc l'excrétion urinaire de sodium, tandis qu'une irrigation plus grande des néphrons profonds s'avère antinatriurétique.

C) Exemples cliniques de redistribution du cortex vers la médullaire

Dans plusieurs conditions cliniques, le débit sanguin rénal diminue de façon significative, en plus d'être redistribué du cortex vers la médullaire. La vasoconstriction corticale préglomérulaire diminue la pression hydrostatique dans les capillaires glomérulaires et par conséquent la filtration glomérulaire. Enfin, la redistribution du débit sanguin rénal du cortex vers la médullaire réduit la perfusion des néphrons superficiels excrétant le sodium et augmente celle des néphrons profonds retenant le sodium.

Contraction du volume du liquide extracellulaire. La redistribution du sang du cortex vers la médullaire contribue à la réabsorption rénale accélérée de sodium et d'eau. La chute du volume sanguin dans l'hypotension hémorragique entraîne les mêmes conséquences.

Insuffisance cardiaque congestive. Le débit cardiaque ainsi que la fraction de ce débit amenée aux reins diminuent considérablement. De plus, la redistribution du débit sanguin rénal du cortex vers la médullaire diminue encore plus le débit sanguin rénal cortical (voir encadré 6-1).

Syndrome hépatorénal. Dans l'insuffisance rénale aiguë et fonctionnelle accompagnant les maladies hépatiques terminales, la vasoconstriction corticale sévère fait chuter considérablement le débit sanguin rénal et la filtration glomérulaire.

Insuffisance rénale aiguë. Que l'insuffisance rénale soit ischémique ou néphrotoxique, la vasoconstriction corticale très intense, qui résulte du déséquilibre entre les substances vasoconstrictrices et vasodilatatrices, peut diminuer de façon très importante le débit sanguin rénal et abolir la filtration glomérulaire.

Antiinflammatoires non stéroïdiens (AINS). Parce qu'ils diminuent la production des prostaglandines vasodilatatrices, les AINS peuvent diminuer, chez certains patients à risque, le débit sanguin rénal et la filtration glomérulaire (voir encadré 6-2).

Application pratique 6-1

Pourquoi le patient en insuffisance cardiaque sévère présente-t-il toujours un certain degré d'insuffisance rénale?

Supposons que l'insuffisance cardiaque d'un patient diminue son débit cardiaque d'une valeur normale de 5 L/min à seulement 2 L/min. Évidemment, tous les organes de ce patient ne peuvent pas alors recevoir la même quantité de sang que normalement. On ne peut pas diminuer le débit sanguin d'environ 1 L/min irriguant deux «organes nobles» comme le cerveau (750 mL/min) et le cœur (250 mL/min) sans risquer la baisse progressive de l'état de conscience allant jusqu'au coma et un cœur encore plus défaillant. Mais il faut réduire le débit sanguin vers les autres organes, dont les reins, qui ne reçoivent alors que 250 mL/min au lieu de 1 000 mL/min chez un sujet normal.

	Débit sanguin en mL/min	
	Normal	**Insuffisance cardiaque**
Débit cardiaque	5 000	2 000 (40 %)
Cerveau	750	750 (100 %)
Cœur	250	250 (100 %)
Reins	1 000	250 (25 %)
Autres organes	3 000	750 (25 %)

La vasoconstriction corticale, produite par les hormones vasoconstrictrices, comme l'angiotensine II, la norépinéphrine et l'arginine vasopressine, diminue le débit sanguin rénal et redistribue celui-ci du cortex vers la médullaire. Il en résulte une perfusion accrue des néphrons profonds qui retiennent le sodium et l'eau. Le débit sanguin rénal, le taux de filtration glomérulaire et l'excrétion urinaire de sodium et d'eau sont donc tous diminués chez ce patient en insuffisance cardiaque sévère. Cette insuffisance rénale fonctionnelle est toutefois réversible avec l'amélioration de la fonction cardiaque et le retour de l'hémodynamique rénale à la normale.

Application pratique 6-2

Pourquoi l'utilisation des antiinflammatoires non stéroïdiens (AINS) peut-elle entraîner une insuffisance rénale aiguë chez un patient âgé souffrant d'arthrite et d'insuffisance cardiaque congestive?

Normalement, l'équilibre entre les substances vasoconstrictrices et vasodilatatrices (**VC = VD**) maintient le débit sanguin rénal à l'intérieur de limites physiologiques.

Le patient âgé en **insuffisance cardiaque** a déjà une vasoconstriction rénale exagérée (**VC > VD**) par augmentation des substances vasoconstrictrices angiotensine II, norépinéphrine et arginine vasopressine. Cette vasoconstriction rénale est utile à l'organisme puisqu'en présence d'un débit cardiaque diminué elle permet de réduire le débit sanguin rénal et de maintenir intacte la perfusion des «organes nobles», le cerveau et le cœur.

Les **AINS** inhibent l'activité de la cyclooxygénase et diminuent ainsi la production des prostaglandines vasodilatatrices, aussi bien dans les articulations (où elles soulagent les signes de l'inflammation dont la douleur) que dans les reins. Le déséquilibre devient encore plus important (**VC > VD**) en faveur des substances vasoconstrictrices, ce qui produit une insuffisance rénale fonctionnelle, avec baisse du débit sanguin rénal et de la filtration glomérulaire. Cette insuffisance rénale aiguë est le plus souvent réversible avec l'arrêt des AINS, sauf en présence d'insuffisance rénale chronique sévère.

III. Mesure du débit sanguin rénal

Il n'est évidemment pas possible de mesurer directement le débit sanguin rénal, normalement entre 1 000 et 1 200 mL/min. Il faut donc utiliser des méthodes indirectes, énumérées dans le tableau 6-1, pour mesurer le débit sanguin rénal et en estimer la distribution à l'intérieur des reins.

Tableau 6-1
Mesure du débit sanguin rénal

Débit sanguin rénal
Clairance du PAH
Débitmètre électromagnétique
Microsphères radioactives
Dilution d'indicateurs
Distribution intrarénale du débit sanguin
Extraction du PAH
Disparition d'un gaz radioactif
Microsphères radioactives

A) Débit sanguin rénal total

1. **La clairance du para-amino hippurate (PAH)** permet d'estimer d'une façon simple et non invasive le débit plasmatique rénal cortical ou efficace. Le PAH est un anion organique exogène filtré par le glomérule et surtout sécrété activement par le segment S2 du tubule proximal. À de basses concentrations plasmatiques de 1 ou 2 mg/100 mL, environ 90 % du PAH est extrait lors d'un seul passage dans le cortex des reins humains. La fraction restante de 10 % reflète le débit sanguin irriguant les régions dépourvues de filtration et de sécrétion, comme la médullaire, le bassinet, la capsule et la graisse périrénale.

La clairance rénale du PAH estime donc le débit plasmatique rénal cortical. Le débit plasmatique rénal total est ce débit cortical divisé par le coefficient d'extraction du PAH, dont la valeur chez l'humain est voisine de 0,90. La division du débit plasmatique rénal par la fraction plasmatique du sang nous donne le débit sanguin rénal. La fraction plasmatique du sang est la différence entre 1,00 et l'hématocrite, cette fraction de globules rouges étant normalement autour de 0,45.

Par exemple, on peut observer les valeurs suivantes chez un individu dont la fonction rénale est normale :

1. une clairance du PAH de 600 mL/min ($U_{PAH}V/P_{PAH}$), qui équivaut au débit plasmatique rénal cortical à de basses concentrations plasmatiques de PAH ;

2. un coefficient d'extraction du PAH de 0,90 (($A_{PAH}-V_{PAH})/A_{PAH}$) ;

3. un débit plasmatique rénal total de 660 mL/min (600/0,90), soit la clairance du PAH divisée par le coefficient d'extraction du PAH ;

4. un débit sanguin rénal total de 1 200 mL/min (660/(1,00 − 0,45)), soit le débit plasmatique rénal total divisé par la fraction plasmatique du sang.

Dans ces calculs, V représente le débit urinaire, U_{PAH} est la concentration urinaire de PAH, P_{PAH} ou A_{PAH}, celle de PAH dans le plasma artériel, et V_{PAH}, celle dans le plasma du sang veineux rénal. La figure 6-5 illustre les diverses composantes d'un débit sanguin rénal de 1 200 mL/min.

2. **Autres méthodes.** On a mis au point plusieurs autres méthodes permettant d'estimer le débit sanguin rénal total au cours d'expériences physiologiques chez l'animal. On peut évaluer d'une façon continuelle et instantanée le débit sanguin rénal à l'aide d'un débitmètre électromagnétique placé sur l'artère

rénale. Plusieurs artéfacts résultant de la situation anatomique profonde de l'artère rénale limitent cependant la précision de cette technique. Quand on injecte dans le ventricule gauche ou dans l'aorte une suspension de microsphères radioactives d'un diamètre d'au moins 15 μm, ces microembolies demeurent emprisonnées dans la microcirculation glomérulaire. Leur captation permet d'estimer le débit sanguin rénal et sa distribution à l'intérieur des reins. On peut aussi employer la dilution d'indicateurs infusés dans l'artère rénale, diverses techniques d'imagerie, comme la tomographie avec ordinateur et la résonance magnétique, et la spectroscopie au laser Doppler.

Figure 6-5
Composantes du débit sanguin rénal (DPR, débit plasmatique rénal)

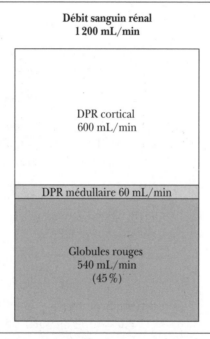

Débit sanguin rénal
1 200 mL/min

DPR cortical
600 mL/min

DPR médullaire 60 mL/min

Globules rouges
540 mL/min
(45 %)

B) Distribution intrarénale du débit sanguin

Diverses techniques évaluent la distribution du débit sanguin aux différentes régions des reins, mais avec une précision limitée.

1. Le *coefficient d'extraction du PAH*, autour de 90 %, reflète la fraction du débit sanguin rénal irriguant le cortex.

2. La *vitesse de disparition d'un gaz inerte radioactif,* tel que le krypton[85] ou le xénon[133], injecté rapidement dans l'artère rénale, permet d'obtenir, à partir d'une courbe de disparition multiexponentielle, quatre composantes linéaires reflétant le débit sanguin rénal perfusant le cortex, la médullaire externe, la médullaire interne et la graisse hilaire et périrénale.

3. L'injection d'une suspension de *microsphères radioactives* dans le ventricule gauche ou dans l'aorte permet aussi de caractériser la distribution du débit sanguin à l'intérieur des reins.

IV. Régulation de la circulation rénale

L'interaction d'une autorégulation intrinsèque et de facteurs extrinsèques hormonaux (substances vasoactives) et neurogènes (nerfs rénaux adrénergiques) contrôle la circulation rénale. La régulation du débit sanguin rénal dépend surtout de la résistance artériolaire au niveau des reins et non de la pression artérielle systémique, à moins que celle-ci ne soit très basse ou très élevée.

A) Principes généraux qui sous-tendent la régulation de la circulation

On observe la relation suivante entre le débit sanguin dans un organe, la différence de pression hydrostatique entre l'artère et la veine, et la résistance vasculaire au flot sanguin dans cet organe (tableau 6-2) :

$$\text{Débit} = \frac{\Delta \text{Pression}}{\text{Résistance}}$$

Lorsque le gradient de pression hydrostatique augmente ou diminue, le débit sanguin ou la résistance vasculaire dans cet organe doit varier dans la même direction que le changement de pression.

1. *En l'absence d'autorégulation,* le débit sanguin et le gradient de pression hydrostatique varient parallèlement, tandis que la résistance vasculaire demeure inchangée. L'absence d'autorégulation du débit sanguin rénal entraînerait cependant des conséquences néfastes. Avec une pression de perfusion augmentée dans l'artère rénale, toute hausse additionnelle du débit sanguin rénal, constituant déjà le cinquième du débit cardiaque, priverait d'un débit sanguin adéquat d'autres organes vitaux, tels que le cerveau et le cœur. Avec une basse pression dans

l'artère rénale, la chute du débit sanguin rénal et de la pression de filtration diminuerait la filtration glomérulaire et empêcherait ainsi les reins de réguler le volume et la composition des liquides corporels.

2. Au contraire, *avec l'autorégulation*, la résistance artériolaire varie dans la même direction que le gradient de pression hydrostatique, laissant inchangés le débit sanguin et le rapport Δpression/résistance. On observe ce phénomène d'auto-régulation dans les reins, mais aussi dans plusieurs autres organes, dont le cerveau, l'intestin et les muscles. La régulation de la circulation rénale se fait donc par des modifications de la résistance artériolaire résultant de la contraction ou de la relaxation du muscle lisse vasculaire, surtout dans les artérioles afférentes ou préglomérulaires.

Tableau 6-2

Principes qui sous-tendent la régulation de la circulation

$$\text{Débit} = \frac{\Delta \text{Pression}}{\text{Résistance}}$$

Sans autorégulation

$$\uparrow\text{Débit} = \frac{\uparrow\Delta \text{Pression}}{\text{Résistance}} \qquad \downarrow\text{Débit} = \frac{\downarrow\Delta \text{Pression}}{\text{Résistance}}$$

Avec autorégulation

$$\text{Débit} = \frac{\uparrow\Delta \text{Pression}}{\uparrow\text{Résistance}} \qquad \text{Débit} = \frac{\downarrow\Delta \text{Pression}}{\downarrow\text{Résistance}}$$

B) Autorégulation du débit sanguin rénal

Définition. La partie du haut de la figure 6-6 montre que la régulation intrinsèque ou autorégulation de la circulation rénale, qui persiste dans les reins isolés perfusés et dénervés, maintient relativement constant le débit sanguin rénal, malgré des variations importantes de la pression artérielle moyenne entre 80 et 180 mm Hg. L'autorégulation devient toutefois inefficace en dehors de ces limites. L'auto-régulation suppose aussi le maintien de la pression hydrostatique glomérulaire néces-saire à la filtration glomérulaire, parce que les changements de résistance vasculaire surviennent surtout dans les artérioles afférentes ou préglomérulaires (partie du bas de la figure 6-6).

Figure 6-6
**Autorégulation du débit sanguin rénal (DSR) et de la filtration glomérulaire (FG)
quand la pression moyenne dans l'artère rénale varie entre 80 et 180 mm Hg**

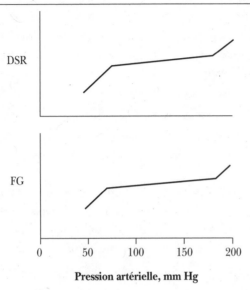

Nécessité. L'autorégulation de la circulation rénale est essentielle parce que la pression artérielle moyenne n'est pas gardée continuellement autour de 100 mm Hg mais peut varier considérablement. Sans ce mécanisme, tout changement de pression artérielle produirait des variations parallèles du débit sanguin rénal, de la filtration glomérulaire et de l'excrétion urinaire d'eau et d'électrolytes. En fait, l'autorégulation n'est pas parfaite, puisque le débit sanguin rénal et la filtration glomérulaire changent légèrement lorsque la pression artérielle moyenne varie entre 80 et 180 mm Hg. Mais les modifications sont beaucoup plus petites qu'elles le seraient en l'absence d'autorégulation.

Mécanismes. Deux mécanismes différents contribuent ensemble à l'auto-régulation par contraction ou relaxation du muscle lisse des artérioles afférentes : des facteurs myogènes intrinsèques aux artérioles rénales, plus rapides, et la rétroaction tubuloglomérulaire, plus lente.

1. Selon la théorie intrinsèque, ou *myogène*, proposée par Bayliss en 1902, une pression artérielle augmentée étire la paroi de l'artériole afférente et fait contracter de façon réflexe son muscle lisse afin de ramener son diamètre artériolaire vers la normale. Au contraire, une relaxation artériolaire accompagne une pression plus basse. Le monoxyde d'azote (NO) pourrait jouer un rôle dans cette réponse myogène. La papavérine et les bloqueurs des canaux calciques inhibent la contraction du muscle lisse et le mécanisme myogène. On observe le même réflexe myogène dans d'autres organes dont la circulation est autorégulée.

2. Avec le mécanisme plus complexe de la *rétroaction tubuloglomérulaire*, les cellules de la *macula densa* de l'appareil juxtaglomérulaire détectent l'arrivée augmentée de liquide tubulaire ou de chlorure de sodium. La rétroaction tubuloglomérulaire négative est probablement le principal mécanisme impliqué dans l'autorégulation du débit sanguin rénal et de la filtration glomérulaire. Avec ce mécanisme qui comprend la séquence d'événements présentés dans la figure 6-7, une variation du flot tubulaire au niveau de la *macula densa* change dans le sens contraire la filtration glomérulaire au niveau du même néphron.

Une pression hydrostatique plus élevée dans les capillaires glomérulaires et l'hyperfiltration de liquide et d'électrolytes qui en résulte augmentent leur débit dans le tubule proximal et l'anse de Henle et leur arrivée au niveau de la *macula densa*. La réabsorption accélérée de chlorure de sodium par le cotransporteur Na-K-2Cl dans la membrane luminale des cellules de la *macula densa* inhibe la production et la libération de rénine par l'appareil juxtaglomérulaire. Diverses hormones vasoactives produites localement, comme l'angiotensine II et l'adénosine, contractent le muscle lisse des artérioles afférentes adjacentes et augmentent ainsi la résistance préglomérulaire. La vasoconstriction préglomérulaire normalise alors le débit sanguin rénal et la filtration glomérulaire et corrige ainsi le changement initial ayant déclenché le mécanisme de rétroaction tubuloglomérulaire.

À l'inverse, une pression abaissée dans les capillaires glomérulaires stimule la production de rénine par l'appareil juxtaglomérulaire, vasodilate l'artériole afférente et normalise le débit sanguin rénal et la filtration glomérulaire.

Conséquences. Quand la pression artérielle systémique moyenne s'élève au-dessus de la valeur normale de 100 mm Hg (figure 6-8), la vasoconstriction plus importante des artérioles afférentes prévient la hausse de débit sanguin rénal, l'hypertension glomérulaire, à savoir la pression augmentée dans les capillaires glomérulaires, et l'hyperfiltration qui en résulte. Par contre, avec une pression artérielle plus basse, la vasodilatation des artérioles afférentes empêche la chute du débit sanguin rénal, l'hypotension glomérulaire et la baisse de la filtration glomérulaire. La pression hydrostatique dans les capillaires glomérulaires demeure donc autour de la valeur normale de 50 mm Hg, et la filtration glomérulaire, relativement inchangée, que la pression artérielle moyenne soit augmentée, normale (autour de 100 mm Hg) ou diminuée, tout en demeurant à l'intérieur de certaines limites physiologiques.

Figure 6-7

Rétroaction tubuloglomérulaire dans l'autorégulation du débit sanguin rénal (DSR) et de la filtration glomérulaire (FG)

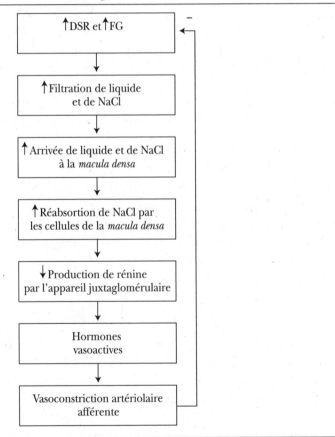

Figure 6-8
**Maintien du débit sanguin rénal, de la pression hydrostatique de 50 mm Hg
dans les capillaires glomérulaires et de la filtration glomérulaire
par vasoconstriction (si hypertension artérielle) ou vasodilatation
(si hypotension artérielle) des artérioles afférentes**

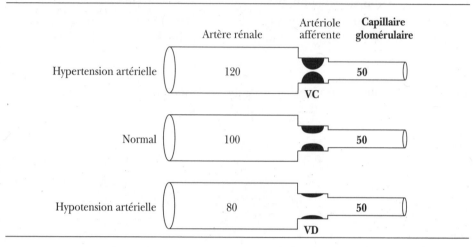

Habituellement, le mécanisme d'autorégulation garde presque constant le débit sanguin rénal et la filtration glomérulaire. Cependant, les substances vasoactives et la stimulation du système nerveux sympathique peuvent diminuer considérablement le débit sanguin rénal et la filtration glomérulaire durant le stress émotionnel et l'exercice épuisant et dans des états pathologiques comme l'hypovolémie, l'insuffisance cardiaque congestive et le syndrome hépatorénal. Cette baisse de l'apport sanguin aux reins peut alors s'avérer utile à l'organisme entier, par exemple en assurant une perfusion adéquate du cerveau et du cœur.

C) Rôle des substances vasoactives

Plusieurs agents vasoactifs agissent d'une façon variable sur les deux artérioles, mais souvent avec une prédominance sur les artérioles afférentes. Plusieurs de ces agents sont des substances paracrines libérées par les cellules endothéliales et agissant sur les cellules adjacentes du muscle lisse vasculaire.

Tableau 6-3
Substances vasoactives

Vasoconstrictrices
Angiotensine II
Arginine vasopressine
Endothélines
Épinéphrine, norépinéphrine
Thromboxane

Vasodilatatrices
Acétylcholine
Bradykinine
Dopamine
Monoxyde d'azote (NO)
Peptide en relation avec le gène de la calcitonine
Prostaglandines

1. Effets sur le débit sanguin rénal

Les agents *vasoconstricteurs* rénaux, tels que l'angiotensine II, l'arginine vasopressine, les endothélines, les catécholamines épinéphrine et norépinéphrine, et la thromboxane, contractent les muscles lisses des artérioles afférentes et efférentes et diminuent donc le débit sanguin rénal (tableau 6-3). À l'inverse, les composés *vasodilatateurs*, tels que l'acétylcholine, la bradykinine, la dopamine, le monoxyde d'azote (NO), le peptide en relation avec le gène de la calcitonine et les prostaglandines, dilatent les artérioles afférentes et efférentes et augmentent donc le débit sanguin rénal. Ces observations découlent de la relation connue entre le débit sanguin rénal, le gradient de pression hydrostatique entre l'artère et la veine rénales et la résistance vasculaire. L'équation suivante décrit cette relation :

$$\text{Débit sanguin rénal} = \frac{\Delta \text{Pression}}{\text{Résistance}}$$

Il y a normalement équilibre entre les substances vasoconstrictrices et vasodilatatrices afin de maintenir le débit sanguin rénal à l'intérieur de limites physiologiques (figure 6-9). Toutefois, dans certaines conditions cliniques, la rupture de cet équilibre en faveur de la vasoconstriction peut produire une insuffisance rénale aiguë (voir encadré 6-2).

Figure 6-9
Équilibre entre les substances vasoconstrictrices (VC) et vasodilatatrice (VD) au niveau rénal. La rupture de cet équilibre en faveur des substances vasoconstrictrices peut entraîner une insuffisance rénale aiguë

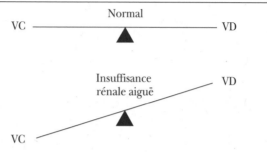

2. Effets sur la filtration glomérulaire.

Puisque les artérioles afférentes et efférentes peuvent se contracter indépendamment l'une de l'autre, le débit sanguin rénal et la filtration glomérulaire peuvent changer dans la même direction ou dans des directions opposées. La vasoconstriction ou la vasodilatation des artérioles afférentes ou préglomérulaires changent parallèlement le débit sanguin rénal et la filtration glomérulaire, la vasoconstriction les diminuant et la vasodilatation les augmentant (tableau 6-4). Par contre, la vasoconstriction ou la vasodilatation des artérioles efférentes ou postglomérulaires entraînent des changements divergents du débit sanguin rénal et de la filtration glomérulaire. La vasoconstriction des artérioles efférentes diminue le débit sanguin rénal mais élève la pression hydrostatique dans le capillaire glomérulaire et la filtration glomérulaire qui en dépend, tandis que la vasodilatation augmente le débit sanguin rénal et abaisse la filtration glomérulaire.

Tableau 6-4
Effets des changements de la résistance artériolaire sur le débit sanguin rénal (DSR) et sur la filtration glomérulaire (FG)

	DSR	FG
Artérioles afférentes (préglomérulaires)		
Vasoconstriction	↓	↓
Vasodilatation	↑	↑
Artérioles efférentes (postglomérulaires)		
Vasoconstriction	↓	↑
Vasodilatation	↑	↓

En fait, le changement de la résistance vasculaire ne se limite habituellement pas aux artérioles afférentes ou efférentes, mais survient simultanément dans les deux, avec une prédominance dans l'une des deux. Ainsi, une vasoconstriction diminue toujours le débit sanguin rénal, mais l'effet sur la filtration glomérulaire dépend de l'artériole où la vasoconstriction prédomine. La pression hydrostatique dans le capillaire glomérulaire et la filtration glomérulaire s'abaissent quand la vasoconstriction l'emporte dans les artérioles afférentes, tandis qu'elles augmentent si la résistance artériolaire efférente prévaut.

L'angiotensine II, par exemple, possède un plus grand effet vasoconstricteur sur les artérioles efférentes que sur les afférentes. La figure 6-10 illustre qu'une vaso-constriction postglomérulaire sélective augmente la pression hydrostatique dans les capillaires glomérulaires, tandis qu'une vasodilatation postglomérulaire la diminue.

Figure 6-10

Changements de la pression hydrostatique dans le capillaire glomérulaire produits par vasoconstriction (VC) ou vasodilatation (VD) de l'artériole afférente (préglomérulaire) ou efférente (postglomérulaire)

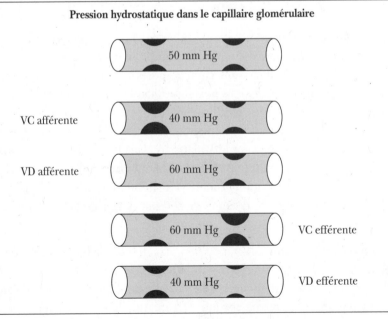

Pression hydrostatique dans le capillaire glomérulaire

50 mm Hg

VC afférente — 40 mm Hg

VD afférente — 60 mm Hg

60 mm Hg — VC efférente

40 mm Hg — VD efférente

D) Rôle de la stimulation adrénergique

Innervation adrénergique. Les nerfs adrénergiques postganglionnaires innervent les branches principales de l'artère rénale et les artérioles afférentes et efférentes. La norépinéphrine est le neurotransmetteur libéré par les neurones postganglionnaires et elle agit surtout sur les récepteurs alpha-1-adrénergiques dans les muscles lisses vasculaires. Le tubule proximal, la branche ascendante large de l'anse de Henle, l'appareil juxtaglomérulaire, le tubule distal et le tubule collecteur reçoivent aussi une innervation adrénergique. L'épinéphrine circulante, produite par la médullosur-rénale, active aussi ces récepteurs. La stimulation du récepteur adrénergique est suivie d'une cascade complexe d'événements intracellulaires comprenant la stimulation de la phospholipase C et la libération d'inositol triphosphate et de calcium.

Normalement, l'activité de base du système nerveux sympathique est trop petite pour influer sur l'hémodynamique rénale. La dénervation rénale chirurgicale ou le blocage pharmacologique du sympathique n'affectent donc pas la circulation rénale.

Même si les reins possèdent des récepteurs cholinergiques et une innervation parasympathique venant du nerf vague, on n'a pas démontré leur effet sur la circu-lation rénale.

Stimulation adrénergique. La stimulation des fibres sympathiques ou l'adminis-tration intraveineuse de catécholamines entraînent une vasoconstriction intense des artérioles afférentes et efférentes, une chute importante du débit sanguin rénal et une redistribution de celui-ci des régions plus superficielles vers les zones plus profondes des reins. La filtration glomérulaire diminue également si la vasoconstriction affecte davantage les artérioles afférentes. Cependant, la baisse de la filtration glomérulaire est moindre que celle du débit sanguin rénal, parce que la vasoconstriction simultanée des artérioles efférentes augmente la pression hydrostatique dans les capillaires glomérulaires et la filtration glomérulaire. La stimulation adrénergique augmente aussi la réabsorption tubulaire d'eau et de sodium et la sécrétion de rénine par les cellules granulaires de l'appareil juxtaglomérulaire.

Des situations stressantes, comme l'hémorragie et l'exercice violent (voir enca-dré 6-3) activent le système nerveux sympathique. Durant l'hypotension hémorra-gique, la stimulation adrénergique résulte de celle des barorécepteurs artériels dans les sinus carotidiens et la crosse aortique. La manipulation du pédicule rénal peut réduire le débit sanguin rénal à des valeurs aussi basses que 10 % de la normale.

Application pratique 6-3

Qu'arrive-t-il à la circulation rénale durant un exercice violent ?

Durant un exercice violent, il y a stimulation très importante du système nerveux sympathique, laquelle augmente de façon marquée le débit cardiaque. Toutefois, parce que les muscles requièrent un débit sanguin considérable, une vasoconstriction artériolaire diminue le débit sanguin vers certains organes, comme les reins et le tube digestif, qui deviennent moins importants durant l'exercice. On observe donc une chute importante du débit sanguin rénal et une baisse moindre de la filtration glomérulaire.

Enfin, la vasoconstriction rénale peut résulter de la stimulation par les émotions du système nerveux central, surtout dans la région de l'hypothalamus.

Références

Cupples, W.A., Braam, B. : Assessment of renal autoregulation. American Journal of Physiology 292 : F1105-F1123, 2007.

Gong, R., Dworkin, L.D., Brenner, B.M. *et al.* : The renal circulations and glomerular ultrafiltration, chapitre 3 dans Brenner, B.M., The Kidney, 8ᵉ édition, Philadelphie, Saunders Elsevier, 2008.

Johns, E.J., Kopp, U.C. : Neural control of renal function, chapitre 33 dans Alpern, R.J., Hebert, S.C., The Kidney : Physiology and Pathophysiology, 4ᵉ édition, Amsterdam, Academic Press Elsevier, 2008.

Loutzenhiser, R., Griffin, K., Williamson, G., *et al.* : Renal autoregulation : new perspectives regarding the protective and regulatory roles of the underlying mechanisms. American Journal of Physiology 290 : R1153-R1167, 2006.

Mattson, D.L. : Importance of the renal medullary circulation in the control of sodium excretion and blood pressure. American Journal of Physiology 284 : R13-R27, 2003.

Pallone, T.L., Cao, C. : Renal cortical and medullary microcirculations, chapitre 23 dans Alpern, R.J., Hebert, S.C., The Kidney : Physiology and Pathophysiology, 4ᵉ édition, Amsterdam, Academic Press Elsevier, 2008.

Pallone, T.L., Zhang, Z., Rhinehart, K. : Physiology of the renal medullary microcirculation. American Journal of Physiology 284 : F253-F266, 2003.

Schnermann, J.: The juxtaglomerular apparatus: From anatomical peculiarity to physiological relevance. Journal of the American Society of Nephrology 14: 1681-1694, 2003.

Schnermann, J., Briggs, J.P.: Function of the juxtaglomerular apparatus: control of glomerular hemodynamics and renin secretion, chapitre 22 dans Alpern, R.J., Hebert, S.C., The Kidney: Physiology and Pathophysiology, 4e édition, Amsterdam, Academic Press Elsevier, 2008.

Schnermann, J., Levine, D.Z.: Paracrine factors in tubuloglomerular feedback: Adenosine, ATP, and nitric oxide. Annual Review of Physiology 65: 501-529, 2003.

CHAPITRE 7

FILTRATION GLOMÉRULAIRE

I. Nature de la barrière glomérulaire

A) Couches

Le liquide filtré de la lumière des capillaires glomérulaires vers l'espace urinaire de Bowman traverse, en allant du dedans au dehors, les trois couches de la barrière glomérulaire de filtration présentées schématiquement dans la figure 7-1.

1. De très nombreuses fenestrations sont présentes dans l'*endothélium* tapissant la lumière des capillaires glomérulaires.

2. La *membrane basale glomérulaire* est une structure acellulaire d'environ 200 nm d'épaisseur et elle est formée surtout de collagène et d'autres glycoprotéines chargées négativement. Elle est composée de trois couches, la *lamina rara interna*, mince et fusionnée avec l'endothélium, la *lamina densa*, une couche centrale dense aux électrons, et la *lamina rara externa*, mince et fusionnée avec l'épithélium.

3. Les fentes, ou pores, d'environ 40 nm de largeur sont situées entre les prolongements cytoplasmiques en forme de pied, qu'on appelle les pédicelles, des podocytes. Les podocytes sont attachés à la région externe de la membrane basale glomérulaire et constituent l'*épithélium* ou la couche viscérale de la capsule de Bowman.

Figure 7-1
Représentation schématique des trois couches de la barrière glomérulaire (MBG, membrane basale glomérulaire)

Lumière capillaire

1. Endothélium — Lamina rara interna
2. MBG — Lamina densa
3. Épithélium — Lamina rara externa

Espace de Bowman

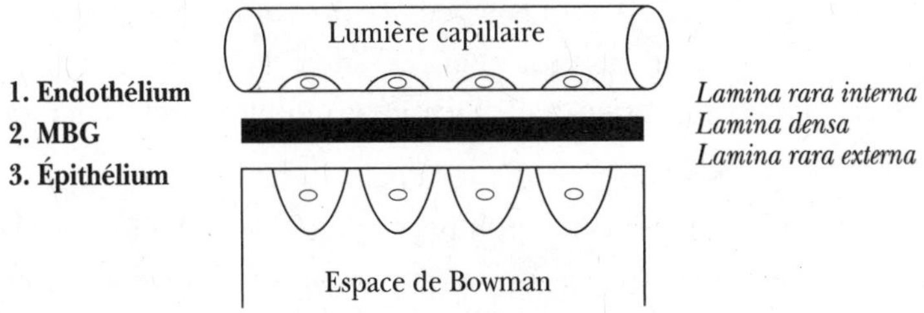

B) Facteurs de perméabilité

La taille, la charge électrique et la forme des molécules sont les trois caractéristiques qui contribuent à leur *perméabilité sélective* à travers la membrane basale glomérulaire.

1. La barrière glomérulaire laisse passer les petites molécules de faible poids moléculaire, comme l'urée, la créatinine et l'inuline, mais non les molécules plus volumineuses, comme l'albumine (poids moléculaire autour de 70000) et les globulines.

2. Pour un même poids moléculaire, les macromolécules polyanioniques de dextran, avec leurs charges négatives, traversent moins facilement la membrane basale glomérulaire, parce que les nombreux sites anioniques des glycoprotéines de la membrane les repoussent. L'albumine, avec ses nombreuses charges électriques négatives, traverse difficilement la barrière glomérulaire chargée négativement. À l'inverse, les dextrans polycationiques, avec leurs charges positives, traversent plus facilement cette membrane basale glomérulaire chargée négativement.

3. Enfin, la configuration des molécules influe sur leur déformabilité, un facteur susceptible de faciliter leur perméabilité glomérulaire et leur filtration.

II. Composition du filtrat glomérulaire

Le filtrat glomérulaire dans l'espace urinaire de Bowman est simplement un ultrafiltrat du sang sans ses éléments figurés, comme les globules rouges, les globules blancs et les plaquettes sanguines, et sans ses grosses molécules, telles les protéines plasmatiques (figure 7-2). Le volume trop considérable de ces cellules et de ces macromolécules les empêche de traverser la barrière glomérulaire, et elles demeurent dans la lumière des capillaires glomérulaires. Le filtrat glomérulaire dépourvu de protéines contient donc l'eau du plasma et ses constituants non protéiques. Bien sûr, les substances liées aux protéines plasmatiques ne traversent pas la barrière glomérulaire, par exemple les acides gras et 45 % du calcium plasmatique qui sont liés à l'albumine. Le filtrat glomérulaire ne contient donc pas d'acides gras, et sa concentration de calcium n'équivaut qu'à 55 % de celle du plasma. De même, les reins ne filtrent pas les hormones stéroïdiennes et de nombreux médicaments liés aux protéines plasmatiques.

Wearn et Richards ont été les premiers, en 1924, à démontrer la filtration glomérulaire dans des expériences de microponction faites chez des amphibiens.

Ils ont alors observé que les concentrations des petits solutés diffusibles dans l'ultra-filtrat glomérulaire étaient presque identiques à celles du plasma. L'absence de protéines plasmatiques dans l'ultrafiltrat glomérulaire augmente toutefois de 7 % la concentration de tous les solutés filtrés, quand on la compare à celle du plasma dans les capillaires glomérulaires. De plus, l'équilibre de Gibbs-Donnan diminue par un facteur approximatif de 0,95 la concentration des cations dans l'ultrafiltrat glomérulaire et augmente celle des anions par un facteur de 1,05.

Figure 7-2

Le filtrat glomérulaire est un ultrafiltrat du sang sans les globules rouges (GR), les globules blancs (GB) et les plaquettes sanguines (PS) et sans les protéines plasmatiques qui demeurent dans la lumière capillaire.

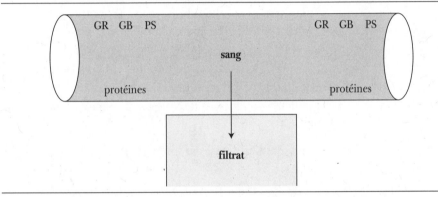

III. Grandeur de la filtration glomérulaire

Chaque jour, 180 L de filtrat traversent la barrière glomérulaire, soit près de 400 lb ou plus de deux fois et demie le poids corporel d'un individu de 70 kg. Les quantités filtrées sont donc énormes :

- 180 L d'eau, soit le volume de la filtration glomérulaire ;

- environ 25 000 mEqNa, à savoir le produit de la concentration plasmatique de 140 mEq/L par le volume de 180 L ;

- approximativement 19 000 mEqCl, soit le produit de la concentration plasmatique de 105 mEq/L par la filtration de 180 L ;

- autour de 700 mEqK, c'est-à-dire le produit de la concentration plasmatique de 4 mEq/L par le débit de 180 L.

Les quantités filtrées chaque jour d'eau, de sodium et de chlore sont donc beaucoup plus grandes que les quantités présentes dans les liquides corporels. Ainsi, la quantité d'eau filtrée dépasse quatre fois le volume d'eau corporelle totale. Les quantités filtrées d'eau, de chlorure de sodium et de potassium sont plus de 10 fois celles contenues dans le compartiment extracellulaire. En fait, les reins filtrent tout le plasma plus de 50 fois par jour. Il n'est pas étonnant qu'on filtre et réabsorbe autant de liquide et de solutés, puisque le rôle primordial des reins est de maintenir stables le volume, la tonicité et la composition du plasma et des autres liquides corporels.

IV. Facteurs à l'œuvre dans la filtration glomérulaire

L'ultrafiltration glomérulaire est un processus *passif* qui dépend des trois mêmes facteurs qui contrôlent le mouvement de liquide à travers les autres membranes capillaires de l'organisme : la perméabilité de la membrane, le gradient de pression hydrostatique (ΔP) favorisant la filtration, et le gradient de pression oncotique ($\Delta \pi$) s'opposant à la filtration. Le taux de filtration de liquide à travers la membrane glomérulaire est égal au produit du coefficient d'ultrafiltration glomérulaire (Kf) et de la différence entre les gradients de pression hydrostatique et oncotique. Ce taux s'exprime par l'équation suivante :

$$\text{Filtration glomérulaire} = Kf \, (\Delta P - \Delta \pi).$$

A) Perméabilité de la membrane glomérulaire

La très grande perméabilité de la membrane glomérulaire est environ 100 fois supérieure à la valeur observée dans les réseaux capillaires des autres tissus. La membrane basale glomérulaire a une surface voisine de 1 m^2 et aurait des pores ou fenêtres d'un diamètre approximatif de 100 nm. Le coefficient d'ultrafiltration glomérulaire (Kf) est égal au produit de la perméabilité de la paroi capillaire et de la surface de filtration. Plusieurs hormones et substances vasoactives peuvent modifier considérablement ce coefficient. Par exemple, l'angiotensine II contracte les myofilaments des cellules mésangiales glomérulaires et réduit le Kf et la surface de filtration.

B) Gradient de pression hydrostatique

Le gradient transcapillaire de 35 mm Hg de pression hydraulique ou hydrostatique équivaut à la différence entre la pression de 45 à 50 mm Hg dans le capillaire glomérulaire et celle de 10 à 15 mm Hg dans l'espace urinaire de Bowman et le tubule proximal superficiel (voir encadré 7-1). On mesure ces pressions chez le rat Munich-Wistar, dont les glomérules de surface sont facilement accessibles à la microponction. Il faut souligner que la pression hydrostatique dans les capillaires glomérulaires est plus élevée que dans toute autre microcirculation parce que ces capillaires sont placés entre deux vaisseaux de résistance, les artérioles afférentes, ou préglomérulaires, et les artérioles efférentes, ou postglomérulaires. En effet, la filtration glomérulaire nécessite cette pression hydrostatique plus élevée dans les capillaires glomérulaires que dans les capillaires du reste de l'organisme (voir encadré 7-2).

Application pratique 7-1

Comment une obstruction importante des voies urinaires, qu'elle soit aiguë ou chronique, peut-elle entraîner une insuffisance rénale, c'est-à-dire une baisse de la filtration glomérulaire?

L'obstruction des voies urinaires élève la pression hydrostatique dans les voies urinaires, la lumière tubulaire et l'espace de Bowman, ce qui réduit le gradient de pression hydrostatique entre la lumière du capillaire glomérulaire et l'espace urinaire de Bowman. La baisse de la pression d'ultrafiltration qui en résulte diminue la filtration glomérulaire.

C) Gradient de pression oncotique

Le gradient transcapillaire de pression oncotique est simplement la pression oncotique ou osmotique colloïde à l'intérieur des capillaires glomérulaires, puisque normalement la concentration minime de protéines dans l'ultrafiltrat glomérulaire ne génère pas de pression oncotique dans l'espace urinaire de Bowman. La pression oncotique de 20 mm Hg du côté afférent des capillaires glomérulaires dépend de la concentration des protéines plasmatiques. Toutefois, la filtration d'un liquide sans protéines augmente progressivement la concentration de protéines et la pression oncotique du plasma demeurant dans les capillaires glomérulaires. La pression oncotique de 35 mm Hg du côté efférent des capillaires glomérulaires est égale au gradient de pression hydrostatique, ce qui fait cesser toute filtration glomérulaire.

Pression d'ultrafiltration

La figure 7-3 illustre la pression nette d'ultrafiltration, à savoir la différence entre le gradient transcapillaire de pression hydrostatique, favorisant la filtration glomérulaire, et le gradient de pression oncotique, retenant le liquide dans les capillaires

↑ après filtration pas grandes molécules est + GB protéines et GR restent

glomérulaires. La pression d'ultrafiltration de 15 mm Hg du côté afférent des capillaires glomérulaires diminue progressivement le long des capillaires et disparaît du côté efférent quand le gradient de pression oncotique devient égal au gradient de pression hydrostatique. Il faut souligner que la chute de la pression nette d'ultra-filtration provient de la hausse de la pression oncotique plasmatique et non d'une diminution de la pression hydrostatique à l'intérieur des capillaires glomérulaires.

Figure 7-3
**Gradients de pression impliqués dans la filtration glomérulaire.
(Les chiffres présentés sont en mm Hg.)**

Côté afférent	Capillaire glomérulaire	Côté efférent
35	Δ Pression hydrostatique	35
20	Δ Pression oncotique	35
15	Pression d'ultrafiltration	0

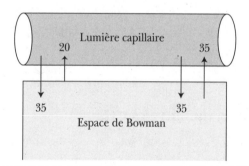

Application pratique 7-2

Quelle est la cause la plus fréquente d'insuffisance rénale aiguë, c'est-à-dire une baisse marquée et subite de la filtration glomérulaire?

L'insuffisance rénale aiguë résulte le plus souvent d'une chute de la pression hydrosta-tique dans les capillaires glomérulaires. Il est facile de comprendre qu'avec une pression systémique de 40 mm Hg dans l'aorte, on ne peut jamais avoir une pression hydro-statique normale à 50 mm Hg dans les capillaires glomérulaires. Donc, une **chute de la tension artérielle**, même moins marquée, peut rapidement entraîner une insuffisance rénale aiguë, ce qui est le cas pour de nombreux patients aux soins intensifs médicaux et chirurgicaux.

V. Régulation de la filtration glomérulaire

A) Résistance vasculaire préglomérulaire et postglomérulaire

La régulation de la filtration glomérulaire se fait surtout par les changements de la pression hydrostatique dans les capillaires glomérulaires. Les principaux sites de résistance préglomérulaire et postglomérulaire sont respectivement les artérioles afférentes et efférentes. La vasoconstriction des artérioles afférentes et la vasodilatation des artérioles efférentes diminuent la pression hydrostatique dans les capillaires glomérulaires (figure 6-10), la pression de filtration et la filtration glomérulaire. Au contraire, la vasodilatation des artérioles afférentes et la vasoconstriction des artérioles efférentes augmentent les trois paramètres.

B) Autorégulation de la filtration glomérulaire

L'autorégulation ne régule pas seulement le débit sanguin rénal, mais aussi la filtration glomérulaire, les deux fonctions demeurant constantes malgré des variations importantes de la pression artérielle systémique et de la pression de perfusion rénale. Les facteurs myogènes intrinsèques aux artérioles rénales et la rétroaction tubulo-glomérulaire contribuent à l'autorégulation de la filtration glomérulaire.

Avec le mécanisme de rétroaction tubuloglomérulaire, une hyperfiltration et l'apport augmenté de liquide à la *macula densa* réduisent la filtration glomérulaire par néphron selon la séquence d'événements déjà décrite dans le chapitre précédent sur la circulation rénale. À l'inverse, une chute de la pression hydrostatique glomérulaire vasodilate les artérioles afférentes, ce qui augmente cette pression et la filtration glomérulaire par néphron vers des valeurs normales.

C) Hormones et substances vasoactives

La contraction ou la relaxation des cellules musculaires lisses vasculaires dépend du contrôle direct du système nerveux sympathique et de la libération de plusieurs substances vasoconstrictrices ou vasodilatatrices synthétisées par les glomérules. La contraction ou la dilatation des artérioles afférentes et efférentes qui en résulte influence le débit sanguin rénal et la pression hydrostatique dans les capillaires glomérulaires. De plus, plusieurs substances vasoactives, dont l'angiotensine II, la vasopressine et l'endothéline, diminuent la surface de filtration et le coefficient d'ultrafiltration en agissant sur les protéines contractiles dans le cytoplasme des cellules glomérulaires mésangiales et épithéliales. Au contraire, le monoxyde d'azote (NO), le peptide natriurétique auriculaire, les prostaglandines et l'AMP cyclique atténuent la contraction des cellules mésangiales.

1. Substances vasoconstrictrices. Les substances vasoconstrictrices diminuent le débit sanguin rénal. Elles comprennent des peptides tels que l'angiotensine II, les endothélines (ET-1, ET-2 et ET-3), le facteur de croissance épidermique et l'arginine vasopressine, qui est l'hormone antidiurétique, la norépinéphrine, qui est un dérivé d'un acide aminé, et deux composés lipidiques, les leucotriènes (LTC_4 et LTD_4) et le facteur activant les plaquettes.

L'angiotensine II joue un rôle important dans la régulation de la filtration glomérulaire. Parce que l'angiotensine II contracte davantage les artérioles efférentes que les afférentes, elle élève la pression hydrostatique dans les capillaires glomérulaires et la filtration glomérulaire (panneau du haut de la figure 7-4) (voir encadré 7-3).

post-glomérulaire

Application pratique 7-3

Comment les IECA (inhibiteurs de l'enzyme de conversion de l'angiotensine) et les ARA (antagonistes des récepteurs de l'angiotensine II), deux familles de médicaments très utilisés dans le traitement de l'hypertension artérielle et de l'insuffisance cardiaque, peuvent-ils diminuer la filtration glomérulaire et, dans certaines conditions, entraîner une insuffisance rénale aiguë ?

L'excès d'angiotensine II au niveau des reins produit une vasoconstriction des artérioles afférentes et, de façon encore plus marquée, des artérioles efférentes ou postglomérulaires, ce qui augmente la pression hydrostatique dans les capillaires glomérulaires (partie du haut de la figure 7-4). Un médicament diminuant la production (IECA) ou l'effet (ARA) de l'angiotensine II entraîne une **vasodilatation postglomérulaire** qui diminue la pression hydrostatique dans les capillaires glomérulaires (partie du bas de la figure 7-4). Cette baisse de la pression hydrostatique et de la filtration glomérulaire est petite et sans inconvénient pour le patient.

Toutefois, l'ajout d'une **vasoconstriction préglomérulaire** par déshydratation (vomissements, diarrhées, diurétiques) ou par sténose des artères rénales diminue encore plus la pression hydrostatique dans les capillaires glomérulaires et la filtration glomérulaire, ce qui entraîne une insuffisance rénale aiguë.

Figure 7-4

Effet de la vasoconstriction (VC) de l'angiotensine II (A II) (dans la partie du haut) et de la vasodilatation (VD) résultant de l'inhibition de l'angiotensin II (dans la partie du bas) sur la pression hydrostatique dans le capillaire glomérulaire et sur la filtration glomérulaire (IECA, inhibiteurs de l'enzyme de conversion de l'angiostensine II, ARA, antagonistes des récepteurs de l'angiotensine II)

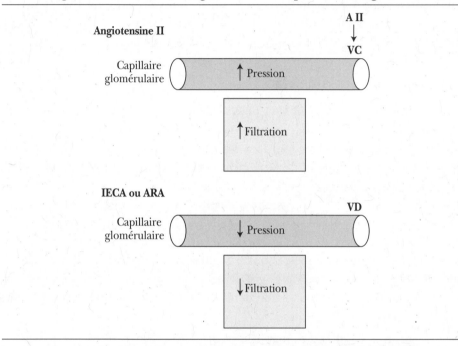

Les endothélines, les leucotriènes et la norépinéphrine sont d'autres agents vasoactifs contractant surtout les artérioles efférentes. Toutefois, la filtration glomérulaire varie peu, parce que la hausse du gradient de pression hydrostatique est contrebalancée par une baisse comparable du coefficient d'ultrafiltration.

2. Substances vasodilatatrices. L'acétylcholine, la bradykinine, l'AMP cyclique, les glucocorticoïdes, l'histamine, le NO, le peptide en relation avec le gène de la calcitonine et les prostaglandines augmentent le débit sanguin rénal. Plusieurs vasoconstricteurs, tels que l'angiotensine II, l'arginine vasopressine, les endothélines, la norépinéphrine et le facteur activant les plaquettes accélèrent la production des prostaglandines vasodilatatrices. Les prostaglandines atténuent la hausse de la résistance artériolaire par les vasoconstricteurs et fournissent donc un mécanisme de rétroaction régulant le tonus artériolaire.

3. Autres substances. Le peptide natriurétique auriculaire (ANP) augmente la pression hydrostatique dans les capillaires glomérulaires et la filtration glomérulaire par vasodilatation préglomérulaire et vasoconstriction postglomérulaire. Le glucagon élève aussi la filtration glomérulaire et le débit sanguin rénal. Par contre, la parathormone (PTH) diminue la filtration glomérulaire en réduisant considérablement le coefficient d'ultrafiltration. L'adénosine abaisse la pression hydrostatique dans les capillaires glomérulaires et la filtration glomérulaire, résultat d'une vasoconstriction des artérioles afférentes et d'une vasodilatation des artérioles efférentes.

VI. Fraction de filtration

Tout le plasma amené aux reins ne peut évidemment pas être filtré à travers la membrane glomérulaire dans l'espace urinaire de Bowman. En effet, une filtration aussi complète laisserait derrière, dans les capillaires glomérulaires, une masse solide de cellules sanguines et de protéines plasmatiques qui ne pourrait plus progresser dans les artérioles efférentes. En fait, la filtration cesse quand le gradient de pression oncotique devient égal au gradient de pression hydrostatique dans la partie efférente des capillaires glomérulaires. N'est donc filtré que le cinquième du volume plasmatique entrant dans les capillaires glomérulaires. La figure 7-5 montre que les quatre cinquièmes qui ne sont pas filtrés progressent dans la circulation postglomérulaire, soit les artérioles efférentes et les capillaires péritubulaires. La fraction de filtration est le rapport du débit de filtration glomérulaire sur le débit plasmatique rénal.

$$\text{Fraction de filtration} = \frac{\text{filtration glomérulaire}}{\text{débit plasmatique rénal}}$$

$$= \frac{125 \text{ mL/min}}{625 \text{ mL/min}}$$

$$= 20\%$$

La fraction de filtration augmente lorsqu'une vasoconstriction prédominante des artérioles efférentes diminue moins la filtration glomérulaire que le débit plasmatique rénal. On observe ce phénomène, par exemple, dans l'insuffisance cardiaque congestive sévère, qui augmente la production intrarénale de substances vasoconstrictrices, comme l'angiotensine II et la norépinéphrine.

Figure 7-5

**Fraction de filtration : le rapport du volume filtré (125 mL/min)
sur le débit plasmatique rénal (625 mL/min), c'est-à-dire 20 %**

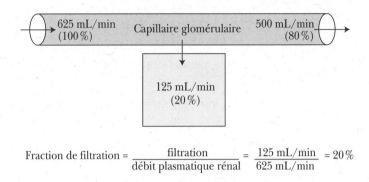

$$\text{Fraction de filtration} = \frac{\text{filtration}}{\text{débit plasmatique rénal}} = \frac{125 \text{ mL/min}}{625 \text{ mL/min}} = 20\%$$

VII. Mesure du débit de filtration glomérulaire

Parce qu'on ne peut évidemment pas mesurer directement la filtration glomérulaire, il faut la déterminer indirectement en employant une substance avec les cinq caractéristiques suivantes :

1. elle n'est pas liée aux protéines plasmatiques et est filtrée librement à travers la membrane glomérulaire ;

2. elle n'est ni réabsorbée ni sécrétée par les tubules rénaux ;

3. elle n'est ni métabolisée, ni synthétisée, ni emmagasinée par les cellules tubulaires rénales ;

4. elle ne modifie pas la filtration glomérulaire ;

5. elle n'est pas toxique.

Diverses substances réunissent ces critères et permettent de mesurer la filtration glomérulaire : l'inuline, la créatinine et des substances, comme l'iothalamate de sodium, marquées avec des isotopes.

La figure 7-6 montre que la quantité d'inuline filtrée par les glomérules, soit le produit de sa concentration plasmatique ($P_{inuline}$) et de la filtration glomérulaire, est égale à son excrétion urinaire, soit le produit de sa concentration urinaire ($U_{inuline}$) et du volume urinaire (V). On a donc l'équation suivante :

Concentration plasmatique $\times$ filtration glomérulaire
= concentration urinaire $\times$ volume urinaire.

Si on réarrange l'équation, on obtient la relation suivante :

Filtration glomérulaire
ou clairance de l'inuline
$$= \frac{\text{concentration urinaire } X \text{ volume urinaire}}{\text{concentration plasmatique}}$$

$$= \frac{U_{inuline} \, V}{P_{inuline}}$$

Figure 7-6
Mesure de la filtration glomérulaire (FG)
Quand la quantité filtrée d'une substance, comme l'inuline,
égale son excrétion urinaire, sa clairance mesure la filtration glomérulaire

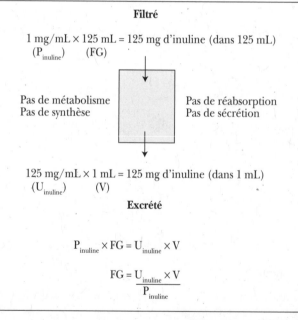

Filtré

1 mg/mL $\times$ 125 mL = 125 mg d'inuline (dans 125 mL)
   ($P_{inuline}$)   (FG)

Pas de métabolisme   Pas de réabsorption
Pas de synthèse   Pas de sécrétion

125 mg/mL $\times$ 1 mL = 125 mg d'inuline (dans 1 mL)
   ($U_{inuline}$)   (V)
Excrété

$$P_{inuline} \times FG = U_{inuline} \times V$$

$$FG = \frac{U_{inuline} \times V}{P_{inuline}}$$

A) Clairance de l'inuline

La clairance de l'inuline, une substance exogène non produite dans l'organisme, permet la mesure la plus précise du débit de filtration glomérulaire parce que l'inuline n'est pas réabsorbée, ni sécrétée, ni métabolisée, ni produite par les tubules rénaux. Toutefois, on n'utilise que très rarement en clinique ce polymère du fructose, avec son poids moléculaire autour de 5 200, parce que son administration nécessite une infusion intraveineuse prolongée afin de maintenir une concentration plasmatique constante.

La valeur normale, qui varie toutefois en fonction de la taille corporelle, est autour de 180 L/j, 125 mL/min ou un peu plus de 2 mL/s. La filtration glomérulaire dans chacun des 2 millions de néphrons des reins, la filtration glomérulaire par néphron, est donc voisine de 65 nL/minute. La filtration glomérulaire des néphrons profonds juxtamédullaires dépasse cependant celle des néphrons corticaux plus superficiels.

B) Clairance de la créatinine endogène

La créatinine est la substance la plus fréquemment employée en clinique pour mesurer la filtration glomérulaire (figure 7-7). Parce que la créatinine est une substance endogène produite par le métabolisme de la créatine dans les muscles surtout squelettiques, la mesure de sa clairance ne nécessite pas de perfusion intra-veineuse, comme le requiert la mesure de la clairance de l'inuline. Puisque la quantité de créatinine produite est fonction de la masse musculaire squelettique, la production musculaire et l'excrétion urinaire de créatinine varient très peu d'une journée à l'autre chez le même individu.

Figure 7-7
**La concentration plasmatique de créatinine dépend de sa production musculaire
et de son excrétion rénale par filtration (et un peu de sécrétion)**

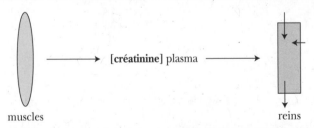

muscles   [créatinine] plasma   reins

À cause de la légère sécrétion de créatinine par le tubule proximal, la clairance de la créatinine n'est pas parfaitement précise pour évaluer la filtration glomérulaire des patients, mais pratiquement demeure très satisfaisante. En effet, la hausse modeste de la concentration mesurée de créatinine dans le plasma résultant de la présence de chromogènes qui ne sont pas de la créatinine neutralise les effets de la légère sécrétion proximale de créatinine. Toutefois, avec une insuffisance rénale importante, la clairance de la créatinine dépasse de 50 % la filtration glomérulaire, à cause de la hausse marquée de la concentration plasmatique de créatinine et de sa sécrétion tubulaire.

Par exemple, on peut observer les valeurs suivantes chez un individu ayant une fonction rénale normale :

- une concentration de créatinine dans l'urine (U_{cr}) de 125 mg/mL ;

- un volume urinaire (V) de 1 mL/min ;

- une concentration plasmatique de créatinine (P_{cr}) de 1,0 mg/mL.

Si on applique l'équation filtration glomérulaire = $(U_{cr} \times V)/P_{cr}$, le volume estimé de plasma filtré chaque minute par les glomérules est (125 mg/mL $\times$ 1 mL/min) divisé par 1,0 mg/mL ou 125 mL/min (voir encadré 7-4).

Application pratique 7-4

On soupçonne une insuffisance rénale aiguë chez un patient dont le débit urinaire est très diminué. Comment la concentration urinaire de créatinine peut-elle nous aider ?

Cette valeur nous permet de calculer le rapport U/P créatinine, c'est-à-dire la concentration urinaire de créatinine sur sa concentration plasmatique. Le rapport U/P créatinine est la formule UV/P de la clairance de la créatinine, amputée de l'item volume (V). Il reflète donc la filtration glomérulaire ou la fonction rénale du patient. Une valeur basse à 5 ou 10 signifie une insuffisance rénale aiguë sévère, tandis qu'une valeur plus élevée de 50 à 100 reflète simplement une baisse marquée du débit urinaire par contraction volémique. Celle-ci se corrige rapidement par une réhydratation adéquate du patient.

C) Concentration plasmatique de créatinine

Une baisse de la filtration glomérulaire, le paramètre qui reflète le mieux la fonction rénale, peut être la seule manifestation des maladies rénales, puisque celles-ci sont souvent complètement asymptomatiques. Dans un état d'équilibre, c'est-à-dire en l'absence de variations significatives de la concentration plasmatique de créatinine, celle-ci permet d'estimer assez précisément la filtration glomérulaire d'un patient sans aucune collection urinaire encombrante. En clinique, on emploie donc cette méthode simple beaucoup plus souvent que la clairance rénale nécessitant une collection urinaire. Considérons maintenant deux patients chez qui on évalue la filtration glomérulaire simplement à partir de leur concentration plasmatique de créatinine. La créatinine plasmatique et l'âge du patient sont les deux facteurs importants.

1. **Créatinine plasmatique.** Le premier patient, de 20 ans, a une concentration plasmatique stable de créatinine, d'une journée à l'autre, de 270 µmol/L soit trois fois la valeur normale autour de 90 µmol/L. La concentration augmentée de créatinine plasmatique reflète une filtration glomérulaire abaissée au tiers de sa valeur normale. En effet, le produit de la créatinine plasmatique et de la filtration glomérulaire (ou de la clairance de la créatinine) égale l'excrétion urinaire constante de créatinine, soit $U_{créatinine}V$, ou le produit de la concentration urinaire de créatinine et du volume urinaire. Le tableau 7-1 et la figure 7-8 montrent la relation inverse entre la filtration glomérulaire et la concentration plasmatique de créatinine. Toutefois, il est évident, à l'examen de cette figure, qu'une hausse significative de la créatinine plasmatique (environ deux fois la valeur normale) requiert une chute importante de la filtration glomérulaire (autour de 50 %).

Tableau 7-1
Signification d'une concentration plasmatique stable de créatinine

Créatinine plasmatique	×	filtration glomérulaire (clairance de la créatinine)	=	$U_{créatinine}V$ (constante)
90 µmol/L (x)		1		1
180 µmol/L (2x)		1/2		1
270 µmol/L (3x)		1/3		1
450 µmol/L (5x)		1/5		1
900 µmol/L (10x)		1/10		1

Il faut souligner qu'en l'absence de fonte musculaire, un patient présentant une insuffisance rénale chronique stable produit et excrète la même quantité de créatinine qu'un individu ayant une fonction rénale normale. Ainsi, le volume de 60 L de plasma filtré par notre patient n'est que le tiers de la valeur normale de 180 L/j. Le tableau 7-2 montre que chaque litre contient cependant trois fois plus de créatinine (270 µmol/L) que le plasma d'une personne ayant une fonction rénale normale (90 µmol/L). Parce que la quantité de créatinine filtrée et excrétée demeure égale à la production de créatinine par le muscle, la créatinine ne s'accumule pas dans les liquides corporels, et la concentration plasmatique de créatinine reste stable à 270 µmol/L.

Figure 7-8

Relation inverse entre la filtration glomérulaire et la concentration plasmatique de créatinine. (La ligne pointillée montre la créatinine plasmatique normale autour de 90 micromolaire.)

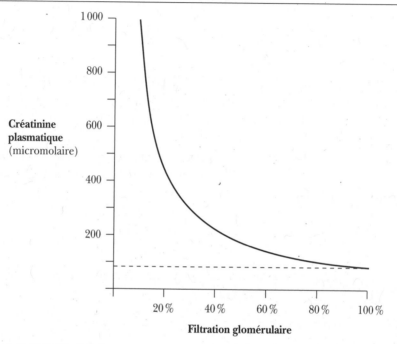

Tableau 7-2

Filtration et excrétion de créatinine en insuffisance rénale chronique

Créatinine plasmatique	×	Filtration glomérulaire/ jour	=	Filtration et excrétion de créatinine/jour
Fonction rénale normale				
90 µmol/L	×	180 L	=	16,2 mmol
Insuffisance rénale chronique				
270 µmol/L	×	60 L	=	16,2 mmol

2. Âge. La deuxième patiente, de 80 ans, a une créatinine plasmatique normale de 90 µmol/L. La filtration glomérulaire n'est cependant qu'environ la moitié de la valeur normale, parce que la masse musculaire, la production de créatinine et son excrétion urinaire sont toutes réduites à la moitié des valeurs observées chez les jeunes adultes (tableau 7-3). Parce qu'avec l'âge la masse musculaire, reflétée par la production et l'excrétion de créatinine, et la fonction rénale, estimée par la filtration glomérulaire, diminuent proportionnellement, la concentration plasmatique de créatinine demeure virtuellement inchangée en l'absence de maladies rénales (voir encadré 7-5).

Tableau 7-3
**Signification d'une concentration normale de créatinine plasmatique
à différents âges**

	Créatinine plasmatique	$\times$	Filtration glomérulaire (fonction rénale)	$U_{créatinine} V$ (masse musculaire)
20	90 µmol/L		1	1
60	90 µmol/L		3/4	3/4
80	90 µmol/L		1/2	1/2
100	90 µmol/L		1/4	1/4

Application pratique 7-5

Une patiente de 80 ans a une concentration plasmatique de créatinine de 180 µmol/L. Quelle est sa fonction rénale, ou filtration glomérulaire, par rapport à la normale?

Une créatinine plasmatique augmentée au double de la valeur normale reflète une filtration glomérulaire diminuée à la moitié de la normale en raison de la relation inverse observée entre la filtration glomérulaire et la créatinine plasmatique. De plus, à cause de l'âge, il y a atrophie proportionnelle d'environ 50% des muscles et des reins. La filtration glomérulaire de la patiente est donc réduite à environ le quart de la valeur normale, soit le produit de 1/2 par 1/2.

Il est important d'estimer la fonction rénale de cette patiente, par exemple si l'on considère l'utilisation de colorants radioopaques et de certains médicaments qui peuvent diminuer davantage la fonction rénale.

D) Clairance de substances marquées avec des isotopes

La vitamine B12 radioactive marquée avec du cobalt[57], l'EDTA marqué avec du chrome[51], l'iothalamate de sodium marqué avec de l'iode[125] ou de l'iode[131] et le DTPA marqué avec du technétium[99] mesurent plus précisément la filtration glomérulaire que ne le fait la clairance de la créatinine.

Références

Comper, W.D., Glasgow, E.F.: Charge selectivity in kidney ultrafiltration. Kidney International 47: 1242-1251, 1995.

Deen, W.M., Lazzara, M.J., Myers, B.D.: Structural determinants of glomerular permeability. American Journal of Physiology 281: F579-F596, 2001.

Gong, R., Dworkin, L.D., Brenner, B.M., *et al.*: The renal circulations and glomerular ultrafiltration, chapitre 3 dans Brenner, B.M., The Kidney, 8e édition, Philadelphie, Saunders Elsevier, 2008.

Haraldsson, B., Nyström, J., Deen, W.M.: Properties of the glomerular barrier and mechanisms of proteinuria. Physiological Reviews 88: 451-487, 2008.

Kanwar, Y.S., Venkatachalam, M.A.: Ultrastructure of glomerulus and juxtaglomerular apparatus, chapitre 1 dans Handbook of Physiology, Section 8: Renal Physiology, édité par Windhager, E.E., New York, Oxford University Press, 1992.

Okuda, T., Kurokawa, K.: Mesangial cell contraction in health and disease, chapitre 29 dans Seldin, D.W., Giebisch, G., The Kidney: Physiology and Pathophysiology, 3e édition, Philadelphie, Lippincott Williams and Wilkins, 2000.

Raij, L., Baylis, C.: Glomerular actions of nitric oxide. Kidney International 48: 20-32, 1995.

Thompson, S.C., Blantz, R.C.: Biophysical basis of glomerular filtration, chapitre 21 dans Alpern, R.J., Hebert, S.C., The Kidney: Physiology ans Pathophysiology, 4e édition, Amsterdam, Academic Press Elsevier, 2008.

Venturoli, D., Rippe, B.: Ficoll and dextran vs. globular proteins as probes for testing glomerular permselectivity: effects of molecular size, shape, charge, and deformability. American Journal of Physiology 288: F605-F613, 2005.

CHAPITRE 8

RÉABSORPTION ET SÉCRÉTION TUBULAIRES

La réabsorption et la sécrétion tubulaires sont les deux mécanismes transportant dans des directions opposées les substances entre le liquide tubulaire et le sang des capillaires péritubulaires dans le cortex et des *vasa recta* dans la médullaire. Une substance réabsorbée retourne vers le compartiment extracellulaire tandis qu'une substance sécrétée vient de ce compartiment. Ces deux fonctions tubulaires modifient considérablement l'ultrafiltrat glomérulaire, qu'elles transforment en une urine habituellement concentrée, décrite dans le tableau 8-1, et dont le volume et la composition dépendent du bilan externe net de l'eau et de divers électrolytes.

Tableau 8-1
Composition moyenne de l'urine normale

Volume	1 500-2 000 ml
Osmolalité	600 mOsm/kg H_2O
pH	5,0-6,0
Substance	**Quantité**
Sodium	150 mEq
Potassium	100 mEq
Ammonium	40 mEq
Calcium	10 mEq
Magnésium	5 mEq
Chlore	150 mEq
Bicarbonate	0
Phosphate	55 mEq
Autres anions	100 mEq
Urée	450 mmol
Créatinine	10-15 mmol
Acides aminés	0
Cétones	0
Glucose	0

Les valeurs sont dans une collection urinaire de 24 heures.

L'excrétion définitive d'une substance dans l'urine dépend de la filtration glomérulaire et de la réabsorption et de la sécrétion tubulaires. Pour une substance, la quantité excrétée s'exprime par l'équation suivante :

$$\text{Excrétion} = \text{filtration} - \text{réabsorption} + \text{sécrétion}$$

Les reins réabsorbent de la lumière tubulaire l'eau et divers solutés que l'organisme doit conserver. Par contre, les reins sécrètent dans la lumière tubulaire diverses susbstances endogènes ou exogènes dont l'organisme doit se débarrasser.

I. Voies de transport

La barrière épithéliale entre l'extérieur et l'intérieur de l'organisme a deux composantes : les membranes luminale et basolatérale des cellules épithéliales, et les jonctions intercellulaires. Deux voies parallèles de transport transépithélial, illustrées dans la figure 8-1, permettent donc aux substances réabsorbées ou sécrétées de traverser une seule couche de cellules tubulaires rénales : la voie transcellulaire à travers les cellules et la voie paracellulaire ou intercellulaire entre les cellules.

Figure 8-1

Voies de transport entre la lumière tubulaire et celle du capillaire péritubulaire

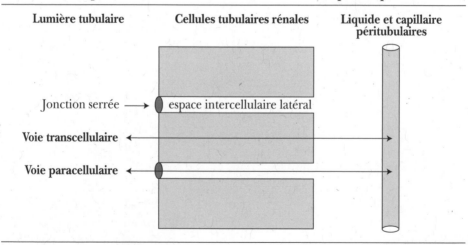

A) Voie transcellulaire

Une substance transportée par la voie transcellulaire doit franchir le cytoplasme des cellules épithéliales tubulaires et leurs deux membranes distinctes : la membrane luminale, ou apicale, qui borde la lumière tubulaire, et la membrane basolatérale qui longe les espaces intercellulaires latéraux et l'interstice péritubulaire. Cette voie transcellulaire requiert des mécanismes permettant à la fois l'entrée des substances dans la cellule à travers une membrane cellulaire, puis sa sortie à travers l'autre membrane cellulaire. Ce transport peut être passif, mais il est souvent actif. Le transport actif requiert alors l'énergie métabolique produite sous forme d'adénosine triphosphate (ATP) dans les cellules tubulaires rénales.

B) Voie paracellulaire

Une substance transportée par la voie paracellulaire se déplace entre les cellules dans les espaces intercellulaires latéraux et à travers les jonctions serrées épithéliales qui s'avèrent plus ou moins perméables aux électrolytes et aux substances de faible poids moléculaire. Ces jonctions, faites de plusieurs protéines différentes, dont l'occludine et les claudines, retiennent ensemble les cellules tubulaires par leurs membranes luminales, qu'elles séparent de leur membrane basolatérale. Ce transport passif entre les cellules ne nécessite pas d'énergie métabolique, puisque la substance se déplace selon son gradient transépithélial de concentration ou de potentiel électrique.

Dans un épithélium « lâche », comme le tubule proximal, la voie paracellulaire très perméable permet la réabsorption de quantités importantes d'eau et de solutés. Au contraire, dans un épithélium « serré », comme le tubule distal et collecteur, la voie paracellulaire, très peu perméable, sert de barrière. Cette étanchéité de l'épithélium tubulaire permet la production et le maintien de gradients transépithéliaux importants entre la lumière tubulaire et l'interstice péritubulaire.

II. Mécanismes de transport des petites molécules

Les mécanismes à l'œuvre dans la réabsorption et la sécrétion tubulaires des petites molécules sont les mêmes que ceux transportant ces substances à travers toute membrane biologique : la diffusion ou le transport passif, simple ou facilité, et le transport actif, primaire ou secondaire. Le transport passif facilité et le transport actif primaire ou secondaire requièrent des protéines spécifiques de transport membranaire (figure 8-2). Il existe quatre sortes de protéines de transport ionique : les pores (toujours ouverts), les canaux (ouverts ou fermés), les transporteurs et les pompes. Le mouvement d'eau est toujours passif et secondaire à un gradient de pression osmotique, tandis que des mécanismes passifs et actifs déplacent les solutés.

Figure 8-2
**Transport des petites molécules à travers la partie lipidique d'une membrane
(transport passif simple) ou avec l'aide d'une protéine membranaire
(transport passif facilité, transport actif)**

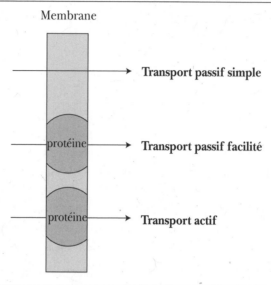

A) Diffusion ou transport passif

Le transport passif peut se faire ou par diffusion simple à travers la double couche lipidique de la membrane si la molécule transportée est liposoluble et hydrophobe ou par diffusion facilitée par l'intermédiaire de protéines de transport membranaire si la substance transportée est hydrophile mais n'est pas liposoluble.

1. Diffusion simple

Les petites molécules sans charge électrique, telles que l'oxygène (O_2), le gaz carbonique (CO_2), l'ammoniac (NH_3) et l'urée, sont liposolubles et se déplacent donc facilement selon leur gradient chimique de concentration à travers toute la surface de la membrane cellulaire lipidique (tableau 8-2). La diffusion simple ne nécessite pas de protéines de transport membranaire et n'utilise pas d'énergie métabolique sous la forme d'ATP.

2. Diffusion facilitée

Parce que les petits ions chargés électriquement, commé le sodium, ou les plus grosses molécules sans charge électrique, comme le glucose, sont hydrophiles mais non liposolubles, ils ne peuvent pas traverser facilement la double couche lipidique de la membrane cellulaire. Pour se déplacer selon leur gradient électrochimique, il leur faut alors une protéine spécifique de transport membranaire, soit un canal, soit un transporteur.

Un canal est une protéine formant un pore hydrophile dans la membrane et permettant ainsi à l'eau ou à un ion de diffuser passivement et sélectivement à travers celui-ci. Par exemple, les membranes des cellules tubulaires rénales contiennent des canaux permettant le transport spécifique de l'eau, du sodium, du potassium, du chlore et du calcium et des transporteurs pour le glucose. Contrairement au canal qui laisse simplement passer la substance sans s'y attacher, le transporteur lie temporairement la molécule transportée. La diffusion facilitée est un mécanisme saturable, spécifique à une substance et qui ne requiert pas d'énergie métabolique.

Tableau 8-2
Caractéristiques des mécanismes de transport des petites molécules

	Transport passif		Transport actif
	simple	facilité	
Gradient	selon	selon	contre
Énergie métabolique (ATP)	non	non	oui
Partie de la membrane	lipidique	protéique	protéique
Saturation	non	oui	oui
Spécificité	non	oui	oui

B) Transport actif

Le transport d'une substance non liposoluble contre un gradient électrochimique requiert de l'énergie métabolique surtout sous la forme d'ATP. Ce transport actif peut être primaire ou secondaire selon qu'il dépend directement ou indirectement de l'hydrolyse de l'ATP (tableau 8-3 et figure 8-3). Ce mécanisme, comme la diffusion facilitée, est saturable et spécifique à une substance.

L'oxydation des acides gras, des corps cétoniques, du lactate et de l'acide aminé glutamine produit dans le cortex rénal la majeure partie de l'ATP requis par les diverses ATPases et le transport actif des substances à travers les membranes des cellules tubulaires. Même si les reins ne représentent que moins de 0,5 % du poids corporel, ils utilisent 10 % de tout l'oxygène consumé par l'organisme. Dans la médullaire rénale, où la PO_2 est de 10 à 20 mm Hg, la glycolyse aérobie et anaérobie représente une source importante d'ATP.

Tableau 8-3
Mécanismes de transport des petites molécules

A) Diffusion ou transport passif

    1. simple (urée)

    2. facilité (glucose)

B) Transport actif

    1. primaire (calcium)

    2. secondaire : symport (sodium/acides aminés)

                      antiport (sodium/hydrogène)

Figure 8-3
Transport actif primaire et secondaire

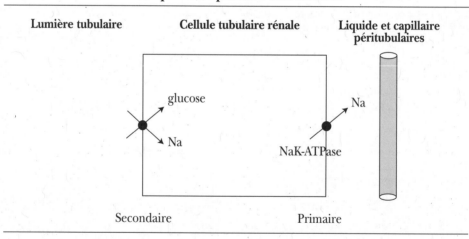

| Lumière tubulaire | Cellule tubulaire rénale | Liquide et capillaire péritubulaires |

Secondaire   Primaire

1. Transport actif primaire

Le transport actif primaire dépend directement d'une réaction qui libère de l'énergie métabolique, comme l'hydrolyse de l'ATP. Les pompes ioniques, ou ATPases, sont les seules molécules capables de le faire. Les membranes des cellules tubulaires rénales contiennent quatre pompes différentes qui hydrolysent l'ATP : la NaK-ATPase, ou pompe à sodium et à potassium, dans la membrane basolatérale, la Ca-ATPase, ou pompe à calcium, dans la membrane basolatérale, la H-ATPase, ou pompe à protons, dans la membrane luminale (ou plus rarement basolatérale), et la HK-ATPase, ou pompe à protons et à potassium, dans la membrane luminale. La NaK-ATPase, la Ca-ATPase et la HK-ATPase sont des ATPases de type P, ou phosphorylée, tandis que la H-ATPase est une ATPase de type V, ou vacuolaire. Parmi ces quatre ATPases transportant des ions, l'activité de la NaK-ATPase consume la plus grande fraction de l'ATP produit par le métabolisme dans les cellules tubulaires rénales.

2. Transport actif secondaire

Par contre, le transport actif secondaire ne dépend qu'indirectement de l'hydrolyse de l'ATP et de l'activité de la NaK-ATPase. Par exemple, le cotransport avec le sodium du glucose, des acides aminés et du phosphate à travers la membrane luminale des cellules tubulaires proximales requiert une basse concentration cytoplasmique de sodium. L'activité de la NaK-ATPase dans la membrane basolatérale et l'expulsion active des ions sodium de la cellule vers l'interstice péritubulaire maintiennent cette basse concentration intracellulaire de sodium et le transport actif secondaire dans la membrane luminale.

Dans le transport actif secondaire, deux ou plusieurs molécules traversent en même temps la membrane avec l'aide de la même protéine membranaire. Avec ce mécanisme, une substance se déplace passivement selon son gradient électrochimique favorable, tandis que l'autre le fait contre son gradient électrochimique par un transport actif secondaire. Par exemple, le transport passif du sodium à travers la membrane luminale des cellules proximales accompagne le transport actif du glucose, des acides aminés, du phosphate ou des ions hydrogène.

La direction des flux détermine deux sortes de transport actif secondaire (figure 8-4). Le cotransport de molécules dans la même direction à travers la membrane se fait par un mécanisme de *symport*. Ainsi, le sodium se déplace dans la même direction que le glucose, les acides aminés, le phosphate, le chlore et le bicarbonate. Par contre, un mécanisme d'*antiport* ou d'échange transporte des molécules dans des directions opposées (contretransport). Ainsi, le transport du sodium dans une direction accompagne celui des ions hydrogène (échangeur sodium/hydrogène) ou du calcium (échangeur sodium/calcium) dans le sens contraire.

Figure 8-4
Deux sortes de cotransport

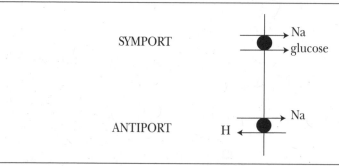

III. Transport des macromolécules

La dimension considérable des macromolécules, comme les protéines (voir chapitre 20), empêche leur transport direct à travers la membrane cellulaire. Avec l'*endocytose*, ou mouvement vers l'intérieur de la cellule, processus actif nécessitant de l'ATP, l'invagination d'une portion de la membrane entoure et internalise ces grosses molécules. Une petite vésicule endocytotique se forme à l'intérieur de la cellule et contient les macromolécules protéiques, éventuellement digérées par les protéases présentes dans les lysosomes. Certaines macromolécules doivent d'abord se lier à des récepteurs membranaires spécifiques avant de déclencher leur captation intracellulaire par endocytose.

IV. Réabsorption tubulaire

La réabsorption tubulaire rénale est évidente avec une excrétion urinaire d'eau et de plusieurs solutés beaucoup plus petite que les quantités filtrées. De plus, les glomérules filtrent certains solutés, comme le glucose et les acides aminés, qui normalement ne sont pas excrétés dans l'urine.

La figure 8-5 montre qu'une substance réabsorbée de la lumière tubulaire au liquide péritubulaire traverse les deux membranes des cellules épithéliales tubulaires : d'abord la membrane luminale, de la lumière tubulaire vers le cytoplasme cellulaire, et ensuite la membrane basolatérale, du cytoplasme cellulaire au liquide péritubulaire. La réabsorption d'un soluté, comme le sodium ou le glucose, est active quand elle se fait contre un gradient électrique ou contre un gradient de concentration à travers l'une des deux membranes cellulaires. Par contre, la réabsorption d'une substance est passive si elle se déplace selon un gradient électrique ou selon un gradient de concentration. Après sa réabsorption dans le liquide péritubulaire interstitiel, la molécule diffuse de celui-ci vers la lumière du capillaire péritubulaire.

Figure 8-5
**Réabsorption tubulaire de la lumière tubulaire au liquide péritubulaire
à travers les membranes cellulaires luminale (1) et basolatérale (2)**

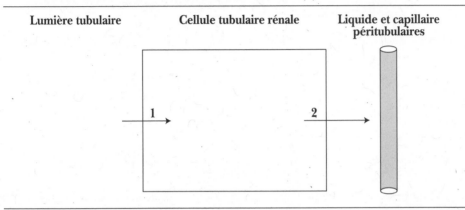

La réabsorption complète par les reins de certaines substances, comme le glucose et les acides aminés, n'est pas régulée. Par contre, la réabsorption incomplète de l'eau et de plusieurs électrolytes est régulée physiologiquement et influe donc sur la quantité totale de ces substances dans l'organisme.

Parce que la réabsorption rénale de certaines substances requiert des protéines spécifiques de transport membranaire, elle ne peut pas dépasser une certaine limite, appelée transport tubulaire maximum (Tm). Ainsi, la réabsorption du glucose par le tubule rénal ne peut pas dépasser 375 mg/min, à cause du nombre limité de protéines de transport membranaire.

Grandeur de la réabsorption tubulaire

Comme nous l'avons déjà vu dans le chapitre 7, les quantités filtrées d'eau et de solutés sont énormes. Ainsi, avec une filtration glomérulaire normale de 125 mL/min et en l'absence de réabsorption tubulaire, les 3,5 L de plasma et les solutés qu'ils contiennent disparaîtraient dans l'urine en moins de 30 minutes. L'importance quantitative de la réabsorption tubulaire est évidente, puisque l'excrétion urinaire peut ne représenter que 1 % ou moins des quantités filtrées. Le tableau 8-4 montre la réabsorption de plus de 99 % des énormes charges filtrées d'eau, de sodium et de chlore, et la réabsorption complète du bicarbonate et du glucose.

Tableau 8-4
Grandeur de la réabsorption tubulaire

Substance	Filtrés	Excrétés	Réabsorbés
Eau	180	1,5 (<1 %)	178,5 (> 99 %)
Sodium	25 000	150 (< 1 %)	24 850 (> 99 %)
Chlore	19 000	150 (< 1 %)	18 850 (> 99 %)
Bicarbonate	4 500	0	4 500 (100 %)
Potassium	700	100 (14 %)	600 (86 %)
Glucose	900	0	900 (100 %)

Toutes les valeurs sont par jour et en millimoles, sauf l'eau qui est en litres. Les chiffres entre parenthèses représentent l'excrétion et la réabsorption fractionnelles de chaque substance.

Sites de réabsorption tubulaire

Les études de microponction tubulaire et de microperfusion de segments isolés du tubule ont permis d'obtenir beaucoup d'information concernant les sites de réabsorption et de sécrétion des diverses substances.

1. **Tubule proximal.** Le tubule proximal réabsorbe d'une façon isoosmotique environ les deux tiers de l'eau filtrée et de divers électrolytes, comme le sodium, le potassium, le chlore, le bicarbonate, le calcium et le phosphate. Le tubule proximal récupère aussi la majeure partie de l'urate et des autres anions organiques, comme le lactate, filtrés par les glomérules, et la totalité de certaines substances essentielles à l'organisme, comme le glucose, les acides aminés et les protéines.

2. **Anse de Henle.** La branche descendante fine de l'anse de Henle réabsorbe l'eau, mais non la branche ascendante fine ou large. La branche ascendante réabsorbe 25 % des quantités filtrées de sodium, de potassium, de chlore, de bicarbonate (par sécrétion d'ions hydrogène) et de calcium, 60 % du magnésium filtré, et réabsorbe de l'urée.

3. **Tubule distal.** La dernière partie du tubule distal réabsorbe l'eau seulement si la vasopressine y agit. Le tubule distal réabsorbe également de petites quantités de sodium, de chlore, de bicarbonate, de calcium, de phosphate et de magnésium.

4. **Tubule collecteur.** La réabsorption d'eau requiert l'action de la vasopressine. Ce segment du néphron réabsorbe aussi le sodium, le potassium, le chlore, le bicarbonate et l'urée. Même si les quantités réabsorbées sont généralement plus petites que dans les autres segments du néphron, le tubule collecteur est très important puisqu'il constitue le site final de la régulation du bilan externe d'eau et de divers électrolytes.

V. Sécrétion tubulaire

Avant sa sécrétion à travers la cellule tubulaire rénale, la substance doit diffuser du capillaire péritubulaire au liquide interstitiel. La sécrétion du liquide péritubulaire à la lumière tubulaire comprend la traversée des deux membranes des cellules tubulaires : d'abord, la membrane basolatérale durant son entrée dans le cytoplasme de la cellule et, ensuite, la membrane luminale durant son passage du cytoplasme vers la lumière tubulaire (figure 8-6). La sécrétion représente donc la deuxième voie, après la filtration glomérulaire, permettant à une substance d'atteindre le liquide tubulaire à partir du plasma.

Figure 8-6
Sécrétion tubulaire du liquide péritubulaire à la lumière tubulaire à travers les membranes cellulaires basolatérale (1) et luminale (2)

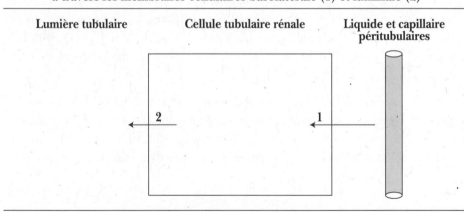

Comme la réabsorption, la sécrétion tubulaire est passive ou active. La sécrétion d'une substance, comme le PAH ou les ions hydrogène, est active quand son transport se fait contre un gradient électrochimique à travers l'une des deux membranes cellulaires. Parce que la sécrétion de certaines substances par les reins nécessite des protéines spécifiques de transport membranaire, elle ne peut pas dépasser une certaine limite, appelée transport tubulaire maximum (Tm). Par exemple, le Tm de la sécrétion du PAH est 80 mg/min.

Sites de sécrétion tubulaire

1. **Tubule proximal.** La réabsorption des deux tiers du bicarbonate filtré se fait, comme dans les autres segments du néphron, par l'intermédiaire de la sécrétion d'ions hydrogène. Le tubule proximal sécrète aussi l'ammoniac ou l'ammonium, l'urate, dont le transport est bidirectionnel, et plusieurs autres anions et cations organiques, comme le PAH et la créatinine.

2. **Anse de Henle.** Ce segment du néphron sécrète le potassium dans la branche descendante fine, l'urée dans les branches fines descendante et ascendante et les ions hydrogène dans la branche ascendante large.

3. **Tubule distal.** Le tubule distal sécrète les ions hydrogène et potassium.

4. **Tubule collecteur.** Le tubule collecteur cortical et médullaire sécrète les ions hydrogène tandis que le tubule collecteur cortical sécrète le potassium.

VI. Clairance rénale

Définition. La clairance rénale d'une substance est une abstraction représentant le volume de plasma nettoyé de celle-ci durant une certaine période de temps. Ainsi, si on excrète chaque minute dans l'urine 1 mg d'une substance dont la concentration plasmatique est 1 mg/100 mL, un volume de 100 mL de plasma est épuré de cette substance chaque minute.

On exprime toutes les clairances rénales sous la forme d'un volume de plasma par unité de temps. On les calcule par la formule générale UV/P, U et P représentant respectivement les concentrations d'une substance donnée dans l'urine et dans le plasma artériel, et V le débit urinaire durant la période de temps (tableau 8-5).

Tableau 8-5
Clairance rénale

$$\text{Clairance} = \frac{UV}{P}$$

U = concentration urinaire de la substance

V = débit urinaire

P = concentration plasmatique de la substance

Traitement rénal d'une substance. Chaque substance enlevée du plasma et excrétée dans l'urine a sa valeur spécifique de clairance. On connaît le traitement rénal d'une substance en comparant sa clairance à celle de l'inuline, qui représente la filtration glomérulaire (figure 8-7 et tableau 8-6). On observe l'une des trois situations suivantes.

Figure 8-7
**Traitement rénal d'une substance selon sa clairance (C)
par rapport à la filtration glomérulaire (FG)**

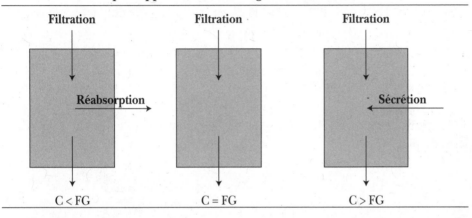

1. Filtration. Si la clairance d'une substance est égale à la filtration glomérulaire, il y a seulement filtration de cette molécule sans réabsorption ni sécrétion le long du tubule rénal. Son excrétion fractionnelle, ou le rapport de sa clairance sur la filtration glomérulaire, est 1,0, les quantités filtrées et excrétées étant identiques. Ainsi, avec des concentrations d'inuline de 1 mg/mL de plasma et de 125 mg/mL d'urine et un débit urinaire de 1 mL/min, les reins enlèvent à chaque minute l'inuline contenue dans un volume de 125 mL de plasma (voir figure 7-6).

2. Réabsorption. Si une substance librement filtrable a une clairance plus petite que la filtration glomérulaire ou une excrétion fractionnelle inférieure à 1,0, il doit y avoir filtration glomérulaire et réabsorption tubulaire. La quantité filtrée de cette substance dépasse la quantité excrétée dans l'urine. Ainsi, si on excrète dans les urines de 24 heures 140 mEqNa dont la concentration plasmatique est 140 mEq/L, on enlève chaque jour le sodium contenu dans seulement un litre de plasma, un volume beaucoup plus petit que les 180 litres de filtrat glomérulaire. C'est en effet le cas de la plupart des solutés traités par les reins et dont l'excrétion urinaire représente la quantité filtrée moins la quantité réabsorbée par les tubules rénaux. Toutefois, la clairance d'une substance liée en partie aux protéines plasmatiques peut aussi être inférieure à la filtration glomérulaire, mais simplement parce que seule la fraction non liée est filtrée et excrétée.

3. Sécrétion. Si la clairance d'une substance dépasse la filtration glomérulaire avec une excrétion fractionnelle supérieure à 1,0, une sécrétion tubulaire se surajoute à la filtration glomérulaire. La quantité filtrée de cette substance est moindre que la quantité excrétée dans l'urine. Par exemple, si l'anion organique exogène para-aminohippurate (PAH) est présent à des concentrations de 1 mg/mL de plasma et de 600 mg/mL d'urine et si le débit urinaire est 1 mL/min, les reins enlèvent à chaque minute le PAH contenu dans un volume de 600 mL de plasma. L'excrétion dans l'urine de 600 mg de PAH équivaut à la quantité filtrée de 125 mg, plus la quantité sécrétée de 475 mg par les tubules rénaux. Deux voies, la filtration glomérulaire et la sécrétion tubulaire, permettent donc au PAH d'atteindre le liquide tubulaire à partir du plasma.

Tableau 8-6
Clairance et traitement rénal de diverses substances

Clairance	Traitement rénal	Exemple
= Filtration	Filtration	Inuline
< Filtration	Filtration + réabsorption nette	Sodium
> Filtration	Filtration + sécrétion nette	PAH

Transport bidirectionnel. Toutefois, une clairance inférieure à la filtration glomérulaire n'élimine pas la possibilité d'une sécrétion tubulaire. Au contraire, une clairance dépassant la filtration glomérulaire n'exclut pas une réabsorption par le tubule rénal. En effet, celui-ci peut simultanément réabsorber et sécréter certaines substances dont la clairance représente simplement la somme algébrique des deux transports et reflète ainsi le processus quantitativement le plus important.

Il y a réabsorption tubulaire nette d'un soluté lorsque sa réabsorption dépasse sa sécrétion et que sa clairance est inférieure à la filtration glomérulaire. Par exemple, le potassium, l'urée et l'urate sont réabsorbés dans certains segments du néphron et sécrétés dans d'autres. Le transport bidirectionnel d'un soluté peut aussi survenir dans le même segment du néphron. Ainsi, dans le tubule proximal, un reflux passif de sodium par la voie paracellulaire accompagne la réabsorption active de cet ion par la voie transcellulaire. On appelle ce phénomène un système de pompe avec fuite. Au contraire, si la sécrétion d'une substance dépasse sa réabsorption, il y a sécrétion tubulaire nette, et sa clairance dépasse la filtration glomérulaire.

Références

Balkovetz, D.F.: Claudins at the gate: determinants of renal epithelial tight junction paracellular permeability. American Journal of Physiology 290: F572-F579, 2006.

Brown, D., Stow, J.L.: Protein trafficking and polarity in kidney epithelium: From cell biology to physiology. Physiological Reviews 76: 245-297, 1996.

Epstein, F.H.: Oxygen and renal metabolism. Kidney International 51: 381-385, 1997.

Hediger, M.A., Mount, D.B., Rolfs, A., *et al.*: The molecular basis of solute transport, chapitre 6 dans Brenner, B.M., The Kidney, 7e édition, Philadelphie, Saunders, 2004.

Kone, B.C.: Metabolic basis of solute transport, chapitre 4 dans Brenner, B.M., The Kidney, 8e édition, Philadelphie, Saunders Elsevier, 2008.

Lee, D.B.N., Huang, E., Ward, H.J.: Tight junction biology and kidney dysfunction. American Journal of Physiology 290: F20-F34, 2006.

Madara, J.L.: Regulation of the movement of solutes across tight junctions. Annual Review of Physiology 60: 143-159, 1998.

Reuss, L.: Mechanisms of ion transport across cell membranes and epithelia, chapitre 2 dans Alpern, R.J., Hebert, S.C., The Kidney: Physiology and Pathophysiology, 4e édition, Amsterdam, Academic Press Elsevier, 2008.

Sekine, T., Miyazaki, H., Endou, H.: Solute transport, energy consumption, and production in the kidney, chapitre 7 dans Alpern, R.J., Hebert, S.C., The Kidney: Physiology and Pathophysiology, 4e édition, Amsterdam, Academic Press Elsevier, 2008.

Spring, K.R.: Routes and mechanism of fluid transport by epithelia. Annual Review of Physiology 60: 105-119, 1998.

CHAPITRE 9

BILAN HYDRIQUE ET OSMOLALITÉ DES LIQUIDES CORPORELS

I. Bilan hydrique normal

La figure 9-1 illustre que l'excrétion rénale d'eau est habituellement égale à la quantité ingérée et absorbée par l'intestin, les deux valeurs se situant autour de 1,5 à 2,0 L/j ou un peu plus que 1 mL/min. Une fois absorbée dans le compartiment vasculaire, l'eau traverse facilement la paroi capillaire et la membrane cellulaire et se distribue en quelques minutes entre les compartiments plasmatique, interstitiel et intracellulaire. Le bilan externe d'eau est normalement voisin de zéro, et l'osmolalité des liquides corporels demeure à l'intérieur des limites physiologiques.

Le gain d'eau comprend aussi les quantités contenues dans les aliments et celles produites par le métabolisme oxydatif des glucides, des lipides et des protides. D'autre part, on perd également de l'eau par son évaporation insensible au niveau de la peau et des voies respiratoires et on en excrète dans la sueur et un peu dans les selles (tableau 9-1). Le plus souvent, cependant, on ne considère pas dans le bilan hydrique ces autres gains et ces autres pertes, parce que leur total respectif est habituellement comparable et difficilement quantifiable. La quantité totale est toutefois du même ordre de grandeur que l'ingestion d'eau et son excrétion rénale.

Tableau 9-1
Bilan hydrique normal

Gain d'eau
Ingestion : 1 500-2 000 mL/j (variable)
Dans les aliments
Par oxydation

Perte d'eau
Urine : 1 500-2 000 mL/j (variable)
Évaporation (peau et voies respiratoires)
Sueur
Selles

Figure 9-1
**Bilan hydrique normal entre l'absorption intestinale et l'excrétion urinaire.
L'eau est distribuée entre les liquides plasmatique (pl), interstitiel (int)
et intracellulaire (LIC) et les valeurs sont présentées en litres par jour**

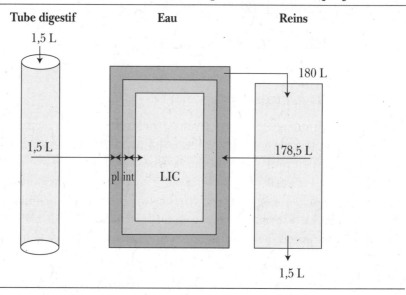

II. Mécanismes régulateurs

L'excrétion rénale d'eau est la seule perte d'eau régulée pour maintenir le bilan hydrique et l'osmolalité des liquides corporels qui en résulte. Par contre, les autres pertes d'eau, par l'évaporation, la sueur et les selles, ne le sont pas. Les deux principaux mécanismes régulant le bilan hydrique sont la soif, qui augmente l'ingestion d'eau, et l'arginine vasopressine, qui diminue l'excrétion urinaire d'eau. Dans l'antidiurèse, le mécanisme de concentration urinaire diminue l'excrétion rénale d'eau et, avec la diurèse aqueuse, le mécanisme de dilution urinaire l'augmente.

A) Soif

La figure 9-2 montre qu'une osmolalité efficace augmentée (voir encadré 9-1) (par l'intermédiaire des osmorécepteurs dans l'hypothalamus antérieur) et un volume sanguin efficace diminué (voir encadré 9-2) (par l'intermédiaire des barorécepteurs) stimulent la soif, qui est le désir conscient de boire de l'eau. L'hyperosmolalité est de loin le plus puissant des deux stimuli, puisque seulement une hypovolémie ou une hypotension marquées parviennent à activer la soif. L'angiotensine II, dont la sécrétion est augmentée par l'hypovolémie, peut aussi augmenter la soif. Il faut souligner que l'osmolalité plasmatique normale est environ à mi-chemin entre l'osmolalité stimulant la soif (290 à 295 mOsm/kg H_2O) et celle stimulant la sécrétion de vasopressine (280 à 285 mOsm/kg H_2O) et la rétention rénale d'eau qui en résulte.

Figure 9-2
Régulation du bilan hydrique par la soif et la sécrétion de vasopressine

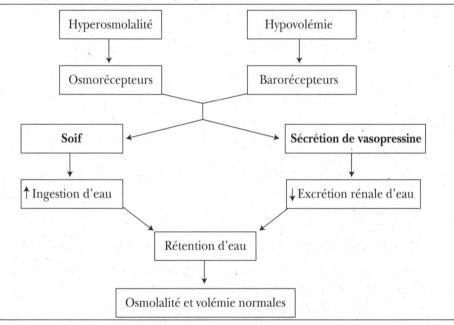

Application pratique 9-1

Pourquoi un repas très riche en aliments salés, comme les anchois et les viandes salées, provoque-t-il une soif intense dans les heures qui suivent?

Une petite élévation de seulement 1 à 2 mOsm/kg H_2O de l'osmolalité efficace des liquides corporels reflète un manque d'eau par rapport à la quantité de sel et stimule, par l'intermédiaire des osmorécepteurs, le centre de la soif dans l'hypothalamus et l'ingestion d'eau. L'eau ingérée dilue les liquides corporels et ramène à la normale l'osmolalité plasmatique.

Application pratique 9-2

Pourquoi un polytraumatisé amené à la salle d'urgence en état de choc (pression artérielle très basse) a-t-il une soif intense ?

Des pertes sanguines importantes ont produit une hypovolémie sévère avec état de choc. Le volume sanguin et la pression artérielle très diminués stimulent, par l'intermédiaire des barorécepteurs, le centre de la soif dans l'hypothalamus et l'ingestion d'eau. L'ingestion d'eau augmentée est un mécanisme pouvant contribuer à corriger en partie l'hypovolémie.

B) Vasopressine et excrétion rénale d'eau

La figure 9-3 montre que la régulation de l'excrétion rénale d'eau se fait par l'intermédiaire de changements de l'osmolalité plasmatique et de la concentration plasmatique d'arginine vasopressine. La vasopressine est l'hormone antidiurétique qui augmente la perméabilité à l'eau et sa réabsorption surtout dans le tubule collecteur. Avec les mécanismes de dilution et de concentration urinaires, permettant d'excréter ou de conserver l'eau, l'osmolalité urinaire peut varier entre 50 et 1 200 mOsm/kg H_2O, et le volume urinaire, entre 18 L et 750 mL/j.

1. Sécrétion de vasopressine par l'hypophyse postérieure

L'arginine vasopressine, qui est l'hormone antidiurétique, est un peptide de neuf acides aminés que synthétisent les grosses cellules neuroendocriniennes des noyaux supraoptique et paraventriculaire de l'hypothalamus antérieur. L'hormone est transportée le long de l'axone des neurones et emmagasinée dans des vésicules sécrétoires à l'intérieur des terminaisons nerveuses situées dans la neurohypophyse ou l'hypophyse postérieure. La vasopressine est alors libérée par exocytose des terminaisons nerveuses neurohypophysaires dans la circulation systémique.

2. Régulation de la sécrétion de vasopressine

Deux facteurs principaux stimulent la synthèse et la sécrétion de vasopressine par l'hypophyse postérieure : l'hyperosmolalité et, à un degré moindre, l'hypovolémie (figure 9-2). Des osmorécepteurs détectent une hausse minime de l'osmolalité efficace des liquides corporels : cette régulation osmotique est la plus importante. D'autre

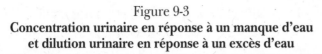

Figure 9-3
**Concentration urinaire en réponse à un manque d'eau
et dilution urinaire en réponse à un excès d'eau**

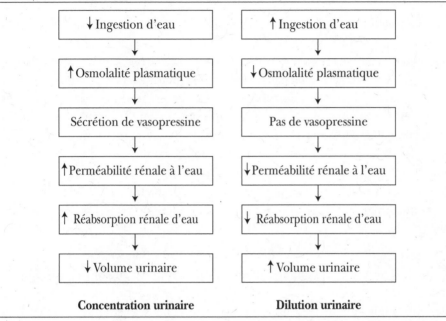

part, une baisse marquée du volume sanguin ou plasmatique efficace stimule des barorécepteurs. La sécrétion de vasopressine résulte donc d'une baisse du volume du liquide intracellulaire, lorsque l'hyperosmolalité fait sortir l'eau des cellules, ou d'une baisse du volume du liquide extracellulaire.

a) **Régulation osmotique.** Les cellules osmoréceptrices dans l'hypothalamus antérieur décèlent une élévation, aussi petite que 1 %, de l'osmolalité efficace ou de la tonicité des liquides corporels. Les solutés qui ne peuvent pas pénétrer dans ces cellules, comme le sodium et ses anions, diminuent leur volume en attirant l'eau vers le liquide extracellulaire, ce qui stimule dans l'hypothalamus les neurones du centre de la soif et les cellules neuroendocriniennes synthétisant et sécrétant la vasopressine (figure 9-1). Par contre, la diffusion dans les cellules de solutés comme l'urée n'entraîne ni baisse du volume cellulaire ni sécrétion de vasopressine. Ces osmorécepteurs sont voisins mais séparés des cellules neuroendocriniennes sécrétant la vasopressine.

À l'inverse, une chute de l'osmolalité efficace sous le seuil de 280 mOsm/kg H_2O inhibe la sécrétion de vasopressine. Le métabolisme rapide de la vasopressine, surtout rénal et hépatique, la fait alors disparaître du sang en quelques minutes.

b) Régulation non osmotique. Des facteurs hémodynamiques influencent d'abord la sécrétion de vasopressine. Une chute importante, d'au moins 10 %, de la pression ou du volume sanguin efficace stimule des barorécepteurs à basse pression dans la paroi des oreillettes gauches et des barorécepteurs à haute pression au niveau de la crosse aortique et des sinus carotidiens. Ces barorécepteurs, beaucoup moins sensibles que les osmorécepteurs, envoient des signaux au centre vasomoteur et au tractus hypothalamo-hypophysaire afin de stimuler la sécrétion de vasopressine. La conservation rénale de l'eau, sous l'influence de la vasopressine, est en effet utile dans la correction de l'hypovolémie. Toutefois, dans l'insuffisance cardiaque congestive et dans la cirrhose hépatique, un volume sanguin efficace diminué contribue à la sécrétion augmentée de vasopressine et à la rétention anormale d'eau qui en résulte.

Deuxièmement, la sécrétion de vasopressine est aussi influencée indépendamment des facteurs osmotiques et hémodynamiques. Par exemple, l'angiotensine II, l'hypoglycémie aiguë, l'hypoxie aiguë, le stress émotionnel, la douleur, la nausée, la nicotine et plusieurs médicaments (certains en produisant la nausée) stimulent la sécrétion de vasopressine. Par contre, le peptide natriurétique auriculaire (ANP), l'éthanol (voir encadré 9-3), et plusieurs médicaments inhibent la sécrétion de vasopressine

Les facteurs osmotiques et hémodynamiques interagissent sur la production de vasopressine par les cellules neurosécrétoires. L'hypovolémie ou l'hypotension abaissent l'osmolalité requise pour stimuler la sécrétion de vasopressine, tandis qu'avec une hypervolémie, cette stimulation nécessite une osmolalité plus élevée.

Application pratique 9-3

Pourquoi l'ingestion d'alcool augmente-t-elle considérablement notre débit urinaire ?

Simplement parce que l'alcool, ou éthanol, inhibe lui-même la sécrétion de vasopressine par l'hypophyse postérieure. Il en résulte une diminution de la réabsorption rénale de l'eau au niveau du tubule collecteur et une augmentation du débit urinaire.

3. Concentration et dilution urinaires

L'osmolalité plasmatique plus élevée résultant de l'ingestion réduite d'eau stimule la production et la sécrétion de vasopressine par l'hypophyse postérieure. Le plus haut niveau circulant de vasopressine augmente en quelques minutes la perméabilité et la réabsorption rénales d'eau dans le tubule collecteur. Le résultat net de ce mécanisme de *concentration urinaire* est un petit volume d'urine hypertonique, avec une osmolalité dépassant celle de 290 mOsm/kg H_2O dans le plasma et pouvant atteindre quatre fois cette valeur. La plus grande ingestion d'eau, par stimulation du centre de la soif, et la diminution de l'excrétion rénale d'eau contribuent donc toutes deux à la rétention d'eau par l'organisme et à la correction de l'hyperosmolalité ou de l'hypovolémie.

Par contre, la baisse de l'osmolalité plasmatique produite par une plus grande ingestion d'eau inhibe la production de vasopressine. La dégradation rapide de la vasopressine circulante, au niveau du foie et des reins, abaisse en quelques minutes sa concentration plasmatique. Avec un bas niveau de vasopressine, la perméabilité à l'eau et sa réabsorption rénale diminuent considérablement au niveau du tubule collecteur. Le résultat final de ce mécanisme de *dilution urinaire* est un grand volume d'urine hypotonique, avec une osmolalité inférieure à l'osmolalité plasmatique.

Le bilan hydrique externe demeure donc voisin de zéro même si l'ingestion d'eau et son excrétion urinaire s'éloignent considérablement de la valeur habituelle de 1,5 à 2,0 L/j. Ainsi, avec la disponibilité limitée de l'eau, une ingestion réduite à 0,5 L/j s'accompagne d'une oligurie physiologique. D'autre part, un individu polydipsique peut ingérer plusieurs litres d'eau par jour qu'il excrète dans l'urine : cette polyurie physiologique est aussi normale (voir encadré 9-4).

III. Bilan hydrique anormal

L'ingestion d'eau diffère alors de façon significative de son excrétion, qui est surtout rénale. Un bilan hydrique anormal modifie la natrémie et l'osmolalité des liquides corporels puisque le sodium est le principal constituant de l'osmolalité plasmatique (tableau 7-2).

Tableau 7-2
Désordres du bilan hydrique

Positif (trop d'eau)	Hyponatrémie et hypoosmolalité
Négatif (manque d'eau)	Hypernatrémie et hyperosmolalité

Application pratique 9-4

Une patiente consulte parce qu'elle boit beaucoup de liquide et qu'elle urine beaucoup. Il y a deux possibilités : 1) le volume urinaire est considérable parce qu'elle boit beaucoup (potomanie) ; 2) elle boit beaucoup afin de remplacer les pertes urinaires d'eau anormalement augmentées par manque de vasopressine ou hormone antidiurétique (diabète insipide). Comment pouvez-vous, de façon simple, faire la distinction entre ces deux situations ?

Par la mesure de la natrémie. Dans la potomanie, il y a d'abord gain d'eau, dilution des liquides corporels et baisse de la natrémie. Avec un diabète insipide, il y a d'abord perte d'eau, contraction des liquides corporels et hausse de la natrémie. En pratique, la potomanie est une condition beaucoup plus fréquente que le diabète insipide et le manque de vasopressine résultant d'une pathologie de l'hypothalamus ou de l'hypophyse.

A) Positif

Le bilan hydrique est positif quand, par exemple, l'ingestion normale de 1 500 à 2 000 mL/j dépasse l'excrétion rénale réduite à 500-1 000 mL dans certaines maladies comme l'insuffisance cardiaque congestive et la cirrhose hépatique. La rétention quotidienne d'un litre d'eau et la dilution des liquides corporels abaissent la natrémie et l'osmolalité du plasma et des autres liquides corporels. Il y a alors trop d'eau pour la quantité de solutés présents dans les liquides corporels.

B) Négatif

Le bilan hydrique est négatif lorsque, par exemple chez un patient avec un diabète insipide, le débit urinaire de 6 L/j dépasse de loin l'ingestion normale de 1,5-2,0 L/j. La perte d'eau contracte les liquides corporels et élève ainsi la natrémie et l'osmolalité du plasma et des autres liquides corporels. Il n'y a pas assez d'eau pour la quantité de solutés présents dans les liquides corporels. Les pertes hypotoniques par la sueur peuvent être considérables durant un exercice violent dans un environnement très chaud. Les vomissements et les diarrhées entraînent des pertes liquidiennes d'origine digestive. Comme ces pertes digestives sont habituellement isotoniques, elles ne modifient pas en soi la natrémie et l'osmolalité plasmatique.

Références

Robertson, G.L.: Thirst and vasopressin, chapitre 39 dans Alpern, R.J., Hebert, S.C., The Kidney: Physiology and Pathophysiology, 4e édition, Amsterdam, Academic Press Elsevier, 2008.

Valtin, H.: "Drink at least eight glasses of water a day." Really? Is there scientific evidence for "8 × 8"? American Journal of Physiology 283: R993-R1004, 2002.

Verbalis, J.G., Berl, T.: Disorders of water balance, chapitre 13 dans Brenner, B.M., The Kidney, 8e édition, Philadelphie, Saunders Elsevier, 2008.

CHAPITRE 10

TRAITEMENT RÉNAL DE L'EAU : CONCENTRATION ET DILUTION URINAIRES

On excrète chaque jour environ 1 500 mL d'urine, soit une excrétion fractionnelle inférieure à 1 %. La réabsorption tubulaire d'eau est donc quantitativement très importante, soit la différence de 178,5 L entre les 180 L filtrés et le 1,5 L excrété. La réabsorption fractionnelle, soit la fraction de la quantité filtrée qui est réabsorbée, dépasse 99 %. La réabsorption d'eau dans les divers segments du néphron est toujours passive et suit, selon le gradient osmotique, celle du chlorure de sodium et des autres solutés. Toutefois, il est essentiel que les reins puissent modifier l'excrétion d'eau par les mécanismes de concentration ou de dilution urinaires, selon les besoins de l'organisme.

Évolution des mécanismes de l'excrétion de l'eau

1. Le premier appareil excrétoire aurait appartenu aux ancêtres des vertébrés vivant dans l'*eau salée* de la mer. L'eau salée était simplement ingérée par une extrémité de leur organisme et excrétée telle quelle par l'autre extrémité.

2. Quand, au fil de l'évolution, les poissons migrèrent vers l'*eau douce*, l'ingestion de quantités importantes d'eau contenant peu de solutés devint une menace pour leur organisme. Ils durent donc développer le tubule distal, une structure leur permettant d'*excréter l'eau.*

3. Avec la migration des vertébrés *sur terre*, il devint nécessaire de développer l'anse de Henle, une structure qui sous-tend les mécanismes pour *conserver l'eau* et ainsi permettre la survie dans un environnement sec. Chez les reptiles, les glomérules ont simplement dégénéré, l'acide urique étant excrété avec de très petites quantités d'eau. Chez les mammifères, les anses de Henle se sont développées et concentrent l'urine jusqu'à un maximum dépassant 5 000 mOsm/kg H_2O chez le rat du désert.

I. Segments du néphron en jeu

A) Perméabilité à l'eau

Les figures 10-1 et 10-2 illustrent la différence fondamentale de perméabilité à l'eau entre les divers segments du néphron. Les segments de l'épithélium tubulaire sont perméables à l'eau ou imperméables à l'eau, ou leur perméabilité à l'eau peut varier selon les besoins de l'organisme.

1. Épithélium perméable. La première partie du néphron, à savoir le tubule proximal et la branche descendante de l'anse de Henle, est un épithélium très perméable à l'eau, dont la réabsorption passive, selon le gradient osmotique, suit celle des solutés. Les cellules tubulaires dans ces segments du néphron toujours perméables à l'eau possèdent, dans leurs deux membranes luminale et basolatérale, des canaux hydriques dans une protéine membranaire appelée aquaporine-1. Ces canaux hydriques sont essentiels à la réabsorption rapide de 90 % du volume considérable de 180 L d'eau filtrée chaque jour. L'aquaporine-1 n'est pas régulée par la vasopressine et est absente dans les parties plus distales du néphron.

2. Épithélium imperméable. Par contre, la deuxième partie du néphron, soit la branche ascendante de l'anse de Henle, est un épithélium complètement imperméable à l'eau. Parce qu'elle est dépourvue de canaux hydriques, sa membrane cellulaire luminale demeure imperméable à l'eau, qui ne peut pas suivre passivement le gradient osmotique résultant de la réabsorption de solutés. La différence de perméabilité entre les branches descendante et ascendante de l'anse de Henle joue un rôle essentiel dans la production de l'interstice médullaire hypertonique et dans le mécanisme de concentration urinaire qui en résulte. Cet épithélium imperméable à l'eau est également nécessaire à la production dans la lumière tubulaire de l'eau libre de solutés et au mécanisme de dilution urinaire.

3. Perméabilité variable. Enfin, la perméabilité à l'eau des cellules du tubule collecteur varie selon la présence ou l'absence d'arginine vasopressine, l'hormone antidiurétique qui augmente considérablement la perméabilité à l'eau dans la membrane luminale. Cette perméabilité variable permet, selon les besoins de l'organisme, de retenir l'eau avec le mécanisme de concentration urinaire ou de l'excréter avec le mécanisme de dilution urinaire. Le tubule collecteur représente donc le principal segment du néphron régulant la réabsorption de l'eau.

Figure 10-1

Réabsorption d'eau dans les divers segments du néphron durant la diurèse aqueuse (sans vasopressine) ou durant l'antidiurèse (avec vasopressine) : P, tubule proximal ; H, anse de Henle ; D, tubule distal ; C, tubule collecteur. (Les lignes épaisses indiquent l'absence de perméabilité à l'eau et de réabsorption d'eau.)

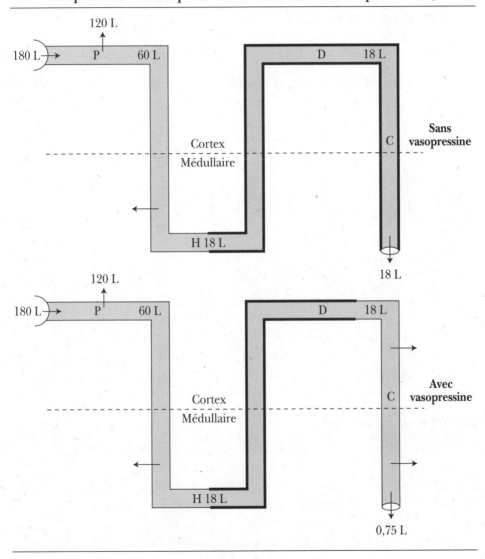

Figure 10-2

Épithélium perméable à l'eau (tubule proximal et branche descendante de l'anse de Henle), imperméable à l'eau (branche ascendante de l'anse de Henle), et dont la perméabilité à l'eau dépend de la présence de vasopressine (tubule collecteur). (Les chiffres réfèrent aux canaux hydriques aquaporine-1, -2, -3 et -4.)

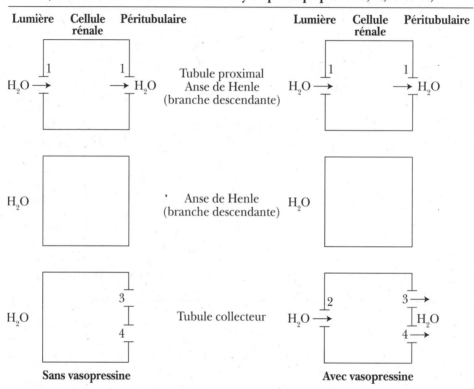

B) Tubule proximal

Le tubule proximal, très perméable, réabsorbe d'une façon isoosmotique environ les deux tiers de l'eau filtrée. La réabsorption d'eau est passive, selon le gradient osmotique créé par la réabsorption de chlorure de sodium et des autres solutés. L'osmolalité du liquide tubulaire proximal demeure donc égale à celle du plasma, que les reins concentrent ou diluent l'urine finale. Le tiers du liquide filtré, soit environ 60L/j, n'est pas réabsorbé au niveau du tubule proximal et entre donc dans la branche descendante de l'anse de Henle.

C) Anse de Henle

Deux populations de néphrons diffèrent par la longueur de leur anse de Henle. Ceux dont l'anse de Henle est courte viennent de glomérules situés dans la région superficielle ou moyenne du cortex rénal. Par contre, les néphrons avec des glomérules juxtamédullaires ont de longues anses de Henle qui jouent un rôle important dans le mécanisme de concentration urinaire.

1. Branche descendante fine de l'anse de Henle

Ce segment du néphron est très perméable à l'eau, mais l'est beaucoup moins au chlorure de sodium et à l'urée. L'osmolalité élevée du liquide interstitiel médullaire attire passivement l'eau du liquide tubulaire, dont l'osmolalité augmente alors progressivement jusqu'à une valeur maximale autour de 1 200 mOsm/kg H_2O. Cette réabsorption d'eau diminue à 10 % du volume filtré, soit 18 L/j, la quantité d'eau qui atteint cet endroit du néphron et qui peut contribuer à l'excrétion d'une urine diluée ou concentrée selon les besoins de l'organisme. Au tournant de l'anse de Henle, avec son apparence d'épingle à cheveux, l'épithélium devient subitement tout à fait imperméable au mouvement osmotique de l'eau (figure 10-3) parce que les canaux hydriques aquaporine-1 disparaissent complètement des membranes cellulaires luminale et basolatérale.

2. Branche ascendante fine de l'anse de Henle

Ce segment du néphron réabsorbe passivement le chlorure de sodium par diffusion de la lumière tubulaire vers l'interstice médullaire selon son gradient de concentration. Parce que la branche ascendante de l'anse de Henle est imperméable au mouvement osmotique de l'eau, la réabsorption de chlorure de sodium abaisse progressivement l'osmolalité du liquide tubulaire, tandis qu'elle élève celle de l'interstice médullaire.

3. Branche ascendante large de l'anse de Henle

En l'absence de canaux hydriques, ou aquaporines, et de réabsorption d'eau, la réabsorption active de chlorure de sodium diminue progressivement, jusqu'à environ 100 mOsm/kg H_2O, l'osmolalité du liquide tubulaire. C'est la production de l'eau libre de solutés dans la lumière tubulaire médullaire puis corticale de ce «segment diluteur». Par contre, la réabsorption de chlorure de sodium sans eau augmente l'osmolalité de l'interstice médullaire. Il faut souligner que, jusqu'à maintenant,

Figure 10-3
**Réabsorption d'eau dans la branche descendante fine (bdf) et de chlorure de
sodium dans la branche ascendante fine (baf) et large (BAL) de l'anse de Henle.
(Les lignes épaisses dans la branche ascendante indiquent l'absence
de canaux hydriques et de réabsorption d'eau.)**

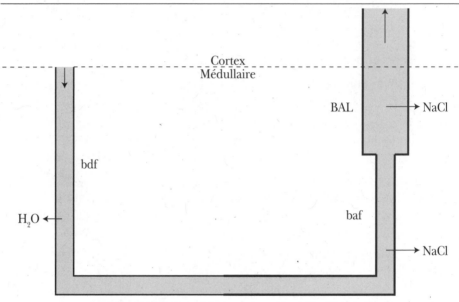

l'osmolalité du liquide tubulaire est la même, que l'urine finale soit concentrée durant l'antidiurèse ou diluée durant la diurèse aqueuse (figure 10-4). On observe le même volume de 18 L d'eau par jour au début et à la fin de la branche ascendante de l'anse de Henle, puisque celle-ci est toujours complètement imperméable à l'eau.

D) Tubule collecteur

L'excrétion rénale d'eau est régulée par l'arginine vasopressine, l'hormone anti-diurétique qui augmente la perméabilité de l'eau dans le tubule collecteur. En effet, le tubule collecteur est le premier segment du néphron dans lequel l'osmolalité du liquide tubulaire diffère entre l'antidiurèse et la diurèse aqueuse. En présence de vasopressine, la réabsorption d'eau produit l'antidiurèse avec le mécanisme de con-centration urinaire, tandis qu'en l'absence de vasopressine, l'eau n'est pas réabsor-bée, ce qui explique la diurèse aqueuse avec le mécanisme de dilution urinaire (figure 10-5).

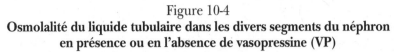

Figure 10-4
**Osmolalité du liquide tubulaire dans les divers segments du néphron
en présence ou en l'absence de vasopressine (VP)**

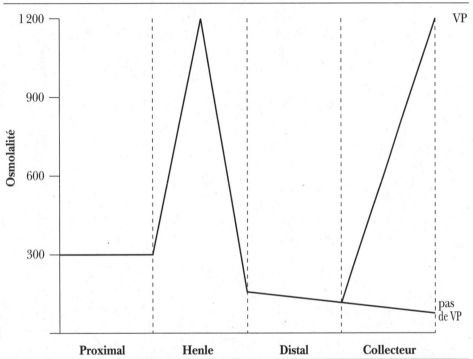

1.   **Perméable à l'eau en présence de vasopressine.** Quand le niveau circulant de vasopressine est élevé, les canaux hydriques sont ouverts dans la membrane luminale des cellules principales du tubule collecteur. La plus haute osmolalité du liquide interstitiel favorise alors la réabsorption passive d'eau selon le gradient osmotique de la lumière tubulaire vers l'interstice cortical isotonique ou vers l'interstice médullaire de plus en plus hypertonique. La réabsorption d'eau concentre progressivement le liquide tubulaire jusqu'à 300 mOsm/kg H_2O à la fin du tubule collecteur cortical et diminue à environ 5 à 6 L/j l'eau filtrée qui n'est pas encore réabsorbée. À la fin du tubule collecteur médullaire, on peut atteindre une valeur maximale de 1 200 mOsm/kg H_2O et obtenir l'urine maximalement concentrée caractéristique de l'antidiurèse.

Figure 10-5
**Formation de l'eau libre dans l'anse de Henle (H) avec réabsorption
ou non de celle-ci dans le tubule collecteur (C) durant la concentration
ou la dilution urinaires (D, tubule distal)**

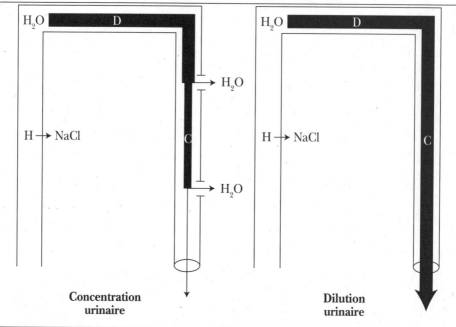

2. Imperméable à l'eau en l'absence de vasopressine. Les canaux hydriques dans la membrane luminale restent fermés en l'absence de vasopressine circulante. Parce que l'eau n'est pas réabsorbée de la lumière tubulaire, le liquide tubulaire demeure hypoosmolaire et le volume de l'eau filtrée qui n'est pas réabsorbée demeure inchangé à 18 L/j. En fait, la réabsorption de chlorure de sodium diminue progressivement l'osmolalité du liquide tubulaire jusqu'à un minimum d'environ 50 mOsm/kg H_2O et permet d'obtenir l'urine maximalement diluée caractéristique d'une diurèse aqueuse.

E) Rapports TF/P inuline et U/P inuline

Le rapport TF/P inuline est le quotient de la concentration d'inuline dans le liquide tubulaire (TF signifiant *tubular fluid*) obtenu par microponction sur la concentration plasmatique d'inuline. Comme le montre le tableau 10-1, ce rapport permet d'estimer, dans un segment donné du néphron, la fraction de l'eau filtrée qui a été réabsorbée. La concentration d'inuline dans le liquide de l'espace de Bowman demeure égale à la concentration plasmatique en l'absence de réabsorption d'eau. Parce que l'inuline n'est ni réabsorbée ni sécrétée, la hausse progressive de sa concentration et du rapport TF/P inuline le long du tubule rénal reflète seulement la réabsorption d'eau au niveau des divers segments du néphron.

La fraction de l'eau filtrée qui est réabsorbée est égale à 1 − 1/(TF/P inuline). Ainsi, une concentration d'inuline dans le liquide tubulaire proximal trois fois plus grande que la concentration plasmatique signifie qu'il reste le tiers de l'eau filtrée dans le tubule, alors que les deux tiers ont été réabsorbés. Une concentration d'inuline dans le liquide tubulaire distal 10 fois plus grande que la concentration plasmatique indique que le dixième de l'eau filtrée n'a pas été réabsorbé, mais que 90 % l'a été.

De la même manière, le quotient de la concentration d'inuline dans l'urine sur sa concentration plasmatique, ou le rapport U/P inuline, reflète la fraction d'eau réabsorbée par les reins. La fraction de l'eau filtrée qui est réabsorbée égale 1 − 1/(U/P inuline). Par exemple, une concentration d'inuline dans l'urine 100 fois supérieure à celle du plasma signifie qu'un centième de l'eau filtrée demeure dans le tubule et que 99 % a été réabsorbé.

Tableau 10-1
Rapports TF/P inuline et U/P inuline et réabsorption d'eau

		Fraction de l'eau filtrée	
	TF/P inuline	non réabsorbée	réabsorbée
Plasma (1)	–	–	–
Espace de Bowman (1)	1	1/1	0 %
Tubule proximal (3)	3	1/3	67 %
Tubule distal (10)	10	1/10	90 %
	U/P inuline		
Urine (100)	100	1/100	99 %

Les chiffres entre parenthèses représentent les concentrations d'inuline en mg/mL.

II. Régulation de la perméabilité rénale à l'eau par la vasopressine

A) Séquence d'événements

L'effet rénal le plus important de la vasopressine vient de ce qu'elle est une hormone antidiurétique, nécessaire au mécanisme de concentration urinaire. Son effet dans les cellules principales du tubule collecteur requiert deux protéines membranaires, le récepteur V_2 dans la membrane basolatérale et l'aquaporine-2 dans la membrane luminale, et la séquence d'événements décrite dans la figure 10-6.

1. La vasopressine circulante diffuse dans le liquide péritubulaire et se lie à des récepteurs V2 spécifiques dans la membrane basolatérale et couplés à une protéine G.

2. La liaison réversible de la vasopressine au récepteur active une protéine G liant le GTP et stimulant l'activité de l'adénylate cyclase.

3. Cette enzyme catalyse la transformation de l'ATP intracellulaire en un second messager, la 3',5'-adénosine monophosphate cyclique ou AMP cyclique. La concentration intracellulaire d'AMP cyclique reflète la balance entre sa synthèse dépendante de l'adénylate cyclase et sa dégradation en 5'-AMP catalysée par la phosphodiestérase.

4. La liaison de l'AMP cyclique intracellulaire à la protéine kinase A stimule la phosphorylation de protéines intracellulaires spécifiques, dont l'aquaporine-2.

5. La phosphorylation augmentée active l'insertion par exocytose (à partir de petites vésicules intracellulaires sous-apicales) des protéines aquaporine-2 qui servent de canaux hydriques dans la membrane luminale ou apicale.

6. La présence de canaux hydriques dans la membrane luminale augmente sa perméabilité à l'eau dont elle permet la réabsorption selon le gradient osmotique de la lumière tubulaire vers l'intérieur de la cellule.

7. L'eau est ensuite réabsorbée selon le gradient osmotique à travers les canaux hydriques aquaporine-3 et aquaporine-4 dans la membrane basolatérale, ceux-ci n'étant pas régulés par la vasopressine.

En l'absence de vasopressine circulante, les canaux hydriques, au lieu d'être présents dans la membrane luminale, sont internalisés par endocytose vers les vésicules intracellulaires. La membrane luminale, dépouillée de ses canaux hydriques, devient alors imperméable à l'eau. Une mutation du récepteur V_2 de la vasopressine, en empêchant l'action de celle-ci, produit un diabète insipide néphrogénique congénital.

Figure 10-6
Action de la vasopressine (VP) dans les cellules principales du tubule collecteur.
AC, adénylate cyclase ; AMPc, AMP cyclique

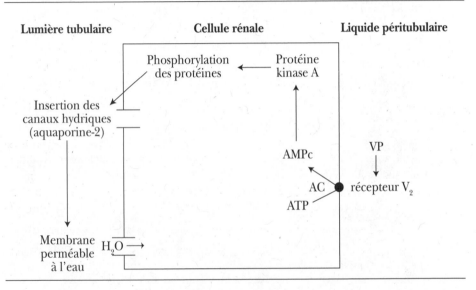

B) Modulation des effets rénaux de la vasopressine

Plusieurs hormones, certaines anomalies électrolytiques, divers médicaments et certaines conditions cliniques influencent les effets rénaux de la vasopressine. Dans certaines de ces conditions, il y a diminution ou augmentation des canaux hydriques aquaporine-2 dans la membrane luminale des cellules principales.

1. **Hormones.** La stimulation alpha-adrénergique, les prostaglandines dans la médullaire rénale et l'absence de corticostéroïdes inhibent la réponse du tubule collecteur à la vasopressine.

2. **Anomalies électrolytiques.** L'hypokaliémie et l'hypercalcémie diminuent toutes deux la réponse du tubule collecteur à la vasopressine et la capacité de concentrer l'urine.

3. **Médicaments.** La déméclocycline, le lithium (voir encadré 10-1) et plusieurs autres agents pharmacologiques empêchent l'effet antidiurétique de la vasopressine et produisent ainsi un diabète insipide néphrogénique. Par contre, la carbamazépine, le chlorpropamide et les anti-inflammatoires non stéroïdiens augmentent le pouvoir de concentration des reins.

4. **Conditions cliniques.** Le nombre de canaux hydriques aquaporine-2 augmente dans l'insuffisance cardiaque congestive, la cirrhose hépatique et le syndrome de sécrétion inappropriée d'hormone antidiurétique (SIADH) et explique la rétention hydrique qui les accompagne. Elle peut toutefois être diminuée par des antagonistes spécifiques des récepteurs V_2 de la vasopressine.

Application pratique 10-1

Un patient, atteint d'une maladie bipolaire et prenant sans problème du lithium depuis plusieurs années, doit être hospitalisé en raison d'une autre condition médicale. Après quelques jours, on le retrouve assez sévèrement déshydraté. Pourquoi?

Le lithium est un médicament très efficace pour stabiliser l'humeur d'un patient bipolaire mais il diminue le nombre de canaux hydriques dans la membrane luminale et l'effet rénal de la vasopressine. Le volume urinaire quotidien est donc augmenté et le patient non hospitalisé s'habitue à remplacer ces pertes de liquide dans l'urine. Toutefois, il ne peut plus le faire durant son hospitalisation et le bilan hydrique devient alors rapidement négatif.

III. Clairance osmolaire et clairance de l'eau libre

A) Excrétion d'une charge osmolaire

Le tableau 10-2 et la figure 10-7 présentent quatre façons différentes d'excréter dans l'urine la même charge quotidienne de 900 mOsm. Environ la moitié de ces particules dans l'urine, soit 450 mOsm, sont des électrolytes ingérés dans la diète, tels que le sodium (150 mEq), le potassium (100 mEq) et le chlore (150 mEq). Les 450 mOsm non électrolytiques dans l'urine sont surtout représentées par l'urée, un produit de déchet azoté dérivé du catabolisme des protéines ingérées.

Figure 10-7
Relation inverse entre l'osmolalité urinaire et le volume urinaire.
(Les chiffres entre parenthèses représentent les quatre conditions
présentées dans le tableau 10-2.)

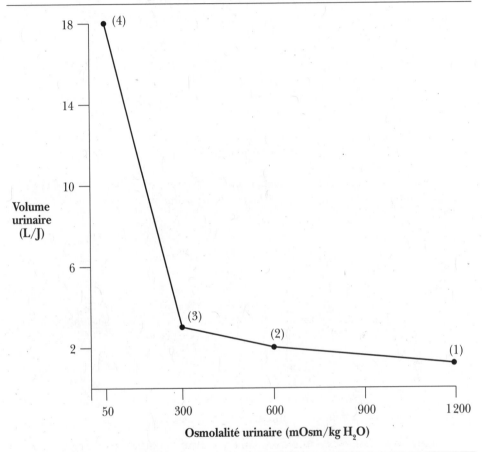

Il faut noter qu'avec la même diète l'excrétion rénale des solutés demeure inchangée malgré des variations considérables du débit urinaire. On maintient donc le bilan hydrique mais aussi celui de plusieurs autres solutés, comme le sodium, le potassium, les protons, les ions divalents calcium, phosphate et magnésium, et l'urée.

Tableau 10-2

Excrétion de la même charge quotidienne de 900 mOsm avec différents débits urinaires

	Débit urinaire (L/j)	Osmolalité urinaire (mOsm/kg H$_2$O)
1. Antidiurèse	0,75	1 200
2. Conditions habituelles	1,5	600
3. Urine isotonique	3,0	300
4. Diurèse aqueuse	18	50

Application pratique 10-2

Pourquoi, paradoxalement, un patient en insuffisance rénale chronique sévère peut-il avoir un débit urinaire deux fois plus grand que celui d'un individu avec une fonction rénale normale?

Avec la progression de l'insuffisance rénale chronique, il y a perte des pouvoirs de concentration et de dilution urinaires. L'urine isosthénurique a donc obligatoirement l'osmolalité (300 mOsm/kg H$_2$O) et la densité (1,010) du plasma. Si le contenu de la diète en chlorure de sodium et en protéines (dont le catabolisme produit l'urée) n'a pas été modifié, l'excrétion urinaire de 900 mOsm/j nécessite, à cause de la perte du pouvoir de concentration, un débit urinaire de 3 L/j au lieu du volume de 1,5 L que nous urinons habituellement chaque jour avec une urine concentrée à 600 mOsm/kg H$_2$O.

Considérons maintenant quatre situations différentes dans lesquelles on excrète durant une journée la même quantité de 900 mOsm.

1. Durant l'*antidiurèse* avec une osmolalité urinaire maximale de 1 200 mOsm/kg H$_2$O, le volume urinaire peut diminuer à un minimum de 750 mL/j et permettre l'excrétion des 900 mOsm.

2. Cependant, pour des raisons pratiques, on excrète le plus souvent environ 1 500 mL d'urine, avec une osmolalité de 600 mOsm/kg H$_2$O.

3. Avec l'excrétion d'une *urine isotonique* contenant la même quantité de 300 mOsm/ kg H$_2$O que le plasma, 3 L sont nécessaires à l'excrétion de 900 mOsm (voir encadré 10-2).

4. Durant la *diurèse aqueuse* maximale, avec une osmolalité urinaire minimale de 50 mOsm/kg H$_2$O, le volume urinaire peut atteindre 18 L/j, soit 10 % de la filtration glomérulaire normale.

Le volume urinaire durant la diurèse aqueuse maximale peut donc être 24 fois plus grand que celui observé au cours de l'antidiurèse maximale.

Application pratique 10-3

Des individus n'ingèrent pas de sel et ne mangent pas de protéines mais boivent chaque jour plusieurs litres de bière (des «piliers de taverne», plus souvent de sexe masculin) ou de thé (des personnes âgées, souvent de sexe féminin, consommant une diète «thé et rôties»). Pourquoi les reins de ces personnes ne peuvent-ils pas excréter une telle quantité d'eau ?

Il y a chute importante du nombre d'osmoles ingérées, qu'elles soient électrolytiques (le sel ou chlorure de sodium) ou non électrolytiques (l'urée dérivée du catabolisme des protéines). En effet, la bière et les rôties contiennent des glucides mais pas de protéines.

Supposons que nos individus excrètent six fois moins de particules qu'habituellement, soit 150 mOsm/j au lieu de 900 mOsm/j. Parce que notre organisme ne peut pas excréter de l'eau distillée sans aucune osmole, il y a toujours un minimum de 50 mOsm dans chaque litre d'urine. Le débit urinaire maximal sera donc de 3 L seulement, ou six fois moins, et toute quantité supplémentaire de liquide ingéré sera retenue par l'organisme et diminuera la natrémie et l'osmolalité des liquides corporels. Il est donc sage d'ajouter du sel à la bière ou de manger des «chips» afin d'augmenter le nombre d'osmoles dans l'urine et l'excrétion de l'eau qui les accompagne.

Le volume urinaire minimal ou maximal dépend toutefois de la quantité de solutés excrétés. Ainsi, avec une excrétion quotidienne de seulement 450 mOsm de solutés, le volume urinaire minimal serait 375 mL/j. Par contre, la diurèse maximale ne pourrait pas dépasser 9 L/j (voir encadré 10-3).

B) Tonicité de l'urine

Lorsqu'on la compare au plasma, l'urine est isotonique, hypotonique ou hypertonique. La clairance osmolaire (C$_{osm}$) reflète l'excrétion totale de solutés dans l'urine. Elle est égale au produit de l'osmolalité urinaire (U_{osm}) par le volume urinaire (V) divisé par l'osmolalité plasmatique (P_{osm}), et est décrite par l'équation

$$C_{osm} = \frac{U_{osm}\,V}{P_{osm}}$$

1. Urine isotonique. En l'absence de concentration ou de dilution urinaires, la clairance osmolaire équivaut au volume urinaire, puisque l'osmolalité de l'urine est la même que celle du plasma (C_{osm} = V). L'urine et le plasma contiennent alors la même proportion d'eau et de solutés, et il n'y a pas de clairance de l'eau libre positive ou négative. La densité de l'urine isotonique est 1,010, une valeur identique à celle du plasma et représentant le poids de l'urine par rapport à celui de l'eau pure. L'urine isotonique est la seule que peut excréter le patient en insuffisance rénale chronique sévère, puisque ses reins ont perdu leur capacité de concentrer ou de diluer l'urine.

2. Urine hypotonique. Avec une urine diluée par l'addition d'eau à une osmolalité plus basse que celle du plasma, le volume urinaire représente la somme de la clairance osmolaire et de la clairance de l'eau libre de solutés (CH_2O) (V = C_{osm} + CH_2O). Quand on compare l'urine au plasma isotonique, il y a excrétion d'une plus grande proportion d'eau que de solutés. Ce surplus d'eau qui est enlevé du plasma est la clairance de l'eau libre de solutés. Par exemple, la figure 10-8 présente la division artificielle d'un volume urinaire de 18 L, avec 50 mOsm dans chaque litre ou kilogramme d'eau : la clairance osmolaire de 3 L de solution isoosmotique et la clairance de l'eau libre de 15 L. L'eau libre de solutés est un volume virtuel d'eau pure sans aucun soluté ; il faut enlever ce volume de l'urine pour que l'osmolalité de celle-ci soit égale à celle du plasma. La densité de l'urine hypotonique est inférieure à 1,010 et peut atteindre des valeurs aussi basses que 1,001 et 1,002, parce que le petit nombre de particules dans l'urine la rend moins pesante que le plasma ou l'urine isotonique.

3. Urine hypertonique. Avec une urine concentrée par la réabsorption d'eau à une osmolalité plus élevée que celle du plasma, le volume urinaire équivaut à la différence entre la clairance osmolaire et la clairance négative de l'eau libre ou TcH_2O (V = Cosm – TcH_2O). Quand on la compare au plasma isotonique, l'urine contient une plus grande proportion de solutés que d'eau. En fait, la clairance négative de l'eau libre représente la quantité d'eau ajoutée au plasma durant l'excrétion d'une urine concentrée (figure 10-9). Ainsi, avec l'excrétion de 1,5 L d'urine et une osmolalité de 600 mOsm/kg H_2O, l'excrétion des 900 mOsm nécessiterait 3 L d'urine isotonique (figure 10-10). On retourne donc au sang 1,5 L d'eau, soit la

Figure 10-8

Urine hypotonique durant la diurèse aqueuse : division théorique du débit urinaire en deux fractions, la clairance de l'eau libre (CH_2O) et la clairance osmolaire (C_{osm})

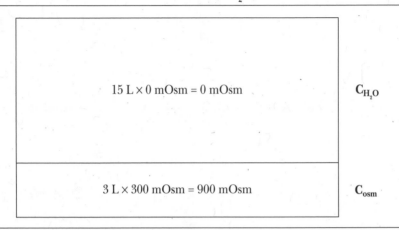

Figure 10-9

Destin de l'eau durant l'excrétion d'une urine hypotonique, isotonique ou hypertonique

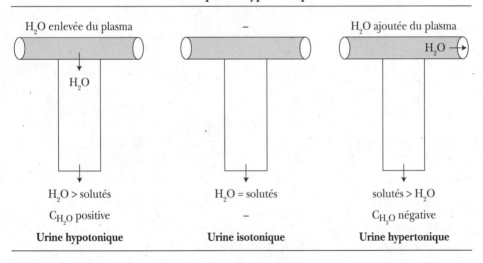

clairance négative de l'eau libre. La densité de l'urine hypertonique est plus grande que 1,010, jusqu'à des valeurs aussi élevées que 1,025 et 1,030, parce que le grand nombre de particules dans l'urine la rend plus pesante que le plasma ou l'urine isotonique (voir encadré 10-4).

Figure 10-10
Urine hypertonique durant l'antidiurèse : la clairance négative de l'eau libre est la quantité d'eau qu'il faut ajouter au volume urinaire pour obtenir une urine isotonique

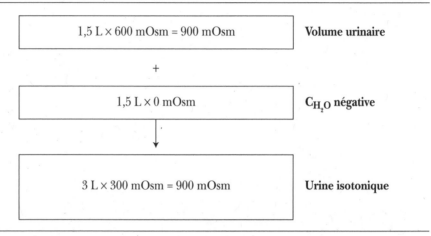

$1,5\ L \times 600\ mOsm = 900\ mOsm$	**Volume urinaire**
+	
$1,5\ L \times 0\ mOsm$	C_{H_2O} **négative**
$3\ L \times 300\ mOsm = 900\ mOsm$	**Urine isotonique**

Appliction pratique 10-4

Une analyse d'urine, faite quelques heures après une coronarographie, révèle une densité à 1,045. Pouvez-vous expliquer cette valeur incompatible avec la physiologie rénale chez l'humain ?

L'urine maximalement concentrée chez l'humain ne peut pas dépasser 1 200 mOsm/kg H_2O, ce qui correspond à une densité entre 1,025 et 1,030. Il y a donc un artéfact expliquant cette valeur élevée de densité urinaire. Le poids de l'urine est tout simplement augmenté par l'excrétion urinaire des lourds colorants radioopaques utilisés lors de la coronarographie.

IV. Mécanisme de concentration urinaire

L'excrétion d'un petit volume d'urine concentrée ou hypertonique requiert deux étapes essentielles. Les anses de Henle, qui agissent comme des multiplicateurs de contre-courant, doivent d'abord générer un interstice médullaire hypertonique maintenu par les *vasa recta*, des échangeurs de contrecourant. Le terme contrecourant réfère à des flots dans des directions opposées dans les branches descendante et ascendante des anses de Henle ou des *vasa recta*. L'équilibre osmotique doit ensuite être atteint entre l'interstice médullaire hypertonique et le liquide dans le tubule collecteur médullaire afin de former une urine hypertonique.

A) Production et maintien de l'interstice médullaire hypertonique

L'osmolalité du liquide interstitiel médullaire augmente progressivement de la jonction corticomédullaire jusqu'à l'extrémité de la papille, où elle peut atteindre chez l'humain un maximum de 1 200 mOsm/kg H_2O, soit quatre fois l'osmolalité plasmatique. On observe toutefois des valeurs approchant 3 000 mOsm/kg H_2O chez le rat et le chien et des osmolalités dépassant 5 000 mOsm/kg H_2O chez le rat du désert. Cette hypertonicité provient en partie des concentrations élevées de chlorure de sodium et d'urée. Le mécanisme de concentration urinaire nécessite donc, dans la diète, des quantités suffisantes de chlorure de sodium et de protéines, qui sont catabolisées en urée.

Parce que des concentrations très élevées d'urée et de chlorure de sodium altèrent la structure et la fonction des protéines intracellulaires, divers autres solutés organiques osmotiquement actifs, ou osmolytes, s'accumulent aussi dans les cellules et l'interstice de la médullaire afin de produire l'hypertonicité considérable observée dans la médullaire interne et dans la papille. Ces osmolytes comprennent les polyalcools sorbitol et *myo*-inositol, les méthylamines bétaïne et glycérophosphorylcholine, et certains acides aminés, comme la taurine, et ces molécules n'altèrent pas la structure et la fonction des protéines intracellulaires.

1. Production par les anses de Henle de l'interstice médullaire hypertonique

Un *multiplicateur de contrecourant* produit l'hyperosmolalité médullaire et le gradient corticomédullaire d'osmolalité. À cause des perméabilités différentes des branches descendante et ascendante de l'anse de Henle, deux phénomènes produisent le gradient d'osmolalité entre la branche descendante hyperosmolaire et la branche ascendante hypoosmolaire.

La partie du milieu de la figure 10-11 montre que, d'abord, la réabsorption active de chlorure de sodium dans la branche ascendante large médullaire de l'anse de Henle, sans réabsorption d'eau, produit un gradient osmotique maximal de 200 mOsm/kg H_2O entre cette branche ascendante et l'interstice médullaire. La vasopressine, qui est l'hormone antidiurétique, stimule cette réabsorption de chlorure de sodium au niveau de l'anse de Henle. L'interstice médullaire rendu hypertonique par la réabsorption de chlorure de sodium attire ensuite passivement l'eau de la branche descendante de l'anse de Henle, ce qui produit un gradient maximum de 200 mOsm/kg H_2O entre les branches ascendante et descendante de l'anse de Henle (partie de gauche de la figure 10-11).

Figure 10-11
**Génération d'un gradient d'osmolalité entre les branches descendante
et ascendante de l'anse de Henle.
(Les chiffres sont les osmolalités du liquide tubulaire ou du liquide intersitiel;
les lignes épaisses indiquent l'absence de perméabilité à l'eau
et de réabsorption d'eau dans la branche ascendante.)**

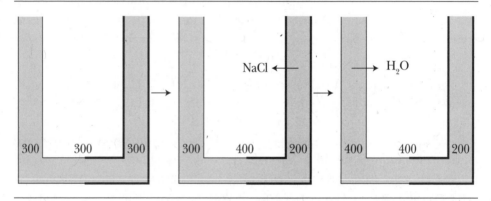

Toutefois, comme le montre la partie du milieu de la figure 10-12, l'arrivée du liquide proximal isoosmotique déplace le liquide tubulaire des deux branches descendante et ascendante. La réabsorption active de chlorure de sodium dans la branche ascendante et la réabsorption passive d'eau dans la branche descendante recréent le même gradient de 200 mOsm/kg H_2O entre les branches ascendante et descendante de l'anse de Henle (partie de gauche de la figure 10-12).

La répétition de ce mécanisme produit finalement le gradient osmotique corticomédullaire et l'osmolalité maximale de 1 200 mOsm/kg H_2O dans la papille, illustrés dans la figure 10-13. Le flot à contre-courant dans les branches descendante et ascendante de l'anse de Henle multiplie l'effet de la réabsorption d'eau dans la branche descendante et de chlorure de sodium dans la branche ascendante. Une corrélation positive existe chez les différentes espèces de mammifères entre la longueur de leurs anses de Henle, l'hypertonicité maximale de leur interstice médullaire et l'osmolalité maximale de leur urine.

Figure 10-12

Génération d'un gradient d'osmolalité entre les branches descendante et ascendante de l'anse de Henle. (Les chiffres sont les osmolalités du liquide tubulaire.)

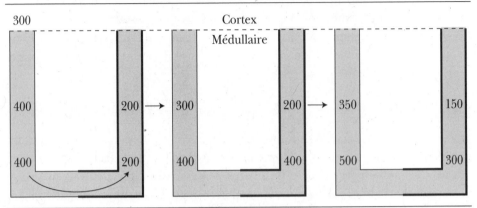

Figure 10-13

Événements médullaires en antidiurèse : le tubule collecteur est perméable à l'eau en présence de vasopressine qui permet l'équilibre osmotique entre le liquide tubulaire et l'interstice médullaire hypertonique (Les chiffres sont les osmolalités du liquide tubulaire ou du liquide interstitiel.)

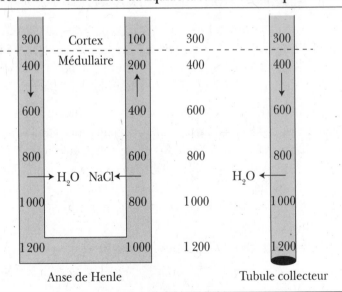

2. Maintien par les vasa recta de l'interstice médullaire hypertonique

Les branches descendante et ascendante des *vasa recta* jouent le rôle d'un *échangeur de contre-courant* pour les solutés et l'eau et maintiennent l'hyperosmolalité médullaire. En effet, ils préviennent l'enlèvement par la circulation de quantités excessives de solutés interstitiels (chlorure de sodium et urée) et la disparition du gradient osmotique corticomédullaire qui en résulterait.

Dans la branche descendante, les solutés diffusent de l'interstice médullaire hypertonique vers les *vasa recta*, et l'eau diffuse dans la direction opposée selon le gradient osmotique. Le sang, isotonique dans le cortex, devient donc de plus en plus hypertonique à mesure qu'il descend dans la médullaire. Par contre, dans la branche ascendante, les solutés diffusent des *vasa recta* vers l'interstice médullaire, et l'eau retourne dans les *vasa recta*. Le résultat net est que le sang quittant la médullaire n'est que légèrement hypertonique quand on le compare au plasma. La vasopressine contribue également au mécanisme de concentration urinaire en diminuant le débit sanguin médullaire.

B) Équilibre osmotique du liquide tubulaire avec l'interstice médullaire hypertonique

La perméabilité membranaire à l'eau et sa réabsorption passive dissipe le gradient transépithélial d'osmolalité entre l'interstice médullaire et le liquide du tubule collecteur médullaire. L'équilibre osmotique résultant de la réabsorption d'eau nécessite l'action de la vasopressine au niveau du tubule collecteur.

L'osmolalité définitive de l'urine ne dépend donc pas directement d'événements survenant dans l'anse de Henle, dont la branche ascendante est toujours imperméable à l'eau, mais de la perméabilité à l'eau du tubule collecteur. Toutefois, l'osmolalité urinaire ne peut jamais dépasser l'osmolalité maximale présente dans l'interstice médullaire hypertonique. Toute condition diminuant l'hypertonicité médullaire compromet donc le mécanisme de concentration urinaire.

V. Mécanisme de dilution urinaire

L'eau, pour être excrétée dans l'urine, doit être filtrée et ne pas être réabsorbée par les divers segments du néphron, dont le tubule collecteur, qui demeure imperméable à l'eau en l'absence de vasopressine. L'excrétion d'une urine diluée requiert donc deux étapes principales, présentées dans la figure 10-14, une fois que l'eau filtrée n'a pas été réabsorbée proximalement.

Figure 10-14

Événements médullaires en diurèse aqueuse : l'osmolalité dans les branches de l'anse de Henle et dans l'interstice médullaire est la même que durant la concentration urinaire, mais le tubule collecteur demeure imperméable à l'eau en l'absence de vasopressine. (Les chiffres sont les osmolalités du liquide tubulaire ou du liquide intersitiel.)

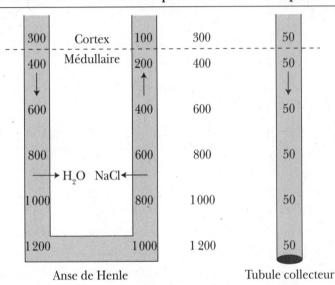

Anse de Henle   Tubule collecteur

A) Branche ascendante de l'anse de Henle

D'abord, la réabsorption active de chlorure de sodium, mais sans eau, dans la branche ascendante large de l'anse de Henle produit l'eau libre de solutés. La réabsorption de chlorure de sodium diminue l'osmolalité du liquide tubulaire à 200 mOsm/kg H_2O à la fin de la partie médullaire et à 100 mOsm/kg H_2O à la fin de la partie corticale de ce segment du néphron. Par contre, la réabsorption de chlorure de sodium augmente l'osmolalité de l'interstice médullaire.

B) Tubule collecteur

Par la suite, le tubule collecteur demeure imperméable à l'eau en l'absence de vasopressine. L'imperméabilité à l'eau du tubule empêche le mouvement osmotique d'eau entre le liquide tubulaire hypotonique et l'interstice cortical isotonique et médullaire hypertonique. Ceci prévient la dissipation du gradient transépithélial d'osmolalité entre le liquide hypotonique dans le tubule collecteur et l'interstice cortical et médullaire environnant et permet de former une urine hypotonique. La réabsorption additionnelle de solutés au niveau du tubule collecteur dilue davantage le liquide tubulaire de 100 mOsm/kg H_2O à un minimum d'environ 50 mOsm/kg H_2O chez l'humain.

Références

Agre, P.: Aquaporin water channels in kidney. Journal of the American Society of Nephrology 11: 764-777, 2000.

Brown, D.: The ins and outs of aquaporin-2 trafficking. American Journal of Physiology 284: F893-F901, 2003.

Brown, D., Nielsen, S.: Cell biology of vasopressin action, chapitre 8 dans Brenner, B.M., The Kidney, 8e édition, Philadelphie, Saunders Elsevier, 2008.

Burg, M.B., Ferraris, J.D., Dmitrieva, N.I.: Cellular response to hyperosmotic stresses. Physiological Reviews 87: 1441-1474, 2007.

Fenton, R.A., Knepper, M.A.: Mouse models and the urinary concentrating mechanism in the new millennium. Physiological Reviews 87: 1083-1112, 2007.

Knepper, M.A., Hoffert, J.D., Packer, R.K., et al.: Urine concentration and dilution, chapitre 9 dans Brenner, B.M., The Kidney, 8e édition, Philadelphie, Saunders Elsevier, 2008.

Neuhofer, W., Beck, F.X.: Cell survival in the hostile environment of the renal medulla. Annual Review of Physiology 67: 531-555, 2005.

Nielsen, S., Kwon, T.H., Dinke, H., et al.: Aquaporin water channels in mammalian kidney, chapitre 38 dans Alpern, R.J., Hebert, S.C., The Kidney: Physiology and Pathophysiology, 4e édition, Amsterdam, Academic Press Elsevier, 2008.

Pallone, T.L., Turner, M.R., Edwards, A., et al.: Countercurrent exchange in the renal medulla. American Journal of Physiology 284: R1153-R1175, 2003.

Sands, J.M., Layton, H.E.: The urine concentrating mechanism and urea transporters, chapitre 40 dans Alpern, R.J., Hebert, S.C., The Kidney: Physiology and Pathophysiology, 4e édition, Amsterdam, Academic Press Elsevier, 2008.

CHAPITRE 11

BILAN SODIQUE ET VOLUME DU LIQUIDE EXTRACELLULAIRE

I. Bilan sodique normal et volume du liquide extracellulaire

Le volume du liquide extracellulaire (LEC) représente approximativement 20 % du poids corporel, soit 14 L chez un adulte de 70 kg. Ce volume dépend du contenu total en sodium, d'environ 2 000 mEq, et des anions accompagnant le sodium dans le LEC. En effet, si l'hormone antidiurétique et le mécanisme de la soif fonctionnent normalement, le volume liquidien et le contenu en sodium changent en même temps afin de garder constantes la natrémie et l'osmolalité plasmatique. Le maintien d'un volume normal de LEC dépend donc de la régulation du bilan externe en sodium, soit la différence entre l'ingestion de sodium et son excrétion, qui est surtout urinaire.

Application pratique 11-1

Un individu, dont l'hypertension artérielle est très mal contrôlée, malgré de nombreux médicaments antihypertenseurs, vous apporte sa collection urinaire de 24 heures, dans laquelle vous mesurez une excrétion de sodium de 450 mEq/j. Quel conseil simple et efficace donneriez-vous à cet hypertendu ?

La quantité de sodium excrétée dans l'urine est égale à celle que nous ingérons. Cet hypertendu ingère donc 450 mEqNa/j, soit trois fois la quantité moyenne de 150 mEq/j ingérée par la population nord-américaine. Chez l'hypertendu (ou chez celui qui a une prédisposition familiale à le devenir), la tension artérielle tend à s'élever avec l'augmentation de l'ingestion du sodium. De plus, l'ingestion excessive de sel négative l'effet hypotenseur de certains médicaments antihypertenseurs qui entraînent une rétention sodique.

Cet hypertendu devrait donc écarter la salière et s'abstenir des aliments contenant d'une façon évidente beaucoup de sel. Il diminuerait ainsi son ingestion de sodium et son excrétion urinaire à environ 90 mEq/j, et le contrôle de son hypertension artérielle serait beaucoup plus facile avec un nombre réduit de médicaments antihypertenseurs.

La figure 11-1 montre que, dans des conditions normales, l'excrétion de sodium, surtout rénale, est égale à son ingestion et à son absorption intestinale. Cet équilibre garde donc le bilan externe en sodium près de zéro et le volume du LEC à l'intérieur de limites physiologiques étroites. Même si l'ingestion quotidienne moyenne de sodium est voisine de 150 mEq, elle peut varier considérablement, selon les habitudes alimentaires des individus, de quantités minimes à plusieurs centaines de milliéquivalents par jour (voir encadré 11-1). Puisque les reins adaptent leur excrétion urinaire de sodium à cette ingestion quotidienne très variable, ils peuvent excréter aussi bien une urine presque dépourvue de sodium qu'une charge importante de sodium.

Figure 11-1

Bilan sodique normal : l'ingestion et l'absorption digestive de sodium dans le liquide extracellulaire (LEC) sont égales à son excrétion rénale. (Les valeurs sont présentées en milliéquivalents par jour.)

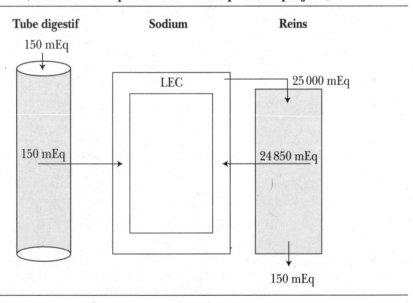

II. Mécanismes régulateurs

A) Importance cruciale

La fraction plasmatique du sang, autour de 3,5 L, est plus grande que les 2,5 L représentant le volume des globules rouges. Tout changement du volume plasmatique modifie donc d'une façon parallèle le volume sanguin total d'environ 6 L. Puisque le volume plasmatique représente le quart du volume du LEC, le contrôle du bilan sodique est essentiel au maintien à l'intérieur de limites physiologiques du volume intravasculaire, du débit cardiaque, de la pression artérielle et d'une perfusion tissulaire adéquate apportant l'oxygène et les éléments nutritifs aux cellules de l'organisme (figure 11-2).

Figure 11-2
**Importance cruciale de la régulation du bilan sodique
et du volume du liquide extracellulaire (LEC)**

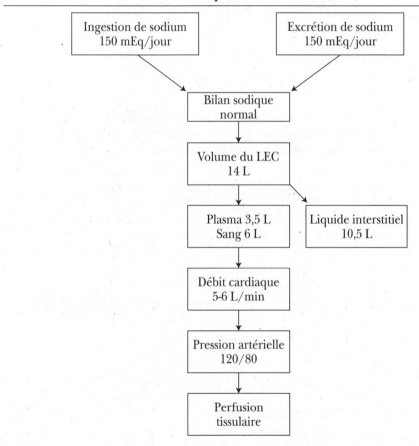

B) Schéma général

Ce système de contrôle homéostatique requiert deux parties intégrées l'une à l'autre. La partie afférente constituée de plusieurs récepteurs de volume détecte d'abord le degré de remplissage du système vasculaire, c'est-à-dire le volume plasmatique ou sanguin efficace. La partie efférente, comprenant les divers mécanismes effecteurs au niveau des reins, ajuste ensuite l'excrétion urinaire de sodium et d'eau selon les besoins de l'organisme.

La figure 11-3 montre la séquence d'événements à l'œuvre dans le contrôle de la natriurèse, ou excrétion urinaire de sodium, et par conséquent dans l'homéostasie du volume sanguin efficace. Un remplissage excessif du compartiment vasculaire signale aux reins d'excréter plus de sodium (et d'eau), tandis qu'au contraire une rétention rénale de sodium (et d'eau) résulte d'un remplissage insuffisant du système vasculaire.

Figure 11-3

Vue d'ensemble du système de récepteurs et d'effecteurs régulant l'excrétion urinaire de sodium ou natriurèse et le volume sanguin efficace durant l'expansion ou la contraction du volume du liquide extracellulaire

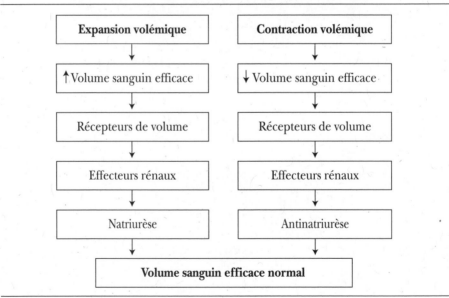

Durant l'expansion de volume du LEC, des récepteurs détectent la hausse du volume sanguin efficace et envoient aux reins des signaux nerveux et hormonaux afin d'activer les mécanismes effecteurs augmentant la natriurèse. Cette séquence intégrée d'événements diminue le volume sanguin efficace à des valeurs normales. Par contre, dans la contraction de volume du LEC, des récepteurs détectent la chute du volume sanguin efficace et signalent aux reins d'activer les divers mécanismes retenant le sodium. Cette série d'événements retourne vers la normale le volume sanguin efficace diminué.

C) Barorécepteurs à l'œuvre

Plusieurs sortes de barorécepteurs dans les deux compartiments du LEC détectent les écarts de la normale de son volume. On trouve des barorécepteurs intravasculaires dans les deux circulations, artérielle et veineuse, et d'autres récepteurs dans le compartiment interstitiel au niveau des reins et du foie (tableau 11-1).

Tableau 11-1
Barorécepteurs à l'œuvre dans la régulation du volume du liquide extracellulaire

---

Récepteurs intravasculaires

Récepteurs à haute pression dans la circulation artérielle
Extrarénaux : crosse aortique et sinus carotidiens
Intrarénaux : appareil juxtaglomérulaire

Récepteurs à basse pression dans la circulation veineuse
Oreillettes du cœur
Autres récepteurs intrathoraciques

Récepteurs interstitiels
Dans les reins
Dans le foie

---

1. Récepteurs intravascullaires

Les altérations du volume plasmatique changent en même temps et dans la même direction le volume sanguin et la pression intravasculaire. Dans le compartiment vasculaire, deux sortes de barorécepteurs répondent à la pression ou à l'étirement et détectent les changements du volume sanguin efficace ou central. Des barorécepteurs à haute pression reconnaissent le degré de remplissage de la circulation artérielle tandis que des barorécepteurs intrathoraciques à basse pression le font du côté veineux.

Les barorécepteurs à haute pression dans la circulation artérielle pourraient représenter le système de défense contre une contraction du volume du LEC, et les barorécepteurs à basse pression dans la circulation veineuse, le mécanisme de défense contre une expansion excessive du volume du LEC. Ces récepteurs sont intégrés avec le centre cardiovasculaire situé dans le tronc cérébral. Ils stimulent aussi la libération de plusieurs hormones impliquées dans l'excrétion ou la rétention rénales de sodium et d'eau, telles que l'angiotensine II, l'aldostérone, l'endothéline, la vasopressine, les catécholamines et le peptide natriurétique auriculaire (ANP).

a) Récepteurs à haute pression dans la circulation artérielle

Une pression intravasculaire élevée stimule les récepteurs extrarénaux, qui inhibent alors le système nerveux sympathique. À l'inverse, les récepteurs intrarénaux détectent une basse pression de perfusion et activent le système rénine-angiotensine-aldostérone (figure 11-4).

Figure 11-4

Régulation de la pression artérielle par les barorécepteurs extrarénaux et intrarénaux

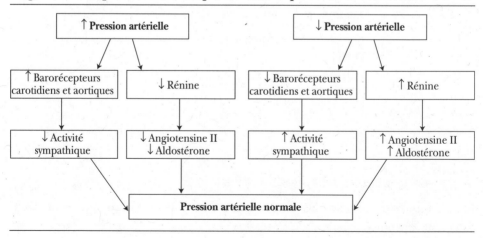

1) Récepteurs extrarénaux

Ces barorécepteurs sont situés dans les *sinus carotidiens,* à la bifurcation de chaque artère carotide, et dans la paroi de la *crosse aortique.* L'expansion de volume et le remplissage exagéré de la circulation artérielle augmentent la pression intravasculaire. Cette pression élevée accélère le rythme de décharge des fibres afférentes cheminant dans les nerfs glossopharyngiens (IX) et vagues (X) entre ces barorécepteurs et le centre cardiovasculaire dans le tronc cérébral. L'inhibition du centre cardiovasculaire qui en résulte diminue l'activité sympathique, le rythme cardiaque et la résistance vasculaire périphérique. Les changements hémodynamiques tendent donc à corriger l'élévation initiale de la pression intravasculaire.

Par contre, dans la contraction de volume, le remplissage insuffisant de la circulation artérielle et la baisse de la pression intravasculaire ralentissent les influx afférents venant des barorécepteurs. Ce ralentissement augmente la décharge efférente sympathique en provenance du centre cardiovasculaire médullaire, puisque ce centre n'est plus inhibé. La stimulation sympathique accélère le rythme cardiaque et produit une vasoconstriction périphérique. Une chute importante du volume sanguin efficace stimule aussi la soif et la libération non osmotique de l'arginine vasopressine, l'hormone antidiurétique. Ces divers changements tendent à corriger la pression intravasculaire initialement diminuée.

2) Récepteurs intrarénaux

Même si les reins représentent le principal effecteur dans la régulation du bilan sodique et du volume du LEC, ils participent également à l'arc afférent de ce système homéostatique. En effet, quand la pression de perfusion rénale diminue durant la contraction de volume du LEC, la rénine est sécrétée par des cellules musculaires lisses spécialisées dans les artérioles afférentes de l'*appareil juxtaglomérulaire.* Ces barorécepteurs intrarénaux ne sont pas intégrés avec le système nerveux central, mais les hormones produites par l'activation du système rénine-angiotensine-aldostérone agissent directement sur les reins et le système cardiovasculaire. Contrairement à la contraction de volume du LEC, l'expansion de volume et la hausse de la pression de perfusion rénale qui en résulte inhibent la sécrétion de rénine et l'activité du système rénine-angiotensine-aldostérone.

b) Récepteurs à basse pression dans la circulation veineuse

Deux groupes de récepteurs cardiopulmonaires détectent les changements du volume sanguin veineux à l'intérieur du thorax.

1) Oreillettes du cœur

Pression auriculaire augmentée. L'étirement de la paroi auriculaire résultant d'une pression auriculaire élevée et de la distension des oreillettes entraîne des effets nerveux et hormonaux (figure 11-5). Cet étirement augmente d'abord les influx afférents des barorécepteurs vers le centre cardiovasculaire médullaire. Le ralentissement de la décharge vasomotrice sympathique qui en résulte augmente la natriurèse par le réflexe auriculorénal et produit une dilatation veineuse. De plus, les cellules myocardiques des oreillettes sécrètent le peptide natriurétique auriculaire (ANP). Plusieurs mécanismes différents contribuent à l'effet natriurétique de l'ANP, qui de plus dilate les veines. La natriurèse augmentée et la vasodilatation tendent toutes deux à normaliser la pression auriculaire initialement élevée.

La libération accélérée d'ANP explique la diurèse et la natriurèse que l'on observe durant l'immersion jusqu'au cou. La redistribution du volume sanguin périphérique des membres inférieurs vers la région thoracique augmente le volume sanguin central et la pression auriculaire et stimule la sécrétion d'ANP. La baisse de l'activité sympathique et de la sécrétion de vasopressine contribuent aussi à augmenter l'excrétion urinaire de sodium et d'eau.

Figure 11-5

Régulation de la pression veineuse et auriculaire par les barorécepteurs intrathoraciques

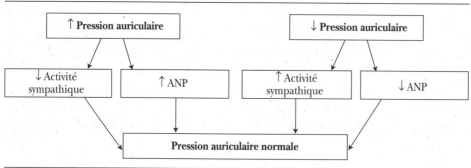

Pression auriculaire diminuée. À l'inverse, une chute de la pression auriculaire diminue le rythme de décharge des barorécepteurs auriculaires et la libération d'ANP. La baisse de l'ANP et l'activité sympathique plus élevée diminuent toutes deux la natriurèse. La rétention de sodium tend alors à normaliser le volume sanguin efficace et la pression auriculaire initialement diminués.

2) Autres récepteurs intrathoraciques

D'autres barorécepteurs à basse pression sont situés dans les parois du ventricule droit et des vaisseaux pulmonaires. La distension de ces récepteurs par une pression augmentée dans la circulation centrale inhibe le centre cardiovasculaire et l'activité sympathique. Par contre, une chute du volume sanguin central et de la pression intravasculaire stimule ce centre et l'activité sympathique.

2. Récepteurs interstitiels

Des récepteurs situés dans les reins et dans le foie détectent l'état de remplissage du compartiment extracellulaire et plus spécifiquement l'accumulation de liquide et la pression plus élevée dans la partie interstitielle ou extravasculaire.

a) Dans les reins

La pression hydrostatique interstitielle plus élevée dans les reins durant l'expansion du volume intravasculaire augmente la natriurèse par plusieurs mécanismes. Ainsi, la natriurèse de pression, avec ses changements hormonaux, inhibe la réabsorption dans le tubule proximal et dans l'anse de Henle. La contraction du volume intravasculaire produit les changements inverses et diminue l'excrétion urinaire de sodium.

b) Dans le foie

Les variations de la pression hydrostatique interstitielle dans le foie peut aussi influencer la natriurèse.

Des variations de la concentration plasmatique de sodium dans l'artère carotide ou de la concentration de sodium dans le liquide céphalo-rachidien influencent aussi l'excrétion urinaire de sodium. De plus, un facteur natriurétique produit dans l'hypothalamus inhiberait l'activité de la NaK-ATPase rénale et jouerait ainsi un rôle dans la réponse natriurétique à l'expansion de volume.

III. Bilan sodique anormal

Une grande variété de conditions pathologiques peut perturber le bilan équilibré existant normalement entre l'ingestion de sodium et son excrétion urinaire.

A) Expansion de volume

Une augmentation du volume du LEC, observée dans les maladies produisant un œdème généralisé, résulte d'un bilan sodique positif quand l'ingestion de sodium dépasse son excrétion (tableau 11-2). Par exemple, un patient en insuffisance cardiaque congestive retient chaque jour 140 mEqNa quand son ingestion habituelle de 150 mEq dépasse son excrétion urinaire, diminuée de façon marquée à 10 mEq/j. Toutefois, on ne retient pas seulement du chlorure de sodium, sans conserver d'eau, puisque l'hyperosmolalité stimule la soif et la production de l'hormone anti-diurétique et entraîne par conséquent la rétention proportionnelle de 1 L d'eau. Le résultat final est donc l'expansion du volume du LEC de 1 L au-dessus de la valeur normale de 20 % du poids corporel. Il y a augmentation du sodium corporel total dans le LEC, mais non de la concentration de sodium dans le plasma et le LEC.

B) Contraction de volume

Une déplétion en sodium et une diminution du volume du LEC surviennent quand l'excrétion de sodium dépasse son ingestion. Ainsi, avec l'emploi des diurétiques, une excrétion urinaire de chlorure de sodium de 300 mEq/j dépasse l'ingestion quotidienne habituelle de 150 mEq. Une excrétion proportionnelle de 1 L d'eau accompagne cependant la perte urinaire de chlorure de sodium. La perte nette de 150 mEq de chlorure de sodium et de 1 L d'eau contracte donc de 1 L le volume du LEC sous la valeur normale de 20 % du poids corporel. Il y a diminution du sodium corporel total dans le LEC, mais non de la concentration de sodium dans le plasma et le LEC. La baisse des volumes plasmatique et sanguin réduit le retour veineux, le débit cardiaque, la pression artérielle et la perfusion tissulaire. On observe aussi des pertes exagérées de sodium et d'eau par voie digestive haute (vomissements) ou basse (diarrhées), ou par la peau sous forme de sueur.

Tableau 11-2
Désordres du bilan sodique

Bilan sodique	Volume du LEC
Positif	Expansion
Négatif	Contraction

Références

Gougoux, A., Bichet, D.G.: Control of extracellular fluid volume, chapitre 126 dans Jacobson, H.R., Striker, G.E., Klahr, S., The Principles and Practice of Nephrology, 2ᵉ édition, Saint-Louis, Mosby, 1995.

Palmer, B.F., Alpern, R.J., Seldin, D.W.: Physiology and pathophysiology of sodium retention and wastage, chapitre 36 dans Alpern, R.J., Hebert, S.C., The Kidney: Physiology and Pathophysiology, 4ᵉ édition, Amsterdam, Academic Press Elsevier, 2008.

Skorecki, K.L., Winaver, J., Abassi, Z.A.: Extracellular fluid and edema formation, chapitre 12 dans Brenner, B.M., The Kidney, 8ᵉ édition, Philadelphie, Saunders Elsevier, 2008.

CHAPITRE 12

RÉABSORPTION RÉNALE DU SODIUM

L'excrétion urinaire moyenne de 150 mEqNa correspond à une excrétion fractionnelle inférieure à 1 %. La réabsorption tubulaire de sodium doit donc être un phénomène quantitativement très important. En effet, 24 850 mEqNa, soit la différence
entre les 25 000 mEq filtrés et les 150 mEq excrétés, sont réabsorbés (figure 11-1) : la
réabsorption fractionnelle du sodium dépasse 99 % de la charge filtrée.

I. Voies et mécanismes

La réabsorption de sodium entre la lumière tubulaire et celle des capillaires péritubulaires comprend deux étapes successives : d'abord de la lumière tubulaire à
l'interstice péritubulaire, puis de celui-ci à la lumière des capillaires péritubulaires.

A) Entre les liquides tubulaire et péritubulaire

Voies transcellulaire et paracellulaire. Par la voie transcellulaire, le sodium traverse
les deux membranes cellulaires luminale et basolatérale (figure 12-1). Le sodium
atteint l'interstice péritubulaire, soit directement, soit indirectement, en passant par
l'espace latéral intercellulaire. Avec la voie paracellulaire, le chlorure de sodium
est réabsorbé passivement à travers les jonctions serrées perméables et les espaces
intercellulaires latéraux. Si la pression hydrostatique augmente dans l'espace intercellulaire, le chlorure de sodium et l'eau peuvent aussi refluer dans la lumière
tubulaire à travers les jonctions serrées.

 Gradient chimique. La concentration de sodium dans le liquide tubulaire proximal et dans le liquide péritubulaire est voisine de sa concentration plasmatique de
140 mEq/L. La figure 12-2 montre que la concentration de sodium est beaucoup
plus basse dans le cytoplasme, où elle varie entre 10 et 20 mEq/L.

 Gradient électrique. Au début du tubule proximal, il existe une différence de
potentiel électrique de 66 mV entre les deux côtés de la membrane cellulaire apicale
ou luminale. Au niveau de la membrane basolatérale, la différence de potentiel
électrique est de 70 mV. L'intérieur de la cellule est négatif par rapport à la lumière

Figure 12-1
Voies transcellulaire et paracellulaire de la réabsorption rénale du sodium

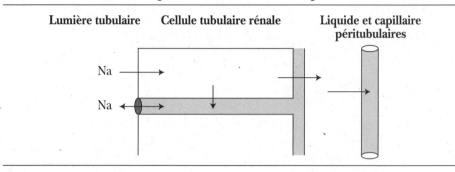

Figure 12-2
Mécanismes de la réabsorption du sodium à travers les membranes luminale (selon un gradient électrochimique) et la basolatérale (contre un gradient électrochimique par l'intermédiaire de la NaK-ATPase) des cellules au début du tubule proximal

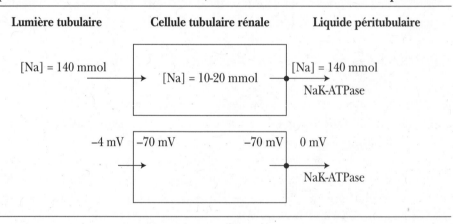

tubulaire et au liquide péritubulaire. On trouve donc, au début du tubule proximal, une différence transépithéliale de potentiel légèrement négative dans la lumière de –4 mV. Celle-ci provient du cotransport électrogénique du sodium avec le glucose ou les acides aminés neutres.

Membrane luminale. La réabsorption de sodium à travers la membrane luminale (de la lumière tubulaire au cytoplasme cellulaire) est passive selon deux gradients favorables : le gradient chimique d'une concentration de 140 mEq/L dans le liquide tubulaire à une concentration beaucoup plus basse de 10 à 20 mEq/L dans les cellules tubulaires, et le gradient électrique vers le potentiel intracellulaire négatif. Le gradient électrochimique représente la somme de ces deux gradients, chimique et électrique, et favorise la réabsorption passive de sodium à travers la membrane luminale.

Tableau 12-1

Protéines de transport membranaire à l'œuvre dans la réabsorption rénale de sodium

Membrane luminale	Membrane basolatérale
Tubule proximal	
Cotransporteur Na-glucose	NaK-ATPase
Cotransporteur Na-acides aminés	
Cotransporteur Na-phosphate	
Échangeur Na-H	
Branche ascendante large de Henle	
Cotransporteur Na-K-2Cl	NaK-ATPase
Échangeur Na-H	
Tubule distal	
Cotransporteur Na-Cl	NaK-ATPase
Tubule collecteur	
Canal à sodium	NaK-ATPase

Plusieurs protéines membranaires contribuent à la réabsorption du sodium à travers la membrane luminale au niveau des divers segments du néphron (tableau 12-1). L'entrée du sodium dans la cellule tubulaire rénale se fait par l'un des cinq mécanismes suivants :

1. le cotransport avec le glucose, les acides aminés ou le phosphate au niveau du tubule proximal ;

2. le contretransport ou l'échange avec l'ion hydrogène (au niveau du tubule proximal et de la branche ascendante de l'anse de Henle) ;

3. le cotransport avec le chlore et le potassium au niveau de la branche ascendante de l'anse de Henle ;

4. le cotransport avec le chlore au niveau du tubule distal ;

5. la diffusion par un canal très spécifique pour le sodium au niveau des cellules principales du tubule collecteur.

Membrane basolatérale. La réabsorption de sodium à travers la membrane baso-latérale (du cytoplasme cellulaire au liquide péritubulaire) est active contre deux gradients : le gradient chimique d'une basse concentration de 10 à 20 mEq/L dans les cellules tubulaires à une concentration beaucoup plus élevée de 140 mEq/L dans le liquide péritubulaire, et le gradient électrique vers le potentiel extracellulaire positif. Cette réabsorption active de sodium nécessite donc de grandes quantités d'énergie métabolique que libère la conversion d'ATP en ADP. En fait, la réabsorption de quantités considérables de sodium par les cellules tubulaires consomme, par l'intermédiaire de la NaK-ATPase, la plupart de l'énergie métabolique produite par les cellules tubulaires rénales sous la forme d'ATP. La pompe sodium/potassium est inhibée spécifiquement par la ouabaine et, d'une façon générale, par toute chute du métabolisme cellulaire et de la production d'ATP.

Cette réaction est catalysée par la NaK-ATPase, une enzyme située dans la membrane cellulaire basolatérale et influencée par plusieurs hormones, dont l'aldostérone. On retrouve la NaK-ATPase dans la membrane basolatérale des cellules de tous les segments du néphron, le tubule proximal, la branche ascendante de l'anse de Henle, et le tubule distal et collecteur. Cette pompe sodium/potassium est électrogénique parce qu'elle expulse trois ions sodium de la cellule vers l'interstice péritubulaire, tandis qu'elle fait pénétrer seulement deux ions potassium dans la cellule. La pompe maintient dans le compartiment intracellulaire une concentration plus basse de sodium et une concentration plus élevée de potassium que dans le liquide péritubulaire.

B) Entre l'interstice et les capillaires péritubulaires

L'entrée passive du liquide de l'interstice péritubulaire dans la lumière des capil-laires péritubulaires dépend de deux pressions différentielles entre les deux compar-timents présentées dans la figure 12-3. Ce sont les deux mêmes forces de Starling qui contrôlent la filtration glomérulaire, la pression oncotique différentielle et la pression hydrostatique différentielle. La plus grande pression hydrostatique entraîne la filtration du liquide hors des capillaires glomérulaires tandis qu'au contraire la plus grande pression oncotique favorise la réabsorption du liquide dans les capillaires péritubulaires.

La haute pression oncotique différentielle de 35 mm Hg, soit la différence entre la pression de 40 mm Hg dans les capillaires péritubulaires et celle inférieure à 5 mm Hg dans le liquide interstitiel, attire le liquide dans les capillaires péritubulaires.

Figure 12-3
**Pression oncotique et hydrostatique différentielles impliquées
dans la réabsorption de l'interstice vers les capillaires péritubulaires**

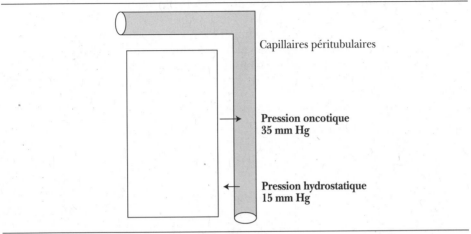

Capillaires péritubulaires

**Pression oncotique
35 mm Hg**

**Pression hydrostatique
15 mm Hg**

Par contre, la basse pression hydrostatique différentielle de 15 mm Hg, c'est-à-dire la différence entre la pression de 15 à 20 mm Hg dans les capillaires et celle inférieure à 5 mm Hg dans le liquide interstitiel, repousse le liquide hors des capillaires péritubulaires. Le résultat net de ces deux pressions différentielles, environ 20 mm Hg, favorise donc la réabsorption de liquide interstitiel de l'interstice vers la lumière des capillaires péritubulaires entourant les tubules proximaux.

Une hausse de la pression oncotique différentielle ou une chute de la pression hydrostatique différentielle accélèrent la réabsorption tubulaire. Ceci explique, au moins en partie, la balance glomérulotubulaire entre la filtration glomérulaire et la réabsorption tubulaire. La filtration par les glomérules d'un plus grand volume de liquide réduit davantage la pression hydrostatique dans les capillaires péritubulaires, mais augmente la concentration des protéines plasmatiques et la pression oncotique. Ces deux modifications résultant d'une filtration glomérulaire augmentée accélèrent la réabsorption tubulaire. Au contraire, avec un ultrafiltrat plus petit, la pression hydrostastique plus élevée et la pression oncotique plus basse dans les capillaires péritubulaires ralentissent la réabsorption de l'interstice vers les capillaires péritubulaires.

II. Segments du néphron à l'œuvre

La figure 12-4 illustre la réabsorption de 99 % (ou plus) de la charge filtrée de sodium au niveau des quatre principaux segments du néphron.

Figure 12-4

Réabsorption fractionnelle du sodium au niveau des divers segments du néphron : P, tubule proximal ; H, anse de Henle ; D, tubule distal ; C, tubule collecteur

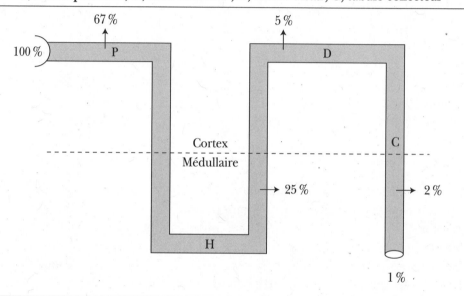

A) Tubule proximal

Le tubule proximal réabsorbe environ les deux tiers (67 %) du sodium filtré. La différence transépithéliale de potentiel, légèrement négative dans la lumière (–4 mV), résulte du cotransport du sodium avec le glucose et les acides aminés neutres au début du tubule proximal.

Au début du tubule proximal, la réabsorption de sodium est couplée à celle du glucose, des acides aminés, du phosphate et du bicarbonate. La réabsorption préférentielle du sodium avec le bicarbonate au début du tubule proximal élève la concentration de chlore dans le liquide à la fin du tubule proximal. Celle-ci favorise alors la réabsorption passive du chlorure de sodium par la voie paracellulaire.

La réabsorption passive d'eau suit le gradient osmotique transtubulaire produit par la réabsorption des solutés, surtout le chlorure de sodium. La réabsorption dans le tubule proximal est donc isotonique, et le liquide tubulaire proximal demeure isoosmotique sans aucun gradient osmotique entre les liquides tubulaire et péritubulaire.

B) Branche ascendante de l'anse de Henle

Tandis que la branche descendante de l'anse de Henle ne réabsorbe pas le sodium, la branche ascendante réabsorbe environ 25 % du sodium filtré. La figure 12-5 montre la réabsorption passive de sodium dans la branche ascendante fine selon un gradient de concentration. La réabsorption active de sodium dans la branche ascendante large requiert l'activité de la NaK-ATPase dans la membrane basolatérale. Comme dans la cellule tubulaire proximale, la pompe à sodium maintient une basse concentration intracellulaire de sodium.

Figure 12-5
**La réabsorption du sodium est passive dans la branche ascendante fine (baf)
et active dans la branche ascendante large (BAL) de l'anse de Henle.
(Les lignes épaisses indiquent l'absence de perméabilité à l'eau
et de réabsorption d'eau dans la branche ascendante.)**

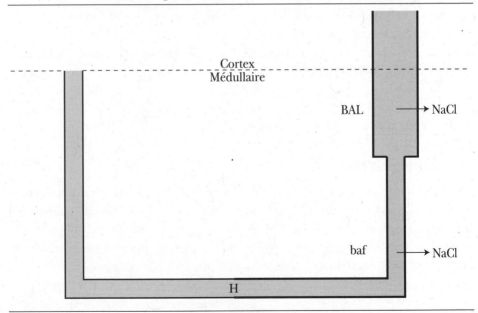

Le cotransporteur Na-K-2Cl et l'échangeur Na-H contribuent à la réabsorption de sodium à travers la membrane luminale. Le cotransporteur électroneutre Na-K-2Cl réabsorbe un sodium et deux chlore selon leur gradient électrochimique et un potassium contre son gradient électrochimique. Diverses mutations génétiques avec dysfonction de ce cotransporteur entraînent le syndrome de Bartter. La diffusion passive des ions potassium de la cellule vers la lumière tubulaire engendre la différence transépithéliale de potentiel, positive d'environ 10 mV dans la lumière. Celle-ci favorise la réabsorption passive, par la voie paracellulaire, de sodium et d'autres cations, comme le potassium, le calcium et le magnésium.

Parce que la branche ascendante de l'anse de Henle demeure toujours imperméable à l'eau, on l'appelle souvent le segment diluteur. L'osmolalité du liquide tubulaire diminue progressivement et celui-ci devient toujours hypotonique à la fin de la branche ascendante de l'anse de Henle, que l'urine excrétée soit concentrée ou diluée. D'ailleurs, c'est cette capacité de la branche ascendante de l'anse de Henle de dissocier la réabsorption du chlorure de sodium de celle de l'eau qui est responsable de la capacité des reins de concentrer ou de diluer l'urine.

C) Tubule distal

Ce segment du néphron, avec sa différence transépithéliale de potentiel de 40 mV négative dans la lumière, réabsorbe activement environ 5 % du sodium filtré. Au niveau de la membrane luminale, le cotransporteur Na-Cl réabsorbe le sodium selon son gradient électrochimique et le chlore contre son gradient électrochimique. Diverses mutations génétiques avec dysfonction de ce cotransporteur produisent le syndrome de Gitelman. L'activité de la NaK-ATPase permet la réabsorption active de sodium à travers la membrane basolatérale. La réabsorption d'eau est minime au début du tubule distal, qui est imperméable à l'eau.

D) Tubule collecteur

Les cellules principales du tubule collecteur réabsorbent activement seulement environ 2 % du sodium filtré. La différence transépithéliale de potentiel de 35 mV dans ce segment du néphron est négative dans la lumière. Dans le tubule collecteur médullaire externe, la différence transépithéliale de potentiel est cependant positive à cause de la sécrétion électrogénique de protons par la proton-ATPase luminale. Au niveau de la membrane luminale, la réabsorption de sodium se fait par diffusion facilitée selon son gradient électrochimique à travers un canal à sodium sensible à l'amiloride. Des mutations génétiques augmentant l'activité de ce canal produisent le syndrome de Liddle et sa rétention sodique. Au contraire, d'autres mutations génétiques avec perte de fonction du canal sodique entraînent un pseudo-hypoaldostéronisme avec perte urinaire de sodium et contraction volémique. La réabsorption active de sodium à travers la membrane basolatérale nécessite l'activité de la NaK-ATPase.

L'aldostérone stimule la réabsorption de sodium au niveau du tubule collecteur. Parce que le tubule collecteur est le dernier segment du néphron, cette réabsorption joue un rôle très important dans le contrôle de l'excrétion définitive du sodium dans l'urine, qui représente moins de 1 % de la charge filtrée. La sécrétion de potassium, celle des ions hydrogène (laquelle équivaut à la réabsorption de bicarbonate) ou la réabsorption de chlore accompagne la réabsorption de sodium dans le tubule collecteur. La réabsorption de chlore se fait surtout par la voie paracellulaire et dépend de la différence négative de potentiel dans la lumière. La vasopressine augmente considérablement la réabsorption passive d'eau à travers la membrane luminale.

III. Mécanismes régulateurs

Le sodium, dont le bilan externe joue un rôle essentiel dans la régulation du volume du liquide extracellulaire, est surtout excrété par les reins. L'excrétion urinaire de sodium doit donc s'adapter à la quantité très variable ingérée dans la diète et aux changements dans la même direction du volume sanguin efficace. Le tableau 12-2 présente les trois principaux facteurs intrarénaux régulant d'une façon intégrée la réabsorption rénale du sodium : la balance glomérulotubulaire et les facteurs physiques agissant au niveau des capillaires péritubulaires, les hormones natriurétiques ou antinatriurétiques, et les nerfs sympathiques rénaux.

Tableau 12-2
Régulation de la réabsorption rénale du sodium

---

1. **Balance glomérulotubulaire et facteurs physiques au niveau des capillaires péritubulaires**
   - gradient de pression oncotique
   - gradient de pression hydrostatique
2. **Hormones**
   - natriurétiques
   - antinatriurétiques
3. **Nerfs sympathiques rénaux**

A) Balance glomérulotubulaire et facteurs physiques agissant au niveau des capillaires péritubulaires

Cette balance signifie qu'on réabsorbe, surtout au niveau du tubule proximal, la même fraction de la charge filtrée d'eau et de solutés, même si la filtration glomérulaire varie dans diverses situations physiologiques, telles que les changements de la pression artérielle, l'exercice physique et un repas riche en protéines. La hausse du volume filtré accélère la réabsorption tubulaire (partie de gauche de la figure 12-6) en diminuant la pression hydrostatique et en augmentant la pression oncotique dans les capillaires péritubulaires. À l'inverse, la baisse du volume filtré ralentit la réabsorption (partie de droite de la figure 12-6) en augmentant la pression hydrostatique et en diminuant la pression oncotique dans les capillaires péritubulaires. La filtration glomérulaire est donc de façon très évidente le principal facteur déterminant la réabsorption tubulaire.

Sans cet équilibre entre la filtration glomérulaire et la réabsorption tubulaire, toute hausse, même petite, de la filtration glomérulaire inonderait rapidement le néphron distal, dont la capacité de réabsorption demeure limitée. Cette filtration augmentée entraînerait alors la perte d'énormes quantités d'eau et d'électrolytes dans l'urine. Ainsi, une élévation de seulement 5 % de la filtration glomérulaire, soit de 9 L/j, entraînerait dans l'urine la perte de 9 L de liquide extracellulaire en l'absence de toute balance glomérulotubulaire.

Figure 12-6
**Balance glomérulotubulaire dans la réabsorption du sodium :
la réabsorption varie avec la filtration**

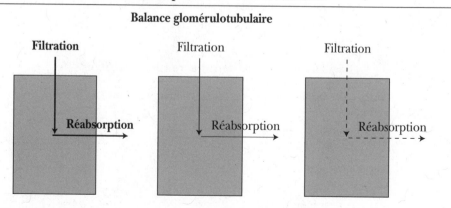

B) Régulation hormonale

Le maintien du volume du liquide extracellulaire requiert l'interaction complexe de plusieurs hormones augmentant ou diminuant la réabsorption tubulaire de chlorure de sodium et d'eau au niveau de divers segments du néphron et présentées dans le tableau 12-3.

Tableau 12-3
Régulation hormonale de la réabsorption rénale du sodium

Réabsorption diminuée du sodium

1. Peptide natriurétique auriculaire (ANP)
2. Urodilatine
3. Dopamine
4. Prostaglandines
5. Bradykinine
6. Monoxyde d'azote (NO)

Réabsorption augmentée du sodium

1. Angiotensine II
2. Aldostérone
3. Épinéphrine et norépinéphrine
4. Arginine vasopressine

1. Hormones natriurétiques diminuant la réabsorption du sodium

La présence d'une hormone natriurétique a d'abord été suggérée au cours des années 1960 durant l'insuffisance rénale chronique ou avec l'expansion de volume du liquide extracellulaire produite par l'infusion de salin. De Wardener proposa en 1961 le terme «troisième facteur» quand il observa des changements marqués de réabsorption tubulaire et d'excrétion urinaire de sodium malgré la stabilité des deux premiers facteurs alors connus, la filtration glomérulaire et l'aldostérone.

1. Le *peptide natriurétique auriculaire (ANP)* inhibe la réabsorption du sodium par le canal sodique dans la membrane luminale des cellules principales du tubule collecteur médullaire interne. L'ANP inhibe aussi la sécrétion de vasopressine par l'hypophyse postérieure et, par conséquent, la réabsorption d'eau par le tubule collecteur.

2. L'*urodilatine,* un peptide natriurétique ressemblant à l'ANP, mais sécrété par le tubule distal et collecteur, inhibe la réabsorption de chlorure de sodium et d'eau par le tubule collecteur médullaire interne.

3. La *dopamine* est une catécholamine produite localement dans le tubule proximal à partir de la L-dopa et qui inhibe la réabsorption proximale et distale de chlorure de sodium et d'eau. Cet effet résulte d'une inhibition de la NaK-ATPase dans la membrane basolatérale et de divers transporteurs comme l'échangeur Na-H qui participent à la réabsorption du sodium à travers la membrane luminale.

4. Les *prostaglandines* inhibent la réabsorption de chlorure de sodium dans le tubule collecteur. Parce qu'elles préviennent l'effet de la vasopressine sur la perméabilité de l'eau, elles inhibent aussi la réabsorption d'eau dans ce segment du néphron.

5. La *bradykinine* inhibe la réabsorption de chlorure de sodium et d'eau dans le tubule collecteur.

6. Le monoxyde d'azote (NO) inhibe la réabsorption du sodium au niveau du tubule proximal, de la branche ascendante large de l'anse de Henle, du tubule distal et du tubule collecteur cortical.

2. Hormones antinatriurétiques qui augmentent la réabsorption du sodium

1. L'*angiotensine II* produite localement dans les reins accélère d'une façon marquée la réabsorption de chlorure de sodium et d'eau dans le tubule proximal. L'angiotensine II augmente aussi la réabsorption de bicarbonate de sodium en stimulant l'activité de l'échangeur Na-H dans la membrane luminale et celle du cotransporteur sodium/bicarbonate dans la membrane basolatérale.

2. L'*aldostérone* stimule l'activité de la NaK-ATPase et la réabsorption active de sodium à travers la membrane basolatérale des cellules principales dans le tubule distal et surtout dans le tubule collecteur. L'aldostérone augmente aussi la perméabilité de la membrane luminale au sodium et son entrée dans la cellule tubulaire par les canaux sodiques. La stimulation par l'aldostérone de la synthèse de deux protéines membranaires, la NaK-ATPase et le canal à sodium, explique son effet sur la réabsorption du sodium dans le tubule distal et collecteur.

3. L'*épinéphrine*, produite par la médullosurrénale, et la *norépinéphrine*, libérée localement par les terminaisons nerveuses sympathiques rénales, sont des catécholamines accélérant la réabsorption de chlorure de sodium et d'eau dans chacun des segments du néphron, soit le tubule proximal, la branche ascendante large de l'anse de Henle, le tubule distal et le tubule collecteur.

4. L'*arginine vasopressine* augmente la réabsorption de sodium au niveau de la branche ascendante large de l'anse de Henle et du tubule collecteur.

C) Nerfs sympathiques rénaux

Les nerfs sympathiques innervent les artérioles afférentes et efférentes des glomérules, les divers segments du néphron et l'appareil juxtaglomérulaire. Ces fibres adrénergiques influencent le débit sanguin rénal, la filtration glomérulaire, la sécrétion de rénine par l'appareil juxtaglomérulaire et la réabsorption tubulaire de sodium. Il existe une relation réciproque entre le volume du liquide extracellulaire et l'activité nerveuse sympathique rénale, celle-ci augmentant avec la contraction de volume et diminuant avec l'expansion.

1. Activation

La stimulation sympathique diminue la natriurèse par trois mécanismes. D'abord, le plus sensible est la stimulation sympathique de la libération de rénine, ce qui augmente la production d'angiotensine II et d'aldostérone, deux hormones qui accélèrent la réabsorption tubulaire de sodium. Il y a aussi une stimulation directe de la réabsorption de chlorure de sodium dans le tubule contourné proximal et dans la branche ascendante large de l'anse de Henle. Enfin, dans une hypovolémie sévère, la vasoconstriction préférentielle des artérioles afférentes réduit le débit sanguin rénal, la pression hydrostatique glomérulaire, la filtration glomérulaire et la charge de sodium filtrée. Cette stimulation sympathique contribue à la rétention de sodium dans l'insuffisance cardiaque congestive et dans la cirrhose hépatique.

2. Dénervation

À l'inverse, une dénervation rénale aiguë ou l'inhibition par l'hypervolémie de l'activité nerveuse sympathique rénale ralentissent la réabsorption proximale de chlorure de sodium et augmentent son excrétion urinaire.

D) Effets de l'expansion et de la contraction du volume du liquide extracellulaire

Une hausse ou une baisse du volume du liquide extracellulaire, et plus spécifiquement du volume plasmatique ou sanguin efficace, entraînent la réponse homéostatique appropriée des reins.

1. Expansion de volume

Quand on accroît le volume du liquide extracellulaire par l'infusion de solution saline isotonique, le plus grand volume sanguin efficace inhibe la réabsorption proximale et distale de sodium et augmente son excrétion urinaire (voir encadré 12-1). On peut prévoir cette réponse homéostatique des reins, puisque leur rôle principal est de maintenir le volume et la composition des liquides corporels.

Application pratique 12-1

Notre débit urinaire augmente de façon marquée lorsque nous avons les pieds froids ou lorsque nous sommes immergés dans l'eau jusqu'au cou. Pourquoi?

L'exposition au **froid** entraîne une vasoconstriction des vaisseaux cutanés superficiels afin de diminuer la perte de chaleur à partir de la surface de la peau. Cette redistribution du sang des parties plus superficielles de notre organisme vers les régions plus profondes augmente le volume sanguin central, celui qui est détecté par les reins.

L'**immersion** jusqu'au cou redistribue le volume sanguin périphérique des membres inférieurs vers le thorax et l'abdomen et par conséquent augmente aussi le volume sanguin central.

Les reins répondent donc à ces «fausses expansions» en diminuant la réabsorption tubulaire de sodium et d'eau et en augmentant ainsi leur excrétion urinaire, d'où un débit urinaire augmenté.

Trois mécanismes différents contribuent à augmenter la natriurèse.

1. D'abord, une hausse de la filtration glomérulaire, produite au moins en partie par le peptide natriurétique auriculaire (ANP), peut augmenter légèrement l'excrétion urinaire de sodium et d'eau, si la fraction filtrée qui est réabsorbée demeure la même.

2. La réabsorption de sodium et d'eau diminuée résulte aussi de l'inhibition par l'hypervolémie du système rénine-angiotensine-aldostérone. La baisse de l'angiotensine II réduit la réabsorption proximale, tandis que la chute de l'aldostérone ralentit la réabsorption de sodium dans le tubule distal et collecteur.

3. Enfin, la réabsorption de sodium et d'eau ralentie résulte également de leur captation diminuée dans les capillaires péritubulaires et de l'effet de l'ANP et de l'urodilatine dans le tubule collecteur. La figure 12-7 montre que la captation réduite découle d'une pression hydrostatique augmentée par l'expansion de volume et d'une pression oncotique diminuée par la dilution des protéines plasmatiques dans les capillaires péritubulaires.

Figure 12-7
Gradients de pression impliqués dans la réabsorption de l'interstice vers les capillaires péritubulaires durant l'expansion du volume du liquide extracellulaire

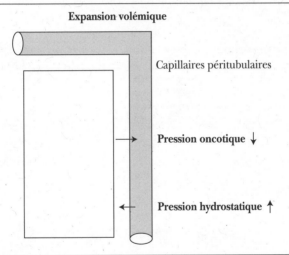

2. Contraction de volume

Quand une perte de solution saline isotonique, par exemple par voie digestive haute ou basse, contracte le volume du liquide extracellulaire, le volume sanguin efficace diminué accélère la réabsorption proximale et distale de sodium. La concentration de sodium dans l'urine peut alors devenir aussi basse que 1 mEq/L. On peut prédire la réponse des reins durant la contraction de volume, puisque leur rôle le plus important est de maintenir le volume et la composition des liquides corporels.

La natriurèse diminue par le biais de trois mécanismes.

1. D'abord, une chute de la filtration glomérulaire diminue un peu l'excrétion urinaire de sodium et d'eau, si la fraction filtrée qui est réabsorbée ne change pas.

2. De plus, la stimulation du système rénine-angiotensine-aldostérone par l'hypovolémie accélère la réabsorption de sodium et d'eau. L'angiotensine II augmentée accélère la réabsorption proximale, et l'aldostérone plus élevée augmente la réabsorption dans le tubule distal et collecteur.

3. Enfin, la plus grande réabsorption de sodium et d'eau résulte aussi de leur captation accrue dans les capillaires péritubulaires et d'une plus faible sécrétion d'ANP. La figure 12-8 montre que la pression hydrostatique, diminuée par la contraction de volume, et la pression oncotique, augmentée par la concentration des protéines dans ces capillaires, contribuent alors à accélérer la captation du liquide interstitiel dans les capillaires péritubulaires.

Figure 12-8
Gradients de pression impliqués dans la réabsorption de l'interstice vers les capillaires péritubulaires durant la contraction du volume du liquide extracellulaire

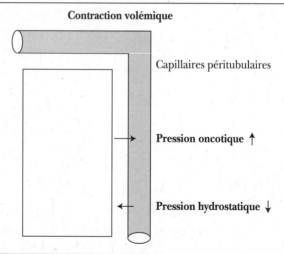

IV. Effets des diurétiques

Les diurétiques ou natriurétiques inhibent, dans chaque segment du néphron, la réabsorption de sodium à travers la membrane luminale et augmentent ainsi l'excrétion urinaire de sodium et d'eau (tableau 12-4 et figure 12-9). On les utilise souvent pour réduire le bilan sodique positif et le volume accru du liquide extra-cellulaire chez les patients dont l'œdème accompagne une insuffisance cardiaque congestive, une cirrhose hépatique, un syndrome néphrotique ou une insuffisance rénale aiguë ou chronique (voir encadré 12-2).

Application pratique 12-2

Pourquoi, avec la prescription d'un diurétique, faut-il aussi toujours réduire modérément l'ingestion de chlorure de sodium?

Il faut diminuer le bilan sodique, qui est toujours positif en présence d'œdème. Il n'est pas suffisant d'augmenter l'excrétion urinaire de sodium par l'emploi d'un diurétique. Il faut aussi réduire l'ingestion de sodium, c'est-à-dire en pratique éviter la salière et les aliments riches en sel d'une façon évidente. La restriction sodique permet aussi de diminuer les pertes urinaires de potassium produites par les diurétiques agissant avant le tubule collecteur (voir aussi encadré 14-3).

Figure 12-9
**Sites d'action des diurétiques au niveau des divers segments du néphron:
P, tubule proximal; H, anse de Henle; D, tubule distal; C, tubule collecteur**

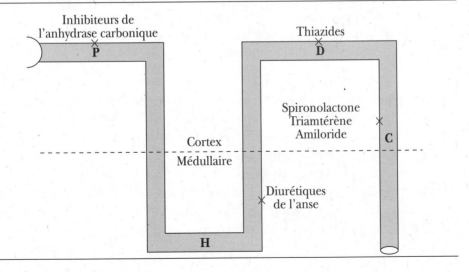

A) Sites d'action des diurétiques

1. **Tubule proximal.** L'acétazolamide et le benzolamide, en inhibant l'anhydrase carbonique luminale et cytoplasmique, diminuent la réabsorption de bicarbonate de sodium dans le tubule proximal et augmentent l'excrétion urinaire de bicarbonate de sodium et de potassium. Ce sont de faibles diurétiques mais qui sont utiles pour alcaliniser les urines (voir encadré 21-1) ou pour prévenir le mal aigu des montagnes à haute altitude.

2. **Anse de Henle.** Dans la branche ascendante large de l'anse de Henle, le furosémide, le bumétanide et l'acide éthacrynique sont des anions organiques qui inhibent le cotransporteur luminal Na-K-2Cl en se liant à son site chlore et qui augmentent par conséquent l'excrétion urinaire de sodium, de potassium et de chlore. Ils augmentent aussi l'excrétion urinaire des ions divalents calcium, phosphate et magnésium. Ces diurétiques de l'anse sont les plus puissants puisqu'ils peuvent rejeter dans l'urine jusqu'à 25 % du sodium filtré quand on remplace immédiatement les pertes urinaires d'eau et d'électrolytes. En inhibant la réabsorption de chlorure de sodium dans la branche ascendante de l'anse de Henle, ils interfèrent aussi avec les mécanismes de dilution urinaire (en diminuant la production d'eau libre) et de concentration urinaire (en diminuant le chlorure de sodium dans l'interstice médullaire).

3. **Tubule distal.** Au début du tubule distal, les diurétiques thiazidiques, comme l'hydrochlorothiazide et l'indapamide, inhibent, en se liant à son site chlore, le cotransporteur Na-Cl, dans la membrane luminale, et donc la réabsorption de chlorure de sodium, dont l'excrétion urinaire augmente alors.

4. **Tubule collecteur.** Au niveau du tubule collecteur cortical, deux groupes de diurétiques épargnant le potassium diminuent la sécrétion tubulaire et l'excrétion urinaire de potassium. Parce que, dans ces segments du néphron, la sécrétion de potassium est étroitement liée à la réabsorption de sodium, ces diurétiques épargnant le potassium inhibent simultanément la réabsorption de sodium et la sécrétion de potassium. Toutefois, ces diurétiques qui agissent au niveau du tubule collecteur sont peu puissants, en raison de la petite fraction du sodium filtré qui y est réabsorbée.

Tableau 12-4
Sites d'action des diurétiques au niveau du néphron

1. **Tubule proximal (anhydrase carbonique)**
   acétazolamide
2. **Anse de Henle (cotransporteur Na-K-2 Cl)**
   furosémide, bumétanide, acide éthacrynique
3. **Tubule distal (cotransporteur Na-Cl)**
   thiazides
4. **Tubule collecteur**
   a) aldostérone : spironolactone
   b) canal à sodium : triamtérène, amiloride

a) Un *antagoniste de l'aldostérone*, la spironolactone, est un stéroïde dont la formule chimique ressemble à celle de l'aldostérone. Ce diurétique inhibe de façon concurrentielle la liaison de l'aldostérone avec le récepteur et diminue la réabsorption de sodium à travers les membranes luminale et basolatérale des cellules principales.

b) Par contre, le triamtérène et l'amiloride sont deux composés non stéroïdiens qui n'ont aucun effet inhibiteur sur l'aldostérone. Ces cations organiques bloquent l'entrée de sodium dans les *canaux sodiques* de la membrane luminale des cellules principales (voir encadré 12-3).

Application pratique 12-3

Comment certains cations organiques peuvent-ils augmenter l'excrétion urinaire de sodium ?

Le triamtérène et l'amiloride sont des cations organiques qui font concurrence au sodium, au niveau du canal à sodium, dans la membrane luminale des cellules rénales du tubule collecteur cortical. Parce que le sodium ne peut plus être réabsorbé de la lumière tubulaire, il doit être excrété dans l'urine en entraînant l'eau avec lui : le triamtérène et l'amiloride sont donc des diurétiques.

Enfin, les *diurétiques osmotiques*, comme le mannitol exogène, le glucose (voir encadré 12-4) et l'urée endogènes, n'inhibent pas une enzyme ou une protéine spécifique de transport membranaire. Lorsque ces diurétiques, après leur filtration, demeurent dans la lumière tubulaire, ils inhibent, à cause de la pression osmotique qu'ils engendrent, la réabsorption d'eau et d'électrolytes dans les segments du né-phron demeurant toujours perméables à l'eau, c'est-à-dire le tubule proximal et la branche descendante fine de l'anse de Henle.

Application pratique 12-4

Comment explique-t-on la polyurie et la polydipsie chez un patient dont le diabète sucré est mal contrôlé et dont les glycémies sont élevées?

La quantité de glucose filtré par le glomérule augmente proportionnellement à l'élévation de la glycémie et dépasse la capacité maximale du tubule rénal de réabsorber le glucose, d'où **glycosurie** ou excrétion de glucose dans l'urine. Le glucose non réabsorbé n'est pas excrété seul dans l'urine mais, parce qu'il devient un **diurétique osmotique**, il diminue la réabsorption tubulaire de chlorure de sodium et d'eau. L'augmentation du débit urinaire (polyurie) stimule à son tour la soif, d'où l'ingestion de grandes quantités de liquide (polydipsie) afin de remplacer les pertes urinaires excessives. D'ailleurs, le terme diabète signifie simplement débit urinaire augmenté; le diabète est sucré en présence de sucre dans l'urine (beaucoup plus fréquent) ou il est insipide en l'absence de glycosurie (beaucoup plus rare).

B) Effets des diurétiques sur l'excrétion ou la réabsorption d'eau libre de solutés

On peut connaître le site d'action d'un diurétique en observant son effet sur l'excrétion (clairance de l'eau libre ou CH_2O) ou la réabsorption (clairance négative de l'eau libre ou TcH_2O) d'eau libre de solutés. L'eau libre de solutés est excrétée durant une charge en eau et la dilution urinaire, ou au contraire réabsorbée durant une déshydratation et la concentration urinaire. Le tableau 12-5 présente les quatre sites d'action que l'on obtient avec la clairance, positive ou négative, de l'eau libre de solutés.

1. Les diurétiques agissant au niveau du *tubule proximal* augmentent l'arrivée de chlorure de sodium et d'eau dans la branche ascendante de l'anse de Henle. Parce que la branche ascendante, imperméable à l'eau, peut alors réabsorber plus de chlorure de sodium, les reins augmentent leur capacité d'excréter (CH_2O) ou de réabsorber l'eau libre de solutés (TcH_2O).

Tableau 12-5
**Sites d'action des diurétiques selon leur effet sur l'excrétion (CH$_2$O)
ou la réabsorption (TcH$_2$O) d'eau libre de solutés**

	CH$_2$O	TcH$_2$O
1. Tubule proximal	↑	↑
2. Anse de Henle	↓	↓
3. Tubule distal	↓	–
4. Tubule collecteur	–	–

2. Les diurétiques agissant au niveau de la branche ascendante large de l'*anse de Henle* inhibent la réabsorption de chlorure de sodium dans ce segment du néphron. Ils diminuent donc la capacité des reins d'excréter (CH$_2$O) ou de réabsorber (TcH$_2$O) l'eau libre de solutés, c'est-à-dire les deux mécanismes de dilution et de concentration urinaires.

3. Les thiazides inhibent la réabsorption de chlorure de sodium au début du *tubule distal*, situé dans le cortex rénal. Ces diurétiques diminuent donc la capacité des reins d'excréter l'eau libre de solutés (CH$_2$O). Toutefois, ils n'interfèrent pas avec le mécanisme de concentration urinaire, puisqu'ils ne modifient pas l'hypertonicité médullaire.

4. Les diurétiques épargnant le potassium qui agissent au niveau du *tubule collecteur* cortical ne modifient ni la CH$_2$O ni la TcH$_2$O.

C) Modulation de l'effet des diurétiques

La figure 12-10 illustre que l'effet inhibiteur d'un diurétique sur la réabsorption de sodium requiert la présence du sodium et du diurétique à son site d'action dans la lumière tubulaire. D'abord, le sodium filtré doit éviter une réabsorption plus proximale afin d'atteindre le site d'action du diurétique. De plus, le diurétique lui-même doit parvenir à son site d'action dans la lumière tubulaire, un peu par filtration glomérulaire mais surtout par sécrétion tubulaire proximale par le système des anions organiques (thiazides, acétazolamide, diurétiques agissant au niveau de l'anse de Henle) ou par celui des cations organiques (triamtérène, amiloride).

Figure 12-10
**L'effet rénal d'un diurétique requiert la présence du sodium
(filtré et non réabsorbé) et du diurétique (filtré et sécrété) dans la lumière tubulaire**

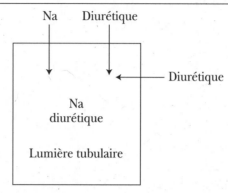

1. **Volume du liquide extracellulaire (LEC).** Ce volume affecte considérablement l'effet natriurétique du diurétique. L'expansion du volume du LEC ralentit la réabsorption proximale de sodium et augmente ainsi l'arrivée du sodium au site d'action plus distal du diurétique. Par contre, la contraction du volume du LEC accélère la réabsorption proximale de sodium, ce qui diminue la quantité de sodium amenée au site d'action du diurétique. L'expansion du volume du LEC augmente donc la natriurèse produite par les diurétiques, tandis que la contraction de volume la diminue. La contraction de volume du LEC est donc une cause évidente de résistance aux diurétiques.

2. **Filtration glomérulaire.** Une baisse de la filtration glomérulaire entraîne une diminution proportionnelle du sodium filtré et du diurétique atteignant la lumière tubulaire au site d'action du diurétique. Parce que l'effet d'un diurétique diminue proportionnellement à la baisse de la fonction rénale, il faut en augmenter la dose en fonction de la progression de l'insuffisance rénale (voir encadré 12-5).

Application pratique 12-5

Comment devrait-on ajuster la dose d'un diurétique chez une patiente de 80 ans dont la concentration plasmatique de créatinine est 180 µmol/L?

Sa fonction rénale équivaut approximativement à 25 % de la valeur normale (voir encadré 7-5) et l'effet du diurétique est réduit proportionnellement. L'effet diurétique de 80 mg de furosémide chez cette patiente équivaut donc à l'effet de 20 mg de furosémide avec une fonction rénale normale.

D) Adaptation physiologique aux diurétiques

Deux mécanismes contribuent à limiter la puissance d'un diurétique.

1. D'abord quand un diurétique inhibe la réabsorption de sodium au niveau d'un segment du néphron, les segments plus distaux s'adaptent immédiatement en tentant de recapturer le sodium non réabsorbé. Par exemple, l'inhibition de la réabsorption de sodium par le furosémide au niveau de la branche ascendante large de l'anse de Henle augmente l'arrivée et la concentration luminale de sodium et sa réabsorption compensatrice au niveau du tubule distal et collecteur. On a bien démontré l'hypertrophie structurale et l'adaptation fonctionnelle du tubule distal avec l'administration chronique de furosémide (voir encadré 12-6).

Application pratique 12-6

Un patient œdématié devient réfractaire à des doses importantes de furosémide, un diurétique puissant. Pourquoi l'ajout d'un diurétique thiazidique, beaucoup moins puissant et agissant au niveau du tubule distal, permet-il de retrouver l'effet diurétique du furosémide?

L'inhibition de la réabsorption de sodium par le furosémide au niveau de l'anse de Henle augmente l'arrivée de sodium et sa réabsorption compensatrice au niveau du tubule distal, ce qui diminue l'effet diurétique du furosémide. La combinaison du furosémide avec les thiazides inhibe cette réabsorption distale accélérée de sodium et permet de restaurer l'effet diurétique du furosémide.

2. De plus, la contraction du volume du LEC (et par conséquent du volume plasmatique efficace) produite par les diurétiques explique leur effet transitoire et limité, un mécanisme protégeant le volume intravasculaire contre une contraction trop sévère. On obtient alors un nouvel état d'équilibre, avec une excrétion urinaire de sodium de nouveau égale à son ingestion.

E) Effets secondaires des diurétiques

Même s'ils sont généralement bien tolérés, les diurétiques peuvent entraîner une grande variété d'effets secondaires (tableau 12-6).

1. **Contraction volémique.** D'abord, une trop grande dose de diurétique, après avoir fait disparaître les œdèmes, peut entraîner, si on la continue, une contraction sévère du volume du liquide extracellulaire et du volume plasmatique (voir encadré 12-7). Cette hypovolémie se manifeste par une hypotension artérielle, surtout en position debout (hypotension orthostatique), et une détérioration significative de la fonction rénale (insuffisance rénale aiguë fonctionnelle).

Tableau 12-6
Effets secondaires des diurétiques

1. Contraction volémique
2. Complications électrolytiques
Hyponatrémie
Hypokaliémie
Hyperkaliémie
Hypomagnésémie
Alcalose métabolique
Acidose métabolique
3. Hyperuricémie

2. **Complications électrolytiques.** Une *hyponatrémie* se développe lorsque la perte d'eau et de sel produite par les diurétiques est surtout remplacée par de l'eau. Le risque d'une hyponatrémie est beaucoup plus important avec les thiazides qui inhibent au niveau du tubule distal la capacité de diluer l'urine, c'est-à-dire d'excréter l'eau libre de solutés.

Application pratique 12-7

Pourquoi est-il fortement déconseillé de prescrire un diurétique à un individu normal dans le seul but de lui faire perdre du poids, par exemple lors d'une cure d'amaigrissement ou au cours de certaines compétitions sportives ?

La perte urinaire d'eau et de sel diminue le volume du liquide extracellulaire sous la valeur normale de 14 L ou 20 % du poids corporel. Cette situation n'est évidemment pas souhaitable puisqu'un volume extracellulaire normal est préférable à sa contraction artificielle par les diurétiques. Si la contraction volémique est plus sévère, on peut observer de l'hypotension orthostatique, c'est-à-dire une baisse de la tension artérielle en position debout.

Les diurétiques agissant au niveau du tubule proximal, de l'anse de Henle et du début du tubule distal augmentent l'excrétion urinaire de potassium et peuvent ainsi entraîner une *hypokaliémie* avec déplétion de potassium (voir chapitre 14). Au contraire, une *hyperkaliémie* peut résulter de l'utilisation des diurétiques épargnant le potassium et agissant au niveau du tubule collecteur, surtout en présence d'une insuffisance rénale importante.

L'*hypomagnésémie* survient surtout avec l'utilisation des diurétiques de l'anse, puisque la plus grande partie du magnésium filtré est réabsorbé au niveau de la branche ascendante large de l'anse de Henle.

La majorité des diurétiques entraînent une *alcalose métabolique* par perte de chlore dans l'urine sous la forme de chlorure de sodium et de potassium. Par contre, une légère *acidose métabolique* est produite par les inhibiteurs de l'anhydrase carbonique diminuant la réabsorption proximale de bicarbonate et par les diurétiques épargnant le potassium et inhibant l'acidification distale.

3. **Hyperuricémie.** L'hyperuricémie est une complication fréquente de l'emploi des diurétiques qui accélèrent la réabsorption d'urate et ralentissent sa sécrétion dans la lumière tubulaire. La contraction de volume produite par les diurétiques augmente à la fois la réabsorption de sodium et celle d'urate. D'autre part, parce que certains diurétiques, comme le furosémide et les thiazides, sont des anions organiques, leur sécrétion proximale fait concurrence à celle d'un autre anion organique, l'urate.

Références

Ellison, D.H., Wilcox, C.S.: Diuretics, chapitre 46 dans Brenner, B.M., The Kidney, 8e édition, Philadelphie, Saunders Elsevier, 2008.

Féraille, E., Doucet, A.: Sodium-potassium-adenosinetriphosphatase-dependent sodium transport in the kidney: Hormonal control. Physiological Reviews 81: 345-418, 2001.

Gamba, G.: Molecular physiology and pathophysiology of electroneutral cation-chloride cotransporters. Physiological Reviews 85: 423-493, 2005.

Mount, D.B., Yu, A.S.L.: Transport of inorganic soloutes: sodium, chloride, potassium, magnesium, calcium, and phosphate, chapitre 5 dans Brenner, B.M., The Kidney, 8e édition, Philadelphie, Saunders Elsevier, 2008.

Okusa, M.D., Ellison, D.H.: Physiology and pathophysiology of diuretic action, chapitre 37 dans Alpern, R.J., Hebert, S.C., The Kidney: Physiology and Pathophysiology, 4e édition, Amsterdam, Academic Press Elsevier, 2008.

Reeves, W.B., Andreoli, T.E.: Sodium chloride transport in the loop of Henle, distal convoluted tubule, and collecting duct, chapitre 31 dans Alpern, R.J., Hebert, S.C., The Kidney: Physiology and Pathophysiology, 4e édition, Amsterdam, Academic Press Elsevier, 2008.

Schafer, J.A.: Abnormal regulation of EnaC: Syndromes of salt retention and salt wasting by the collecting duct. American Journal of Physiology 283: F221-F235, 2002.

Sheng, S., Johnson, J.P., Kleyman, T.R.: Epithelial Na$^+$ channels, chapitre 28 dans Alpern, R.J., Hebert, S.C., The Kidney: Physiology and Pathophysiology, 4e édition, Amsterdam, Academic Press Elsevier, 2008.

Verrey, F., Hummler, E., Schild, L., *et al.*: Mineralocorticoid action in the aldosterone-sensitive distal nephron, chapitre 32 dans Alpern, R.J., Hebert, S.C., The Kidney: Physiology and Pathophysiology, 4e édition, Amsterdam, Academic Press Elsevier, 2008.

Weinstein, A.M.: Sodium and chloride transport: proximal nephron, chapitre 30 dans Alpern, R.J., Hebert, S.C., The Kidney: Physiology and Pathophysiology, 4e édition, Amsterdam, Academic Press Elsevier, 2008.

CHAPITRE 13

RÉGULATION DU BILAN POTASSIQUE

Le maintien des deux bilans, externe et interne, du potassium garde à l'intérieur des limites physiologiques la concentration de potassium dans le liquide extracellulaire (entre 3,5 et 5,0 mEq/L) et surtout le rapport de la concentration intracellulaire de potassium sur sa concentration extracellulaire (le rapport Ki/Ke). Le bilan externe du potassium règle la quantité totale de potassium dans l'organisme. Le bilan interne du potassium reflète sa distribution entre les compartiments extracellulaire et intracellulaire. Le bilan externe du potassium dépend surtout de son excrétion par les reins, tandis que les muscles sont surtout responsables du bilan interne du potassium.

I. Bilan externe du potassium : le potassium corporel total

A) Normal

La figure 13-1 montre que l'ingestion et l'absorption digestive de potassium, d'environ 100 mEq/j, sont normalement égales à son excrétion, qui est surtout rénale. On excrète dans les selles et la sueur moins de 10 % du potassium ingéré dans la diète. Même si la concentration de potassium dans les selles est autour de 80 mEq/L, la quantité excrétée est inférieure à 10 mEq/j à cause du petit volume des selles (environ 100 mL/j). L'excrétion rénale de potassium est régulée selon les besoins de l'organisme, tandis que l'excrétion digestive et cutanée ne l'est pas.

Normalement, le bilan potassique externe est voisin de zéro et la quantité totale de potassium dans l'organisme demeure constante. De plus, la kaliémie reste normale en l'absence de redistribution du potassium entre les compartiments extracellulaire et intracellulaire. Quand l'ingestion quotidienne de potassium change de façon significative, les reins n'adaptent que lentement leur excrétion urinaire de potassium, mais non d'une façon immédiate comme dans le cas du sodium et de l'eau.

Figure 13-1
Bilan externe normal du potassium : l'ingestion et l'absorption digestive de potassium dans le liquide extracellulaire (LEC) sont égales à son excrétion rénale.
(Les valeurs sont présentées en milliéquivalents par jour.)

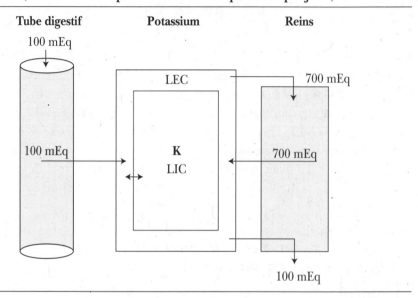

B) Anormal

L'excrétion urinaire de potassium diffère alors de façon significative de son ingestion et de son absorption digestive, et le bilan externe du potassium devient positif ou négatif.

Bilan positif. Le bilan potassique devient positif quand l'ingestion dépasse l'excrétion rénale, laquelle peut même disparaître dans l'insuffisance rénale anurique. La rétention de potassium, même en petites quantités, peut entraîner rapidement une hyperkaliémie mortelle.

Bilan négatif. Par contre, le bilan potassique devient négatif quand l'ingestion est moindre que l'excrétion urinaire. L'apport dans la diète est alors insuffisant ou l'excrétion rénale est accélérée par un hyperaldostéronisme ou l'emploi de diurétiques puissants. Les pertes digestives hautes ou basses contribuent aussi à augmenter la perte de potassium de l'organisme. La perte de potassium produit alors une hypokaliémie significative, la chute de la kaliémie étant proportionnellement plus grande que la baisse de la concentration intracellulaire de potassium.

II. Bilan interne du potassium : sa distribution dans l'organisme

A) Normal

Potassium extracellulaire. Dans le compartiment extracellulaire, il y a environ 60 mEq de potassium, soit le produit de la kaliémie de 4 mEq/L par le volume du liquide extracellulaire d'environ 15 L. Cette quantité, qui représente moins de 2 % du potassium corporel total, est en fait inférieure à celle qui est absorbée et excrétée chaque jour de la phase extracellulaire (voir encadré 13-1).

Application pratique 13-1

Puisqu'il n'y a que 60 mEq de potassium dans tout le liquide extracellulaire, pourquoi l'ingestion de 60 mEq de potassium dans un repas n'augmente-t-elle pas notre kaliémie à 8 mEq/L avec la production d'arythmies cardiaques mortelles ?

La majeure partie du potassium absorbé après un repas se déplace temporairement dans le liquide intracellulaire grâce à la stimulation par l'insuline de l'activité de la NaK-ATPase. Cette entrée du potassium dans la cellule prévient une hyperkaliémie dangereuse qui entraînerait une paralysie musculaire et des arythmies cardiaques pouvant être mortelles.

Potassium intracellulaire. La concentration du potassium varie de 100 à 150 mEq/L de liquide intracellulaire, qui contient un total de 3 000 à 3 500 mEq de potassium. La figure 13-2 montre que plus de 98 % du potassium corporel total se retrouve à l'intérieur du compartiment intracellulaire. Le potassium intracellulaire est surtout présent dans les cellules musculaires squelettiques, lisses et cardiaques et représente le cation le plus abondant dans les liquides de notre organisme.

La concentration élevée de potassium dans le liquide intracellulaire est essentielle au fonctionnement de la cellule. Cette concentration intracellulaire est 30 fois supérieure à la concentration extracellulaire de potassium. Cette différence de concentration du potassium de chaque côté de la membrane cellulaire est essentielle à sa polarisation électrique normale. L'équation de Nernst permet de calculer le potentiel normal de membrane au repos (Em) de –90 mV :

$$Em = -61{,}5 \text{ logarithme ([K] intracellulaire/[K] extracellulaire)}.$$

Figure 13-2

Bilan interne du potassium : sa distribution normale entre les liquides extracellulaire (LEC) et intracellulaire (LIC). La quantité de potassium ingérée et excrétée chaque jour dépasse celle qui est contenue dans le LEC

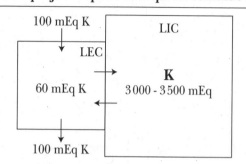

Ce potentiel négatif à l'intérieur de la cellule influence l'excitabilité des cellules nerveuses et musculaires, responsable de la genèse de l'influx nerveux et de la contraction des cellules musculaires squelettiques, lisses et cardiaques.

Facteurs influençant la distribution du potassium. L'équilibre entre l'entrée active du potassium dans la cellule et sa diffusion passive par les canaux potassiques hors de celle-ci assure la distribution normale du potassium entre les compartiments extracellulaire et intracellulaire.

1. **Hormones.** L'entrée active du potassium dans la cellule dépend surtout de l'activité de la NaK-ATPase et est stimulée par l'aldostérone, les catécholamines (voir encadré 13-2) (ou les agonistes bêta-2 adrénergiques, comme l'albutérol) et l'insuline (voir encadré 13-3) (tableau 13-1). L'hyperkaliémie stimule la sécrétion d'aldostérone et d'insuline, deux hormones qui accélèrent l'entrée du potassium dans la cellule et contribuent ainsi à ramener la kaliémie élevée vers la normale (figure 13-3). À l'inverse, l'hypokaliémie inhibe la sécrétion d'aldostérone et d'insuline, ce qui ralentit l'entrée du potassium dans la cellule et élève la kaliémie trop basse vers la normale.

Figure 13-3
Influence de la kaliémie sur la sécrétion d'aldostérone et d'insuline

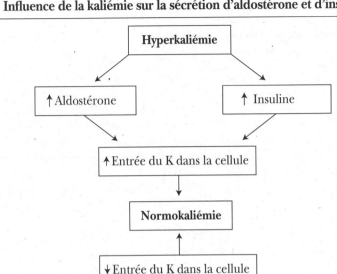

Application pratique 13-2

Pourquoi observe-t-on une baisse de la kaliémie chez un patient avec un stress intense, par exemple durant un infarctus aigu du myocarde?

La réponse physiologique à un stress intense est de stimuler le système nerveux sympathique et la médullosurrénale, entraînant ainsi la libération des catécholamines norépinéphrine et épinéphrine. Celles-si stimulent l'entrée active du potassium dans les cellules. L'hypokaliémie qui en résulte peut alors favoriser la production d'arythmies cardiaques chez le patient en insuffisance coronarienne aiguë.

Application pratique 13-3

Pourquoi l'administration d'insuline chez une patiente diabétique en coma peut-elle entraîner une parésie des muscles respiratoires et des arythmies cardiaques dangereuses?

L'insuline fait entrer à la fois le glucose et le potassium dans les cellules. L'entrée du glucose contribue évidemment à abaisser la glycémie trop élevée de la patiente dont le diabète est sévèrement débalancé. L'entrée du potassium abaisse aussi la kaliémie chez une patiente qui a toujours perdu, à cause de la diurèse osmotique secondaire à la glycosurie, des quantités importantes de potassium dans ses urines. L'hypokaliémie sévère peut alors produire une parésie ou même une paralysie des muscles respiratoires et des arythmies cardiaques menaçant la vie de la patiente. Malgré l'acidose métabolique sévère de cette patiente, l'administration intraveineuse de bicarbonate de sodium n'est pas recommandée puisqu'elle accélère l'entrée du potassium dans la cellule et la chute de la kaliémie.

Tableau 13-1
**Facteurs influençant la distribution du potassium
entre les compartiments intracellulaire et extracellulaire**

Entrée du potassium dans les cellules
Hormones : Aldostérone
Catécholamines
Insuline
Alcalose métabolique

Sortie du potassium des cellules
Acidose métabolique
Destruction cellulaire
Hyperosmolalité

2. **Équilibre acidobasique.** L'équilibre acidobasique influence également la distribution du potassium entre les phases extracellulaire et intracellulaire et la concentration extracellulaire de potassium tend à varier dans la même direction que celle des ions hydrogène. L'alcalose métabolique et, à un degré moindre, l'alcalose respiratoire favorisent l'entrée du potassium dans la cellule et la production d'une hypokaliémie, et l'acidose métabolique (et respiratoire), sa sortie de la cellule vers le liquide extracellulaire et la génération d'une hyperkaliémie.

La figure 13-4 montre que, dans l'acidose métabolique, la nature de l'anion accompagnant l'ion hydrogène détermine si le potassium sort de la cellule. Avec l'administration d'acide chlorhydrique (HCl), l'anion chlore ne traverse pas facilement la membrane cellulaire, et le potassium doit alors sortir de la cellule quand le proton y entre. Par contre, avec la production accélérée d'acides organiques, comme l'acide lactique et les corps cétoniques, la sortie du potassium de la cellule n'est pas nécessaire, parce que le proton y entre accompagné de l'anion lactate ou cétone (acétoacétate ou bêtahydroxybutyrate).

Figure 13-4
Sortie du potassium de la cellule au cours de l'acidose métabolique produite par le HCl, mais non au cours de celle produite par l'acide lactique

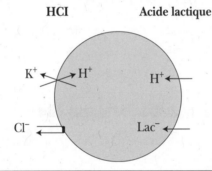

3. **Destruction cellulaire et hyperosmolalité.** La destruction des globules rouges par l'hémolyse (voir encadré 13-4) ou celle des cellules musculaires squelettiques par la rhabdomyolyse (voir encadré 13-5) ajoute de grandes quantités de potassium au liquide extracellulaire. L'hyperosmolalité plasmatique favorise aussi la sortie du potassium de la cellule par un mécanisme plus indirect. Le mouvement osmotique d'eau hors des cellules rapetisse leur volume, augmente leur concentration intracellulaire de potassium et favorise ainsi la sortie passive du potassium vers le liquide extracellulaire.

Parce que le déplacement de très petites quantités de potassium entre les compartiments extracellulaire et intracellulaire modifie considérablement la concentration extracellulaire de potassium, divers mécanismes doivent maintenir celle-ci à l'intérieur des limites physiologiques. Trois voies différentes permettent au potassium de quitter le compartiment extracellulaire : son déplacement vers le liquide intracellulaire, sa sécrétion dans la lumière du tubule distal et collecteur, et sa sécrétion dans la lumière du côlon. Cette dernière s'accélère quand l'insuffisance rénale chronique sévère réduit la capacité des reins d'excréter le potassium.

Application pratique 13-4

Que signifie une hyperkaliémie en présence d'une hémolyse importante dans l'échantillon sanguin?

Cette élévation de la kaliémie n'est qu'un artéfact de laboratoire résultant de la libération du potassium intracellulaire dans le plasma par la brisure des globules rouges du prélèvement sanguin. Elle n'a aucune signification physiologique (d'ailleurs, l'électrocardiogramme demeure normal) et ne nécessite aucun traitement. Plus rarement, on peut observer la même hyperkaliémie artificielle en présence d'un très grand nombre de globules blancs (leucémie) ou de plaquettes sanguines dans un prélèvement sanguin.

Application pratique 13-5

Pourquoi un dommage musculaire peut-il produire rapidement une hyperkaliémie sévère et le décès du patient?

Avec un traumatisme musculaire ou des brûlures électriques, par exemple, la destruction des cellules musculaires libère à la fois la myoglobine et le potassium dans le liquide extracellulaire. La myoglobine est une substance très néphrotoxique, qui produit en quelques heures une insuffisance rénale aiguë sévère et anurique. La kaliémie augmente très rapidement à cause de la contribution simultanée de deux facteurs : la libération de potassium dans le liquide extracellulaire et l'absence complète d'excrétion rénale. Les arythmies cardiaques malignes résultant de l'hyperkaliémie sévère entraînent le décès du patient, si celui-ci n'est pas traité rapidement et agressivement.

B) Anormal

L'hyperkaliémie ou l'hypokaliémie résultent d'une anomalie du bilan externe ou du bilan interne en potassium (tableau 13-2 et figure 13-5). En effet, la distribution anormale même de très petites quantités de potassium entre les phases extracellulaire et intracellulaire change considérablement la kaliémie et le rapport Ki/Ke des concentrations de potassium intracellulaire et extracellulaire. Ces altérations de la kaliémie et du rapport Ki/Ke en dehors des limites physiologiques peuvent rapidement devenir mortelles en modifiant l'excitabilité de la membrane cellulaire. Une hyperkaliémie ou une hypokaliémie chroniques sont toutefois moins dangereuses qu'une altération aiguë de la kaliémie à cause du changement moins important du rapport Ki/Ke (voir encadré 13-6).

Figure 13-5

Production de l'hyperkaliémie par apport augmenté (1), excrétion rénale diminuée (2) ou sortie du liquide intracellulaire (LIC) vers le liquide extracellulaire (LEC) (3). Production de l'hypokaliémie par apport diminué (1), excrétion augmentée (2) ou entrée dans le LIC (3).

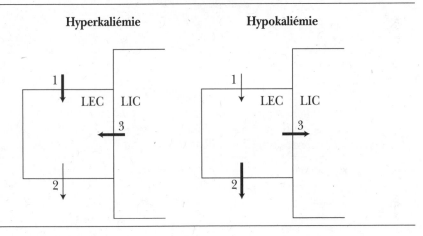

1. Hyperkaliémie

Une ingestion accrue de potassium ou une baisse de son excrétion positivent le bilan externe en potassium, tandis que l'expulsion du potassium hors des cellules modifie le bilan potassique interne. L'hyperkaliémie qui en découle abaisse le rapport Ki/Ke et produit une hypopolarisation de la membrane cellulaire. Le potentiel de membrane au repos moins négatif se rapproche alors du potentiel de seuil et entraîne une hyperexcitabilité des cellules nerveuses et musculaires (figure 13-6).

Application pratique 13-6

Un patient en insuffisance rénale chronique terminale et hémodialysé trois fois par semaine a une kaliémie dépassant 8 mEq/L, mais présente peu de symptômes et peu de modifications à l'électrocardiogramme. D'autre part, en l'absence d'insuffisance rénale chronique, un individu peut décéder rapidement si la kaliémie dépasse 7 mEq/L. Comment explique-t-on cette résistance à l'hyperkaliémie chez le patient en insuffisance rénale chronique terminale ?

Ce n'est pas la kaliémie en soi qui est importante sur le plan physiologique mais le rapport Ki/Ke. Chez le patient dont l'hyperkaliémie est chronique, l'élévation de la concentration intracellulaire de potassium minimise la chute du rapport Ki/Ke résultant de l'élévation aiguë de la concentration extracellulaire de potassium, et le patient tolère donc mieux l'hyperkaliémie. En l'absence d'insuffisance rénale chronique, cette compensation n'existe pas chez l'individu, qui devient donc beaucoup plus vulnérable à une hausse rapide de la kaliémie.

Figure 13-6

Effets de l'hyperkaliémie qui dépolarise le potentiel de membrane au repos (PMR) et de l'hypokaliémie qui l'hyperpolarise. L'excitabilité neuromusculaire est inversement proportionnelle à la distance entre le PMR et le potentiel de seuil

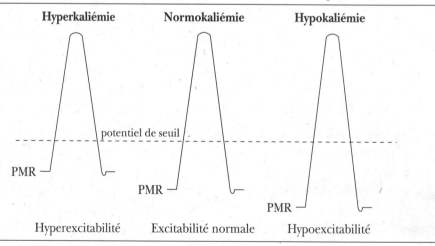

Tableau 13-2
Désordres des bilans potassiques externe et interne

1. Haute ingestion de potassium	1. Basse ingestion de potassium
2. Basse excrétion de potassium	2. Haute excrétion de potassium
3. Potassium hors des cellules	3. Potassium dans les cellules
Hyperkaliémie	**Hypokaliémie**
Bas rapport Ki/Ke	Haut rapport Ki/Ke
Hypopolarisation	Hyperpolarisation
Hyperexcitabilité	Hypoexcitabilité

2. Hypokaliémie

Au contraire, une ingestion réduite de potassium ou une augmentation de son excrétion urinaire ou digestive rendent négatif le bilan potassique externe, tandis que l'entrée de potassium dans les cellules change le bilan potassique interne. L'hypokaliémie qui en résulte augmente le rapport Ki/Ke et produit une hyperpolarisation de la membrane cellulaire. Le potentiel de membrane au repos plus négatif s'éloigne alors du potentiel de seuil et entraîne une hypoexcitabilité des cellules nerveuses et musculaires.

Références

Gennari, F.J.: Hypokalemia. The New England Journal of Medicine 339: 451-458, 1998.

Levy, D.I., Goldstein, S.A.N.: The effects of electrolyte disorders on excitable membranes, chapitre 50 dans Alpern, R.J., Hebert, S.C., The Kidney: Physiology and Pathophysiology, 4e édition, Amsterdam, Academic Press Elsevier, 2008.

McDonough, A.A., Thompson, C.B., Youn, J.H.: Skeletal muscle regulates extracellular potassium. American Journal of Physiology 282: F967-F974, 2002.

Mount, D.B., Zandi-Nejad, K.: Disorders of potassium balance, chapitre 15 dans Brenner, B.M., The Kidney, 8e édition, Philadelphie, Saunders Elsevier, 2008.

Rosa, R.M., Epstein, F.H.: Extrarenal potassium metabolism, chapitre 46 dans Alpern, R.J., Hebert, S.C., The Kidney: Physiology and Pathophysiology, 4e édition, Amsterdam, Academic Press Elsevier, 2008.

CHAPITRE 14

TRAITEMENT RÉNAL DU POTASSIUM

Les glomérules filtrent chaque jour environ 700 mEqK, soit le produit de la filtration de 180 L et de la concentration plasmatique de potassium de 4 mEq/L. L'excrétion urinaire moyenne de 100 mEqK par jour représente donc moins de 15 % de la quantité filtrée, la réabsorption fractionnelle nette de potassium se situant autour de 85 % (figure 13-1).

I. Mécanismes cellulaires

Un système de pompe avec fuite régule la concentration de potassium dans les cellules tubulaires rénales (figure 14-1). L'activité de la NaK-ATPase dans la membrane basolatérale permet le transport actif du potassium du liquide péritubulaire vers la cellule. Le potassium intracellulaire sort passivement dans la lumière tubulaire ou dans l'interstice péritubulaire par des canaux à potassium présents dans les deux membranes cellulaires luminale et basolatérale et selon le gradient électrochimique favorable. Ces canaux à potassium sont présents au niveau du tubule proximal, de la branche ascendante large de l'anse de Henle et dans les cellules principales et inter-calaires du tubule collecteur cortical. Enfin, surtout au niveau du tubule proximal, le potassium peut être réabsorbé ou sécrété passivement par la voie paracellulaire.

II. Segments du néphron touchés

Le schéma le plus simplifié du traitement rénal du potassium est un système à trois composantes présenté dans la figure 14-2 : filtration, réabsorption par le tubule pro-ximal et l'anse de Henle, et sécrétion distale. En fait, le potassium filtré est réabsorbé, tandis que le potassium sécrété distalement est celui qui est excrété dans l'urine.

Le tubule proximal et la branche ascendante large de l'anse de Henle réabsorbent la plus grande partie, soit environ 90 %, du potassium filtré. Le tubule proximal réabsorbe environ les deux tiers du potassium filtré, une fraction ressemblant à celle de la réabsorption d'eau et de sodium dans ce segment du néphron. Dans la branche ascendante large de l'anse de Henle, le transport actif secondaire du potassium par le cotransporteur Na-K-2Cl dans la membrane luminale dépend de l'activité de la

NaK-ATPase dans la membrane basolatérale. La majeure partie du potassium excrété dans l'urine est sécrétée passivement à travers les canaux potassiques des cellules principales selon un gradient électrochimique dans la lumière du tubule distal et du tubule collecteur cortical.

Figure 14-1
Mécanismes du transport rénal du potassium : actif par l'intermédiaire de la NaK-ATPase, passif par les canaux potassiques et par la voie paracellulaire

Lumière tubulaire   Cellule tubulaire rénale   Liquide péritubulaire

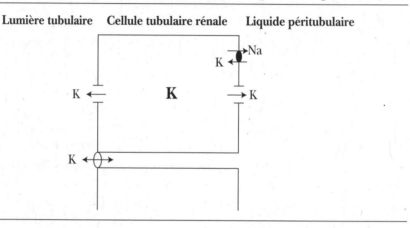

Figure 14-2
Schéma simplifié du traitement rénal du potassium :
réabsorption de la quantité filtrée, excrétion de la quantité sécrétée distalement

K 700 mEq/j

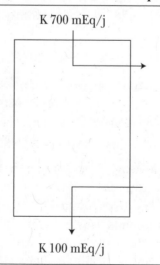

K 100 mEq/j

Le schéma plus complet, décrit dans la figure 14-3, comprend aussi un recyclage du potassium dans la médullaire entre l'anse de Henle et le tubule collecteur médullaire. La branche descendante fine de l'anse de Henle sécrète le potassium réabsorbé par la branche ascendante large de l'anse de Henle et par le tubule collecteur médullaire.

Figure 14-3

Traitement rénal du potassium au niveau des divers segments du néphron :
P, tubule proximal ; bdf, branche descendante fine de l'anse de Henle ;
BAL, branche ascendante large de l'anse de Henle ; D, tubule distal ;
TCC, tubule collecteur cortical, TCM, tubule collecteur médullaire

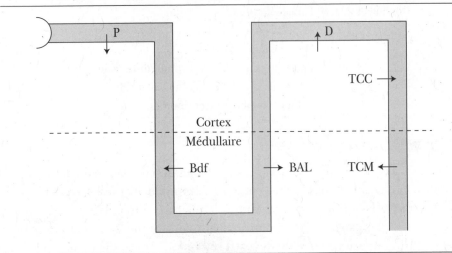

III. Facteurs modifiant la sécrétion distale et l'excrétion urinaire de potassium

Parce que le tubule distal et le tubule collecteur cortical sécrètent la majeure partie du potassium excrété dans l'urine, les facteurs régulant l'excrétion urinaire du potassium exercent leur effet dans ces segments du néphron. Plusieurs facteurs, présentés dans le tableau 14-1, augmentent ou diminuent la sécrétion distale de potassium. De plus, l'activité de la HK-ATPase dans la membrane luminale des cellules intercalaires permet aussi au tubule collecteur médullaire de réabsorber activement le potassium du liquide tubulaire et d'y sécréter des protons.

Tableau 14-1
Facteurs modifiant la sécrétion distale et l'excrétion urinaire de potassium

	La sécrétion distale et l'excrétion urinaire de potassium sont :
Augmentées par :	Grande ingestion de potassium
	Hyperkaliémie
	Aldostérone
	Grand débit tubulaire
	Grandes livraison et réabsorption distales de sodium
	Alcalose métabolique et respiratoire
	Alcalinisation du liquide tubulaire
Diminuées par :	Faible ingestion de potassium
	Hypokaliémie
	Petit débit tubulaire
	Petites livraison et réabsorption distales de sodium
	Spironolactone, triamtérène, amiloride
	Acidose métabolique et respiratoire

A) Ingestion de potassium

L'excrétion urinaire de potassium varie selon l'ingestion de potassium dans la diète. Une plus grande ingestion de potassium accélère rapidement sa sécrétion distale et augmente la kaliurèse jusqu'à deux fois la quantité filtrée. Des concentrations plasmatiques augmentées de potassium et d'aldostérone, une activité stimulée de la NaK-ATPase et une augmentation des canaux à potassium dans le tubule collecteur expliquent cette adaptation rénale à un plus grand apport de potassium.

Par contre, en l'absence d'ingestion de potassium, la sécrétion de potassium diminue et on observe même une réabsorption nette de potassium au niveau des cellules intercalaires du tubule collecteur par l'intermédiaire d'une activité augmentée de la HK-ATPase. L'excrétion urinaire de potassium peut alors chuter à des valeurs aussi basses que 1 % de la quantité de potassium filtrée.

B) Kaliémie

Il existe une corrélation positive entre, d'une part, la kaliémie et, d'autre part, la sécrétion distale et l'excrétion urinaire de potassium, puisque l'hyperkaliémie les accélère et que l'hypokaliémie et la déplétion potassique les ralentissent. La concentration de potassium dans les cellules tubulaires distales varie dans le même sens que sa concentration plasmatique et explique en partie cette influence de la kaliémie. Un autre mécanisme qui joue est la stimulation de la sécrétion d'aldostérone par l'hyperkaliémie et son inhibition par l'hypokaliémie (figure 13-3).

C) Aldostérone

La concentration urinaire de potassium dépend aussi de l'action de l'aldostérone au niveau du tubule distal et du tubule collecteur cortical. L'aldostérone augmente les trois protéines membranaires impliquées dans la sécrétion tubulaire du potassium, la NaK-ATPase dans la membrane basolatérale, et les canaux sodiques et potassiques dans la membrane luminale. L'effet de l'aldostérone augmente jusqu'à 10 le rapport entre la concentration de potassium dans la lumière du tubule collecteur cortical et celle dans le plasma. Par exemple, avec une kaliémie de 4 mEq/L, l'aldostérone élève jusqu'à 40 mEq/L la concentration de potassium dans la lumière du tubule collecteur cortical (figure 14-4). L'aldostérone stimule à la fois l'activité de la NaK-ATPase basolatérale et le transport du sodium et du potassium par les canaux ioniques dans la membrane luminale des cellules principales.

Figure 14-4

La concentration luminale de potassium est dix fois plus grande que la concentration plasmatique quand l'aldostérone agit au niveau du tubule collecteur cortical. Dans la médullaire, la réabsorption d'eau et la hausse de l'osmolalité (Osm) augmentent proportionnellement la concentration luminale et urinaire de potassium

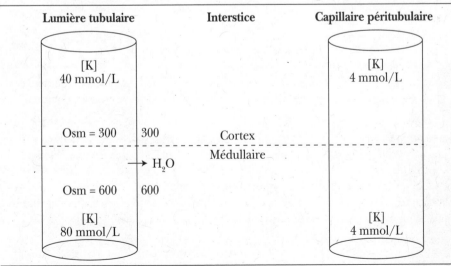

D'ailleurs, un hyperaldostéronisme primaire ou secondaire augmente la kaliurèse et entraîne une hypokaliémie, surtout si l'ingestion et l'excrétion urinaire de sodium sont quantitativement importantes (voir encadré 14-1). L'hyperkaliémie et l'activation du système rénine-angiotensine par la contraction du volume du liquide extracellulaire accélèrent la sécrétion d'aldostérone par la zone glomérulée des surrénales tandis qu'une hypokaliémie la diminue. À cause de l'effet de l'aldostérone sur l'excrétion urinaire de potassium, cet effet de la kaliémie sur la sécrétion d'aldostérone contribue à maintenir la kaliémie normale (figure 14-5).

Figure 14-5
Relation entre la kaliémie, la sécrétion d'aldostérone et la kaliurèse

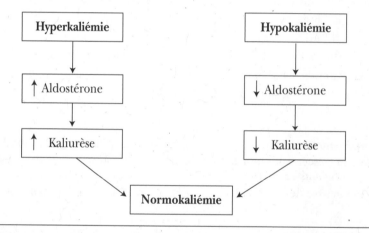

Application pratique 14-1

Un patient hypertendu et hypokaliémique (kaliémie 2,7 mEq/L) présente, durant ses vacances au bord de la mer, une faiblesse musculaire progressive généralisée. Pourquoi?

La cause de son hypertension artérielle d'apparition relativement récente est un hyperaldostéronisme primaire, ce qui explique son hypokaliémie préexistante. La hausse considérable de son ingestion de chlorure de sodium, abondant dans les fruits de mer, augmente l'arrivée de sodium au tubule collecteur. Avec l'excès d'aldostérone, la réabsorption de sodium est accélérée, de même que la sécrétion tubulaire et l'excrétion urinaire de potassium. Cette perte accrue de potassium dans l'urine produit alors une déplétion potassique avec hypokaliémie sévère, ce qui explique la symptomatologie musculaire.

La réabsorption d'eau du tubule collecteur médullaire augmente aussi la concentration tubulaire et urinaire de potassium d'une façon parallèle à la hausse de l'osmolalité. Ainsi, une réabsorption d'eau qui double l'osmolalité du liquide tubulaire de 300 à 600 mOsm/kg H_2O y élève en même temps la concentration de potassium de 40 à 80 mEq/L (figure 14-4 et voir encadré 14-2).

Application pratique 14-2

Une patiente hypertendue présente depuis plusieurs années une hypokaliémie autour de 2,8 mEq/L, et ceci, malgré l'ingestion de suppléments de chlorure de potassium. Son urine montre une concentration de potassium de 84 mEq/L et une osmolalité de 600 mOsm/kg H_2O. Pouvez-vous expliquer cette hypokaliémie chronique ?

Le rapport entre la concentration de potassium dans la lumière du tubule collecteur cortical et celle dans le plasma est donné par l'équation (K urinaire/K plasmatique)/ (osmolalité urinaire/osmolalité plasmatique) ou (84/2,8)/(600/300). Ce rapport de 15 reflète une concentration de potassium à 42 mEq/L dans la lumière du tubule collecteur cortical, concentration qui est doublée par la réabsorption d'eau dans le tubule collecteur médullaire. Cette valeur élevée du rapport pointe fortement vers un hyperaldostéronisme primaire, diagnostic qui a d'ailleurs été confirmé par une élévation marquée de l'aldostérone plasmatique.

D) Débit tubulaire

Le débit du liquide dans la lumière du tubule distal et collecteur influence aussi indirectement la sécrétion de potassium. L'expansion du volume du liquide extracellulaire ou l'administration de diurétiques agissant avant le tubule distal et collecteur augmentent ce débit, tandis que la contraction du volume du liquide extracellulaire le diminue.

Un débit plus rapide dans le tubule distal et collecteur minimise la hausse de la concentration de potassium dans la lumière tubulaire résultant de sa sécrétion. Ce débit rapide favorise donc la sécrétion de potassium à travers la membrane luminale selon un gradient très favorable de concentration entre la cellule rénale et la lumière tubulaire. Par contre, un débit plus lent dans le tubule distal et collecteur accélère la hausse de la concentration tubulaire de potassium et réduit ainsi la sécrétion de potassium.

Application pratique 14-3

Un médecin prescrit à un patient œdématié le diurétique furosémide, agissant au niveau de la branche ascendante de l'anse de Henle, et lui donne le «conseil» de manger beaucoup de sel afin d'éviter une déplétion en sodium. Après quelques semaines, le patient devient hypokaliémique et déplété en potassium. Pourquoi?

Il y a deux façons d'augmenter la quantité de sodium amenée dans la lumière du tubule collecteur: 1) augmenter l'ingestion de sodium et son excrétion urinaire; 2) bloquer la réabsorption de sodium par un diurétique agissant avant le tubule collecteur. Parce que notre patient présente une combinaison des deux, la quantité de sodium amenée dans la lumière du tubule collecteur est grandement accrue, de même que la réabsorption de sodium et la sécrétion de potassium à ce niveau. La perte accélérée de potassium dans l'urine entraîne l'hypokaliémie et la déplétion potassique. Lorsqu'on prescrit un diurétique à un patient œdématié ou hypertendu, il faut donc toujours lui conseiller d'éviter la salière et les aliments très salés.

E) Réabsorption du sodium et diurétiques

La sécrétion de potassium dans le tubule distal et collecteur est liée d'une façon très étroite à la réabsorption du sodium dans ces segments du néphron: il y a, dans un sens large, «échange» de sodium et de potassium. La réabsorption de sodium à travers les canaux à sodium dans la membrane luminale n'est pas accompagnée de l'anion chlore et rend plus négative la lumière tubulaire, ce qui favorise la sécrétion du potassium intracellulaire dans le liquide tubulaire à travers les canaux à potassium dans la membrane luminale.

1. **Kaliurèse augmentée.** L'ingestion augmentée de sodium (voir encadré 14-3) ou l'inhibition par les diurétiques de sa réabsorption dans le tubule proximal, dans l'anse de Henle ou dans le tubule distal (tableau 14-2) amènent plus de sodium dans la lumière du tubule collecteur (figures 14-6 et 14-7). La réabsorption accélérée de sodium qui en résulte par le tubule collecteur augmente la différence transépithéliale de potentiel (négative dans la lumière) et favorise ainsi la sécrétion de potassium dans la lumière du tubule collecteur cortical. Ce phénomène devient encore plus important si l'anion accompagnant le sodium est peu réabsorbable, comme le sont le sulfate, le phosphate et, durant une diurèse alcaline, le bicarbonate.

Figure 14-6
Effet kaliurétique des diurétiques agissant avant le tubule collecteur

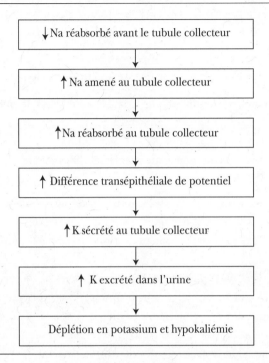

↓ Na réabsorbé avant le tubule collecteur

↑ Na amené au tubule collecteur

↑ Na réabsorbé au tubule collecteur

↑ Différence transépithéliale de potentiel

↑ K sécrété au tubule collecteur

↑ K excrété dans l'urine

Déplétion en potassium et hypokaliémie

Figure 14-7
Effet kaliurétique des diurétiques agissant avant le tubule collecteur

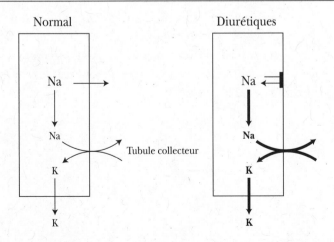

Normal

Diurétiques

Na

Na

K

K

Tubule collecteur

Na

Na

K

K

2. **Kaliurèse diminuée.** À l'inverse, une faible ingestion de sodium ou la stimulation de sa réabsorption proximale par une contraction de volume amènent moins de sodium dans la lumière du tubule collecteur. La réabsorption de sodium et la sécrétion de potassium diminuent alors dans ce segment du néphron.

Tableau 14-2

Effet des diurétiques sur l'excrétion urinaire de potassium

Augmentée par les diurétiques agissant avant le tubule collecteur

    Les inhibiteurs de l'anhydrase carbonique : acétazolamide

    Les diurétiques osmotiques : mannitol

    Les diurétiques de l'anse de Henle : furosémide

    Les diurétiques du tubule distal : thiazides

Diminuée par les diurétiques agissant au niveau du tubule collecteur

    L'antagoniste de l'aldostérone : spironolactone

    Les bloqueurs des canaux sodiques : triamtérène, amiloride

---

Trois diurétiques épargnant le potassium inhibent sa sécrétion dans le tubule collecteur et son excrétion urinaire en diminuant la réabsorption de sodium et la différence de potentiel négative dans la lumière : la spironolactone, le triamtérène et l'amiloride (tableau 14-2). La spironolactone est un stéroïde dont la formule chimique ressemble à l'aldostérone, qu'elle inhibe de façon concurrente au niveau du récepteur. Elle diminue donc la réabsorption de sodium dans les membranes luminale et basolatérale.

Le triamtérène et l'amiloride sont des cations organiques qui bloquent les canaux sodiques et la réabsorption de sodium au niveau de la membrane luminale. L'inhibition de la réabsorption de sodium ralentit à son tour la sécrétion de potassium (voir encadré 14-4). Le triamtérène et l'amiloride ne sont pas des stéroïdes et n'ont aucun effet inhibiteur sur l'aldostérone.

Application pratique 14-4

Une patiente a une néphropathie chronique ayant entraîné une insuffisance rénale chronique assez sévère, avec une créatinine plasmatique de 450 µmol/L. On traite son infection urinaire avec du triméthoprime, et sa kaliémie s'élève à 7 mEq/L. Pourquoi?

Le triméthoprime est un cation organique, comme l'amiloride et le triamtérène. Comme ces deux diurétiques, il peut bloquer les canaux sodiques et la réabsorption de sodium au niveau de la membrane luminale des cellules du tubule collecteur et secondairement la sécrétion de potassium. À cause de son insuffisance rénale chronique importante, cette patiente devient très vulnérable à une hyperkaliémie induite par ces cations organiques.

F) Équilibre acido-basique

L'équilibre acido-basique systémique influence aussi la sécrétion distale de potassium et son excrétion urinaire. L'alcalose métabolique ou respiratoire augmente ces deux paramètres en favorisant la sortie du potassium de la cellule tubulaire distale vers la lumière tubulaire, tandis que l'acidose métabolique ou respiratoire les diminue. L'alcalinisation du liquide tubulaire est un autre facteur qui accélère la sécrétion de potassium dans la lumière du tubule distal et collecteur. Par exemple, l'arrivée augmentée de l'anion bicarbonate, peu réabsorbable au niveau du tubule distal, exerce un effet kaliurétique puissant.

Références

Giebisch, G.: Renal potassium transport: Mechanisms and regulation. American Journal of Physiology 274: F817-F833, 1998.

Hebert, S.C., Desir, G., Giebisch, G., *et al.*:Molecular diversity and regulation of renal potassium channels. Physiological Reviews 85: 319-371, 2005.

Kamel, K.S., Lin, S.H., Halperin, M.L.: Clinical disorders of hyperkalemia, chapitre 49 dans Alpern, R.J., Hebert, S.C., The Kidney: Physiology and Pathophysiology, 4e édition, Amsterdam, Academic Press Elsevier, 2008.

Malnic, G., Muto, S., Giebisch, G.: Regulation of potassium excretion, chapitre 47 dans Alpern, R.J., Hebert, S.C., The Kidney: Physiology and Pathophysiology, 4e édition, Amsterdam, Academic Press Elsevier, 2008.

Meneton, P., Loffing, J., Warnock, D.G.: Sodium and potassium handling by the aldosterone-sensitive distal nephron: the pivotal role of the distal and connecting tubule. American Journal of Physiology 287: F593-F601, 2004.

Mount, D.B., Yu, A.S.L.: Transport of inorganic solutes: sodium, chloride, potassium, magnesium, calcium, and phosphate, chapitre 5 dans Brenner, B.M., The Kidney, 8e édition, Philadelphie, Saunders Elsevier, 2008.

Muto, S.: Potassium transport in the mammalian collecting duct. Physiological Reviews 81: 85-116, 2001.

Wagner, C.A., Geibel, J.P.: Expression, function, and regulation of H$^+$,K$^+$-ATPase in the kidney, chapitre 45 dans Alpern, R.J., Hebert, S.C., The Kidney: Physiology and Pathophysiology, 4e édition, Amsterdam, Academic Press Elsevier, 2008.

Wang, W.H.: Regulation of renal K transport by dietary K intake. Annual Review of Physiology 66: 547-569, 2004.

Wang, W.H., Hebert, S.C.: The molecular biology of renal potassium channels, chapitre 44 dans Alpern, R.J., Hebert, S.C., The Kidney: Physiology and Pathophysiology, 4e édition, Amsterdam, Academic Press Elsevier, 2008.

CHAPITRE 15

RÉGULATION DU BILAN ACIDE

I. pH des liquides corporels

A) pH extracellulaire et intracellulaire

Le pH des liquides corporels représente le logarithme négatif de leur concentration minuscule des ions hydrogène. Le fonctionnement normal des cellules nécessite le maintien du pH à l'intérieur de limites étroites.

pH extracellulaire. Dans le sang et le liquide extracellulaire, la concentration des ions hydrogène se situe normalement autour de 40 nEq/L, ce qui correspond au pH légèrement alcalin de 7,40 (figure 15-1). Cette concentration de protons est très petite quand on la compare à celle des autres ions, tels que le sodium, le potassium, le chlore et le bicarbonate, dans le liquide extracellulaire. Ainsi, la concentration des ions hydrogène est presque un million de fois inférieure à celle du bicarbonate, qui est autour de 25 mmol/L. Cette concentration des ions hydrogène est aussi très petite lorsqu'on la compare aux quantités considérables de déchets acides produits chaque jour par le métabolisme cellulaire normal.

Figure 15-1
Acidité dans les liquides extracellulaire (LEC) et intracellulaire (LIC)

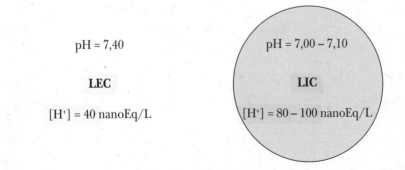

pH = 7,40

LEC

$[H^+]$ = 40 nanoEq/L

pH = 7,00 – 7,10

LIC

$[H^+]$ = 80 – 100 nanoEq/L

pH intracellulaire. Dans le liquide intracellulaire, site de la production métabolique des acides, la concentration cytoplasmique des ions hydrogène est approximativement de 80 à 100 nEq/L, ce qui correspond à un pH entre 7,10 et 7,00. Ce pH intracellulaire varie toutefois d'une façon proportionnelle avec le pH extracellulaire. En fait, à l'intérieur de la cellule, le pH n'est pas uniforme, mais varie considérablement entre des organelles plus alcalins, comme les mitochondries, et d'autres plus acides, comme les lysosomes.

Limites physiologiques. La liaison des ions hydrogène avec les protéines augmente leurs charges positives, qui sont au contraire diminuées par la libération de protons des protéines. Quand le pH ou la concentration des ions hydrogène dans les liquides corporels ne se maintient pas à l'intérieur de limites physiologiques, la liaison des protons aux protéines enzymatiques et aux autres macromolécules protéiques change considérablement leur charge électrique, leur structure et leur fonction (figure 15-2). La perte de l'activité enzymatique ralentit alors considérablement le métabolisme cellulaire et la production d'ATP. Les manifestations cliniques reflètent surtout la dysfonction des cellules cérébrales et cardiaques et comprennent le coma et l'insuffisance cardiaque congestive. Par conséquent, toute condition clinique

Figure 15-2

Le métabolisme cellulaire normal requiert le maintien de l'acidité des liquides corporels

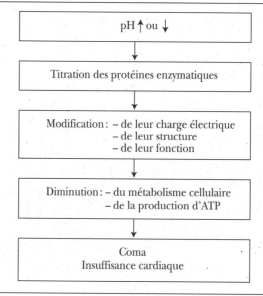

avec un pH sanguin inférieur à 6,80 (concentration des ions hydrogène dépassant 160 nEq/L) ou supérieur à 7,80 (concentration des ions hydrogène plus petite que 16 nEq/L) menace la survie de l'organisme.

B) Équation d'Henderson-Hasselbalch

L'équation d'Henderson-Hasselbalch appliquée au système tampon bicarbonate/ acide carbonique est :

$$pH = pK' + \log \frac{[HCO_3]}{[H_2CO_3]}.$$

Cette équation montre que les changements de l'acidité ou du pH du sang et des autres liquides corporels ne peuvent résulter que de variations de la concentration de bicarbonate et de celle d'acide carbonique. Les reins règlent le bilan externe en protons qui détermine la concentration plasmatique de bicarbonate. La ventilation alvéolaire règle le bilan externe en CO_2, dont dépend la concentration d'acide carbonique (figure 15-3).

Figure 15-3

Influence du bilan en protons et du bilan en CO_2 sur le pH des liquides corporels

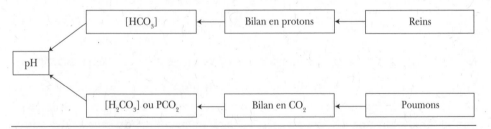

Dans l'équation d'Henderson-Hasselbalch, appliquée au système tampon bicarbonate, le pK' de 6,10 est le logarithme négatif de la constante de dissociation apparente. Parce qu'on convertit la pression partielle de CO_2 (PCO_2) en millimoles d'acide carbonique (H_2CO_3) par litre en multipliant la PCO_2 par la constante de proportionnalité de 0,0301, on peut réécrire l'équation de la façon suivante :

$$pH = 6,10 + \log \frac{[HCO_3]}{0,03 \times PCO_2}.$$

Si on substitue dans l'équation les valeurs normales de 24 mmol/L à la concentration artérielle de bicarbonate et de 40 mm Hg à la PCO_2 artérielle, on obtient :

$$pH = 6,10 + \log \frac{24 \text{ mmol/L}}{0,03 \times 40 \text{ mm Hg}}$$

$$= 6,10 + \log \frac{24 \text{ mmol/L}}{1,2 \text{ mmol/L}}$$

$$= 6,10 + \log 20$$

$$= 6,10 + 1,30$$

$$= 7,40$$

On peut aussi présenter les paramètres acidobasiques avec l'équation d'Henderson :

$$[H^+] = \frac{24 \times PCO_2}{[HCO_3]} .$$

Si on substitue dans l'équation les valeurs normales de 40 mm Hg à la PCO_2 artérielle et de 24 mmol/L à la concentration artérielle de bicarbonate, on obtient une concentration artérielle des ions hydrogène de 40 nanomoles ou nEq/L :

$$40 = \frac{24 \times 40}{24} .$$

C) Trois lignes de défense contre une agression acide

La production continuelle de déchets acides par notre organisme le soumet à une agression acide continuelle. Toutefois, trois mécanismes de défense contribuent à minimiser, durant une agression acide, l'éloignement du pH du sang et des autres liquides corporels de leur valeur normale :

1. le tamponnement immédiat dans les phases extracellulaire et intracellulaire,

2. l'excrétion rapide du CO_2 par les poumons,

3. l'excrétion lente des acides fixes ou non volatils par les reins.

En l'absence de tout tampon dans un litre d'eau distillée, l'addition de cinq mmol HCl, un acide fort complètement dissocié, augmenterait la concentration des ions hydrogène de 5 mEq/L, à 5 000 040 nEq/L, une valeur qui correspondrait à un pH de 2,30 (tableau 15-1).

Tableau 15-1
Les trois lignes de défense contre une agression acide

	[HCO$_3$] artérielle mmol/L	PaCO$_2$ mm Hg	[H$^+$] artérielle nEq/L	pH artériel
Normal	24	40	40	7,40
Cinq millimoles de HCl ajoutées à chaque litre de sang artériel.				
Pas de défense	–	–	5 000 040	2,30
1. Tamponnement	19	206	260	6,59
2. Respiratoire a)	19	40	51	7,29
b)	19	35	44	7,36
3. Rénale	24	40	40	7,40

1. La première ligne de défense: le tamponnement immédiat

En présence de bicarbonate dans le sang artériel, l'acide chlorhydrique ajouté ne demeure pas sous cette forme, mais est immédiatement tamponné, en quelques secondes, par le bicarbonate selon la réaction suivante :

$$HCl + NaHCO_3 \rightarrow H_2CO_3 + NaCl.$$

La production de 5 mmol/L de H_2CO_3 accompagne la consommation de 5 mmol/L de bicarbonate. Si ce tamponnement survenait dans un système fermé ne permettant pas l'élimination sous la forme de CO_2 du H_2CO_3 nouvellement produit, la pression partielle de gaz carbonique dans le sang artériel (PaCO$_2$) augmenterait de 40 à 206 mm Hg. On obtient cette hausse de 166 mm Hg de la PaCO$_2$ en divisant la concentration de 5 mmol/L de H_2CO_3 par la constante de proportionnalité de 0,0301. Le pH artériel diminuerait toutefois à 6,59 si le tamponnement demeurait le seul mécanisme de défense en l'absence de toute compensation pulmonaire et rénale (tableau 15-2).

Tableau 15-2
Les trois lignes de défense contre une agression acide

$$pH = 6,10 + \log \frac{[HCO_3]}{[H_2CO_3]}$$

Cinq millimoles de HCl ajoutées à chaque litre de sang artériel.

1. **Tamponnement**

$$pH = 6,10 + \log \frac{19}{6,2} = 6,59$$

2. **Respiratoire**

$$pH = 6,10 + \log \frac{19}{1,2} = 7,29$$

$$pH = 6,10 + \log \frac{19}{1,05} = 7,36$$

3. **Rénale**

$$pH = 6,10 + \log \frac{24}{1,2} = 7,40$$

2. La deuxième ligne de défense : la compensation rapide des poumons

Les chémorécepteurs, surtout les récepteurs centraux situés à divers endroits dans le tronc cérébral, détectent rapidement la hausse de la PCO_2 artérielle ou de la concentration des ions hydrogène. Ces récepteurs stimulent le centre respiratoire et augmentent ainsi le rythme et la profondeur de la respiration. On observe en quelques minutes la réponse respiratoire avec ses deux composantes.

D'abord, les poumons excrètent le surplus de CO_2 produit par le tamponnement de la charge acide par le bicarbonate. L'excrétion de cet excès de CO_2 maintient la PCO_2 artérielle à la valeur normale de 40 mm Hg.

De plus, la baisse du pH sanguin augmente la ventilation alvéolaire. La diminution de la PCO_2 artérielle qui en résulte constitue la compensation respiratoire physiologique lors d'une acidose métabolique. L'hyperventilation alvéolaire déplace le pH sanguin vers les limites physiologiques, mais sans le retourner à une valeur tout à fait normale. En résumé, même en l'absence de toute compensation rénale, l'énorme charge acide de 5 mEq/L n'a augmenté la concentration sanguine des ions hydrogène que de 4 nEq/L à 0,000044 mEq/L.

3. La troisième ligne de défense : la compensation lente des reins

Même si la compensation respiratoire retourne le pH sanguin presque à la normale, la concentration plasmatique de bicarbonate demeure abaissée de 5 mEq/L parce que le bicarbonate consommé dans le tamponnement n'a pas été remplacé. Les reins rétablissent en quelques jours le bilan acide normal en excrétant définitivement la charge acide et en régénérant le bicarbonate consommé dans le tamponnement de celle-ci. Le fonctionnement adéquat des trois mécanismes de défense normalise alors définitivement les trois paramètres acidobasiques, le pH, la concentration de bicarbonate et la PCO_2.

II. Bilan acide

On maintient l'acidité ou le pH des liquides corporels à l'intérieur de limites étroites malgré la production continuelle par le métabolisme cellulaire normal de quantités considérables de deux sortes de déchets acides (figure 15-4). Environ 15 000 mmol CO_2 sont produites chaque jour et sont excrétées par les poumons : cet équilibre

Figure 15-4

Production des produits de déchets acides par le métabolisme cellulaire normal ; excrétion du CO_2 par les poumons et des acides non volatils par les reins

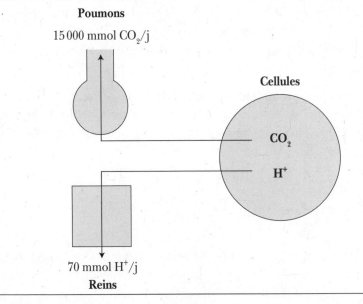

Poumons

15 000 mmol CO_2/j

Cellules

CO_2

H^+

70 mmol H^+/j

Reins

représente le bilan externe en CO_2. De plus, approximativement 70 mEq d'*acides fixes ou non volatils* sont produits quotidiennement. Ceux-ci ne peuvent pas être excrétés par les poumons, mais doivent l'être par les reins sous la forme d'acidité nette : c'est le bilan externe en protons. Les poumons excrètent donc des quantités environ 200 fois plus grandes de CO_2, un gaz volatil, que les quantités d'acides fixes ou non volatils excrétés par les reins.

A) Bilan en CO_2

1. Normal

Parce que la production métabolique de CO_2 est normalement égale à son excrétion pulmonaire, le bilan externe en CO_2 est voisin de zéro et la pression partielle de CO_2 dans les liquides corporels demeure normale. La régulation du bilan externe en CO_2 et de la PCO_2 artérielle ne dépend pas de la production métabolique de CO_2 mais de son excrétion pulmonaire. Toutefois, entre sa production métabolique et son excrétion pulmonaire, le CO_2 doit être tamponné et transporté dans le plasma ou dans les globules rouges du sang.

a) Production métabolique

L'oxydation complète des glucides, des lipides et des protides produit environ 10 mmol CO_2 par minute ou 15 000 millimoles/j. Au repos, on consomme chaque minute 250 mL O_2 tandis qu'on produit 200 mL de CO_2. Le quotient respiratoire autour de 0,8 est le rapport de la production de CO_2 sur la consommation d'oxygène. Un exercice très violent multiplie par un facteur de 10 à 20 les valeurs de base de consommation d'oxygène et de production de CO_2.

Il faut souligner que le CO_2 lui-même n'est pas un acide, puisqu'il ne libère pas d'ions hydrogène. Toutefois, le CO_2 est immédiatement converti par hydratation en un acide faible, l'acide carbonique ou H_2CO_3, qui se dissocie en partie en ions hydrogène et bicarbonate selon les réactions suivantes :

$$CO_2 + H_2O \rightarrow H_2CO_3 \rightarrow H^+ + HCO_3^-.$$

b) Tamponnement temporaire

Avant que le CO_2 puisse être excrété par les poumons, il faut tamponner les protons produits durant le transport du CO_2 dans le sang veineux entre les cellules et les poumons. Le plasma et les globules rouges du sang participent tous deux au transport du CO_2 et au tamponnement des protons (figure 15-5).

Figure 15-5
Transport du CO_2 et tamponnement des protons dans le sang veineux. AC, anhydrase carbonique

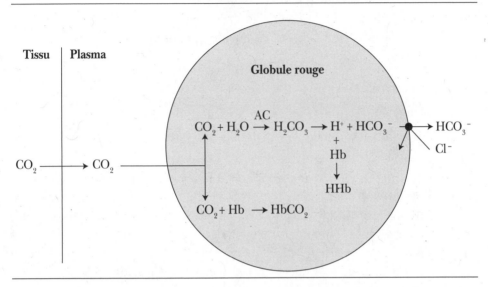

Lorsque le CO_2, une petite molécule très diffusible, pénètre dans les globules rouges, il se lie soit à l'eau pour produire l'acide carbonique, soit à l'hémoglobine désoxygénée pour former un composé carbaminé, le $HbCO_2$. L'hydratation du CO_2 en acide carbonique est très rapide, à l'intérieur des globules rouges, parce qu'ils contiennent l'enzyme anhydrase carbonique. L'acide carbonique se dissocie alors en proton et en ion bicarbonate. Tandis que l'hémoglobine désoxygénée tamponne les protons, les ions bicarbonate sortent dans le plasma, et les ions chlore entrent dans les globules rouges. Ce cotransport électroneutre de chlore et de bicarbonate se fait par l'intermédiaire de l'échangeur chlore-bicarbonate qui est une protéine très abondante dans la membrane cellulaire du globule rouge.

Le sang transporte donc le CO_2 sous trois formes différentes : le CO_2 disssous dans l'eau du plasma et celle des globules rouges, le bicarbonate présent dans le plasma et les globules rouges, et le $HbCO_2$ retrouvé seulement dans les globules rouges. Les protons générés par la dissociation de l'acide carbonique sont aussi tamponnés par d'autres anions que le bicarbonate, soit les protéines et le phosphate dans le plasma, et l'hémoglobine et le phosphate dans les globules rouges.

c) Excrétion définitive par les poumons

Normalement, la quantité de CO_2 excrétée définitivement par les poumons est égale à la production métabolique d'environ 10 mmol/min ou 15 000 mmol/j. Cet équilibre entre la production et l'excrétion garde le bilan externe en CO_2 voisin de zéro et la pression partielle de CO_2 dans les liquides corporels à l'intérieur des limites normales.

2) Anormal

La production métabolique de CO_2 diffère alors de façon significative de son excrétion pulmonaire, ce qui entraîne les deux désordres acidobasiques d'origine respiratoire (tableau 15-3).

Le bilan externe en CO_2 est *positif* quand la production métabolique de CO_2 dépasse son excrétion pulmonaire. Cette excrétion est habituellement diminuée par l'hypoventilation alvéolaire observée dans l'insuffisance respiratoire. Par exemple, une ventilation alvéolaire diminuée de moitié augmente la PCO_2 artérielle de 40 à 80 mm Hg. La rétention de CO_2 et l'élévation de la pression partielle de ce gaz dans le sang artériel au-dessus de la valeur normale de 40 mm Hg abaissent le pH sanguin et produisent une *acidose respiratoire*.

Tableau 15-3
Désordres du bilan acide

Bilan en CO_2	
Positif	Acidose respiratoire
Négatif	Alcalose respiratoire
Bilan en protons	
Positif	Acidose métabolique
Négatif	Alcalose métabolique

Le bilan externe en CO_2 est *négatif* quand la production métabolique de CO_2 est plus basse que son excrétion pulmonaire augmentée par une hyperventilation alvéolaire. Par exemple, une ventilation alvéolaire qui double diminue la PCO_2 artérielle de 40 à 20 mm Hg. La perte de CO_2 et la baisse de la pression partielle de ce gaz dans le sang artériel sous la valeur normale de 40 mm Hg augmentent le pH sanguin et entraînent une *alcalose respiratoire*.

B) Bilan en protons

1. Normal

Parce que la production endogène d'acides fixes ou non volatils est égale à leur excrétion rénale, le bilan externe en protons est voisin de zéro, et la concentration de bicarbonate dans le plasma et dans le liquide extracellulaire demeure normale. Toutefois, entre leur production métabolique et leur excrétion rénale, les ions hydrogène doivent disparaître temporairement grâce au tamponnement extra-cellulaire et intracellulaire.

a) Production métabolique

Contrairement à l'eau, au sodium et au potassium, qui accèdent aux liquides corporels par leur ingestion et leur absorption digestive, les ions hydrogène ou protons dérivent du métabolisme cellulaire normal. Avec l'ingestion d'une diète nord-américaine typique plutôt riche en protéines, la production endogène d'acides fixes est d'environ 70 mEq/j, soit 1 mEq/kg de poids corporel. Cette production varie selon la diète, augmentant si celle-ci est riche en viandes et en œufs et diminuant lorsqu'elle contient surtout des fruits et des légumes.

L'acide sulfurique et l'acide phosphorique représentent la majorité de ces acides non volatils. L'oxydation des acides aminés contenant du soufre, la méthionine et la cystéine, produit l'acide sulfurique, un acide fort dont la dissociation complète libère deux ions hydrogène. L'oxydation des phospholipides produit l'acide phosphorique. Sa dissociation libère 1,8 ion hydrogène quand le pH du liquide extracellulaire est à 7,40, parce que 80 % du phosphate existe alors sous la forme monohydrogène HPO_4^{-2}, et 20 %, sous la forme dihydrogène $H_2PO_4^-$. Le métabolisme cellulaire normal produit aussi de petites quantités de divers acides organiques, tels que l'acide lactique, l'acide urique et divers intermédiaires du cycle de Krebs.

b) Tamponnement temporaire

Les substances tampons sont simplement des accepteurs d'ions hydrogène. Lors de l'administration d'une quantité connue d'acide, la phase extracellulaire tamponne environ la moitié de celle-ci, et le compartiment intracellulaire, l'autre moitié. Il y a autour de 350 mEq de tampons bicarbonate dans le liquide extracellulaire et une quantité équivalente d'une variété de tampons dans le liquide intracellulaire. Les liquides corporels ne contiennent pas une quantité illimitée de tampons, mais seulement un total d'environ 700 mEq.

Extracellulaire. Le système tampon bicarbonate-acide carbonique est le plus important dans le liquide extracellulaire. Il joue un rôle physiologique essentiel parce que les poumons régulent le niveau de CO_2 et d'acide carbonique, et les reins, la concentration de bicarbonate. En effet, ce système tampon serait très pauvre en circuit fermé avec son pK' de 6,1, mais il devient très efficace en circuit ouvert parce que l'acide carbonique produit le CO_2 volatil et rapidement excrété par les poumons. De plus, le bicarbonate est le seul tampon consommé qui peut être régénéré par les reins. Son retour aux liquides corporels rétablit la réserve alcaline de bicarbonate. Le phosphate et les protéines plasmatiques sont d'autres tampons présents dans la phase extracellulaire. Les ions hydrogène sont tamponnés selon l'une des équations suivantes :

$$H^+ + HCO_3^- \leftrightarrow H_2CO_3 \leftrightarrow H_2O + CO_2$$

$$H^+ + HPO_4^{-2} \leftrightarrow H_2PO_4^-$$

$$H^+ + \text{Protéine}^- \leftrightarrow H\text{Protéine}.$$

Intracellulaire. Dans le liquide intracellulaire, trois systèmes tampons jouent un rôle dans le maintien du pH : le bicarbonate, les phosphates organiques, et les protéines, dont l'hémoglobine des globules rouges. La concentration de bicarbonate est environ la moitié de celle observée dans le liquide extracellulaire. Il faut souligner que le pK' de 6,8 du système phosphate est plus près du pH des liquides corporels que le pK' de 6,1 du système bicarbonate. Enfin, la capacité tampon des protéines dépend surtout de la présence des groupements imidazole de l'acide aminé histidine avec leur pK' voisin du pH intracellulaire.

Rôle essentiel. Les tampons présents dans les liquides corporels sont essentiels à la survie des cellules et de l'organisme. *En l'absence de tampons,* l'accumulation très rapide des ions hydrogène ajoutés continuellement aux liquides corporels par le métabolisme cellulaire normal arrêterait en quelques secondes ce métabolisme.

Le calcul théorique suivant permet d'estimer la très grande rapidité de la chute du pH des liquides corporels. Le liquide extracellulaire tamponne la moitié des 70 mEq d'ions hydrogène ajoutés chaque jour aux liquides corporels, et le liquide intracellulaire tamponne l'autre moitié. On ajoute donc chaque jour 2,5 mEq de protons à chaque litre de liquide extracellulaire (35 mEq dans 14 L), soit environ 30 nEq/s de protons (2 500 000/1 440/60). Par conséquent, en l'absence de tampons, la concentration des ions hydrogène dans le liquide extracellulaire augmenterait à chaque seconde de 30 nEq/L. La concentration de protons en nanoéquivalents par litre serait donc de 70 après 1 seconde (pH = 7,15), 100 après 2 secondes (pH = 7,00), et 340 après 10 secondes (pH = 6,47), une valeur difficilement compatible avec la survie des cellules et de l'organisme.

Au contraire, *en présence de tampons*, d'énormes quantités d'ions hydrogène et de CO_2 peuvent traverser les liquides corporels sans changer leur pH ou leur concentration d'ions hydrogène. Il faut souligner l'énorme différence existant entre la concentration minuscule de 40 nEq/L d'ions hydrogène dans le liquide extracellulaire et les 70 000 000 nEq de protons et la quantité beaucoup plus grande de CO_2 qui traversent chaque jour les liquides corporels avant leur excrétion définitive hors de l'organisme.

c) Excrétion définitive par les reins

Même si le tamponnement est très efficace pour maintenir la concentration d'ions hydrogène dans des limites physiologiques, il représente seulement une mesure temporaire avant l'excrétion définitive des ions hydrogène hors de l'organisme. Normalement la quantité de protons excrétés par les reins comme acidité nette est égale à la production endogène de 70 mEq/j. Cet équilibre maintient le bilan en protons voisin de zéro et une concentration de bicarbonate normale dans le plasma et dans le liquide extracellulaire.

d) Schéma général

La figure 15-6 présente le métabolisme normal des ions hydrogène.

Tamponnement temporaire

1. Le liquide extracellulaire contient 350 mEq de bicarbonate, soit 25 mEq dans chacun des 14 L de ce compartiment.

2. Le métabolisme cellulaire normal produit chaque jour environ 70 mEq d'acides fixes ou non volatils. Une quantité équivalente de bicarbonate doit donc tamponner cette charge acide endogène et est détruite dans le processus. Ce tamponnement produit 70 mmol H_2CO_3, excrété par les poumons sous la forme de CO_2.

3. La destruction de 70 mEq de bicarbonate diminue donc de 350 à 280 mEq la quantité présente dans le liquide extracellulaire. En fait, après quelques jours, le liquide extracellulaire n'aurait plus de bicarbonates en l'absence de leur régénération par les reins.

Figure 15-6
Schéma général du métabolisme normal des ions hydrogène.
**(Les chiffres entre parenthèses réfèrent à ceux utilisés dans le texte décrivant
ce métabolisme. LEC, liquide extracellulaire.)**

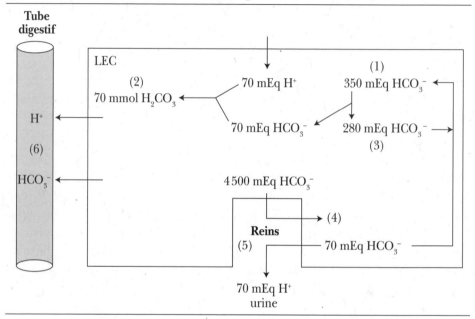

Réponse rénale

4. Les reins normaux filtrent chaque jour 4 500 mEq de bicarbonate, soit 25 mEq dans chacun des 180 L de filtrat glomérulaire. La réabsorption de ces « vieux » bicarbonates filtrés est complète afin de prévenir toute perte additionnelle de bicarbonate hors de l'organisme. C'est la première composante de l'acidification urinaire (voir chapitre suivant). Cette seule réabsorption des bicarbonates filtrés n'a toutefois pas d'effet net sur le métabolisme normal des ions hydrogène, puisque le résultat serait le même en l'absence de reins.

5. À partir de 70 mmol H_2CO_3, les reins régénèrent 70 mEq de « nouveaux » bicarbonates non filtrés et excrètent définitivement sous la forme d'acidité nette les 70 mEq d'ions hydrogène produits par le métabolisme cellulaire normal. C'est la deuxième composante de l'acidification urinaire (voir chapitre suivant). Ces bicarbonates régénérés par les reins remplacent ceux qui ont été consumés par

le tamponnement des protons et ramènent la réserve totale de bicarbonate dans le liquide extracellulaire à la valeur initiale et normale de 350 mEq.

Rôle potentiel des pertes digestives dans la production
de désordres acidobasiques

6. Le tube digestif ne joue normalement aucun rôle dans le métabolisme des ions hydrogène (figure 15-7). En effet, les protons sécrétés par l'estomac sont neutralisés par une quantité équivalente de sécrétions alcalines après le pylore, soit les sécrétions biliaires, pancréatiques et intestinales. La perte anormale par l'organisme de ces sécrétions gastro-intestinales acides ou alcalines entraîne toutefois une alcalose métabolique ou une acidose métabolique. Une alcalose métabolique résulte de la perte de sécrétions gastriques et d'ions hydrogène, tandis que la perte de sécrétions digestives basses, avec leur haute concentration de bicarbonate, produit une acidose métabolique.

Figure 15-7
Rôle potentiel des pertes digestives dans la production de désordres acidobasiques

Tube digestif

Normal   Anormal

Perte de H^+ ⟶ alcalose métabolique

H^+ H^+

pylore   pylore

HCO_3^- HCO_3^-

Perte de HCO_3^- ⟶ acidose métabolique

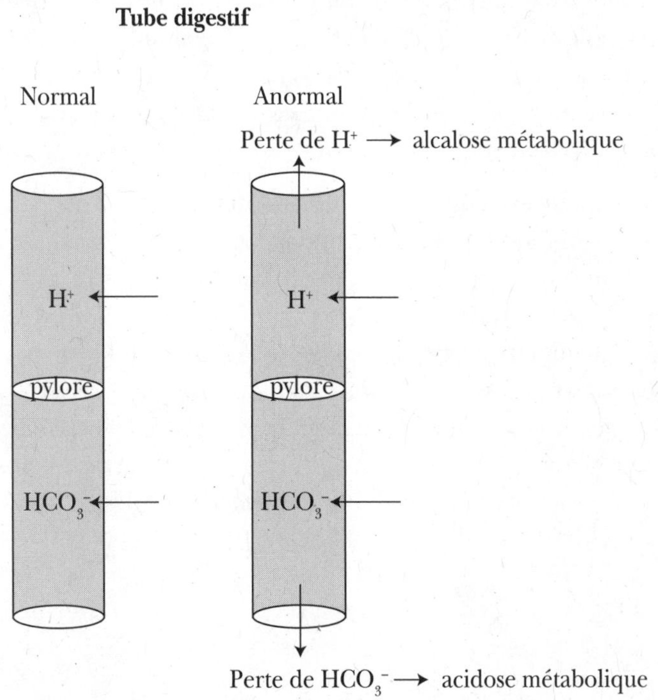

2) Anormal

Des différences significatives entre la production endogène de protons sous la forme d'acides non volatils et leur excrétion rénale (et dans certains cas, gastro-intestinale) produisent les deux désordres acidobasiques d'origine métabolique (tableau 15-3).

Positif. Le bilan externe en protons est positif si la production d'acides fixes dépasse leur excrétion rénale. Cette rétention de protons résulte soit d'une production accélérée d'acides fixes ou d'une baisse de leur excrétion dans l'insuffisance rénale aiguë ou chronique sévère. Avec le tamponnement de la charge acide, la destruction des bicarbonates extracellulaires abaisse leur concentration plasmatique sous la valeur normale de 24 mmol/L dans le sang artériel et le pH sanguin et produit une *acidose métabolique.*

En effet, le métabolisme cellulaire anormal produit très rapidement des quantités énormes d'acide lactique (tableau 15-4). En l'absence complète d'oxygène, le catabolisme incomplet du glucose durant la glycolyse anaérobie produit chaque minute 80 mmol d'ATP et la même quantité d'acide lactique. Cette production de protons est 1 600 fois supérieure à celle de 1 mEq par 20 min produite normalement durant le métabolisme aérobie. En l'absence d'insuline et de métabolisme des glucides dans le diabète sucré non contrôlé, l'oxydation accélérée et incomplète des acides gras produit environ 1 mmol/min de corps cétoniques, l'acide acétoacétique et l'acide bêta-hydroxybutyrique.

Négatif. Le bilan externe en protons est négatif si la production moyenne de 70 mEq/j est inférieure à leur excrétion par les reins ou par le tube digestif supérieur. Les diurétiques augmentent l'excrétion rénale des ions hydrogène, tandis que la perte de protons par le tube digestif supérieur résulte de vomissements ou de l'aspiration du liquide gastrique. La perte d'ions hydrogène par l'organisme produit toujours, par la dissociation de l'acide carbonique (H_2CO_3), une quantité équivalente de bicarbonate retourné au sang. La rétention de bicarbonate augmente sa concentration plasmatique au-dessus de la valeur normale de 24 mmol/L dans le sang artériel et le pH sanguin et produit une *alcalose métabolique.*

Tableau 15-4
Production d'acides fixes en présence ou en l'absence d'oxygène

Métabolisme aérobie

L'oxydation complète des glucides, des lipides et des protides produit:
- 80 mmol/min d'ATP
- *0,05 mmol/min* de H_2SO_4 et de H_3PO_4.

Métabolisme anaérobie

La glycolyse produit:
- 80 mmol/min d'ATP
- *80 mmol/min* d'acide lactique

40 glucose $\rightarrow$ 80 lactate$^-$ + 80 H$^+$ + 80 ATP

Références

Bevensee, M.O., Boron, W.F.: Control of intracellular pH, chapitre 51 dans Alpern, R.J., Hebert, S.C., The Kidney: Physiology and Pathophysiology, 4e édition, Amsterdam, Academic Press Elsevier, 2008.

Bidani, A., Tuazon, D.A., Heming, T.A.: Regulation of whole body acid-base balance, chapitre 1 dans DuBose, T.D., Hamm, L.L., Acid-Base and Electrolyte Disorders: A Companion to Brenner and Rector's The Kidney, Philadelphie, Saunders, 2002.

Cohen, R.M., Feldman, G.M., Fernandez, P.C.: The balance of acid, base and charge in health and disease. Kidney International 52: 287-293, 1997.

DuBose, T.D.: Disorders of acid-base balance, chapitre 14 dans Brenner, B.M., The Kidney, 8e édition, Philadelphie, Saunders Elsevier, 2008.

Lemann, J. Jr, Bushinsky, D.A., Hamm, L.L.: Bone buffering of acid and base in humans. American Journal of Physiology 285: F811-F832, 2003.

Nattie, E.: Chemoreceptors, breathing, and pH, chapitre 55 dans Alpern, R.J., Hebert, S.C., The Kidney: Physiology and Pathophysiology, 4e édition, Amsterdam, Academic Press Elsevier, 2008.

Oh, M.S., Carroll, H.J.: External balance of electrolytes and acids and alkali, chapitre 10 dans Alpern, R.J., Hebert, S.C., The Kidney: Physiology and Pathophysiology, 4e édition, Amsterdam, Academic Press Elsevier, 2008.

Sebastian, A., Frassetto, L.A., Morris, R.C. Jr: The acid-base effects of the contemporary western diet: an evolutionary perspective, chapitre 57 dans Alpern, R.J., Hebert, S.C., The Kidney: Physiology and Pathophysiology, 4e édition, Amsterdam, Academic Press Elsevier, 2008.

CHAPITRE 16

ACIDIFICATION URINAIRE

Afin de maintenir le bilan normal en protons et l'équilibre acidobasique, la quantité de protons sécrétés dans la lumière des tubules rénaux doit être égale à la somme des bicarbonates filtrés par les glomérules et de la production extrarénale des protons par le métabolisme cellulaire : ce sont les deux composantes de l'acidification urinaire.

1. **Première composante de l'acidification urinaire.** La figure 16-1 décrit la réabsorption indirecte des « vieux » bicarbonates, filtrés par les glomérules comme tous les autres petits solutés. Chaque jour 4 500 mEq de bicarbonate sont filtrés, soit le produit de la filtration de 180 L par la concentration de 25 mEq/L. La réabsorption de ces bicarbonates est donc très importante, quantitativement,

Figure 16-1
Schéma décrivant la première composante de l'acidification urinaire, la réabsorption indirecte des 4 500 mEq de « vieux » bicarbonates filtrés. AC, anhydrase carbonique

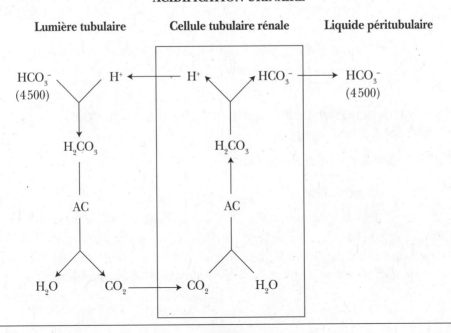

ACIDIFICATION URINAIRE

puisqu'elle représente plus de 98 % de l'acidification urinaire. Même si le résultat net donne la même chose que si le bicarbonate n'était jamais entré dans les reins, cette réabsorption est essentielle, puisqu'elle prévient une perte significative des bicarbonates filtrés, perte qui diminuerait rapidement la réserve alcaline de bicarbonate dans l'organisme et entraînerait une acidose métabolique.

2. **Deuxième composante de l'acidification urinaire.** De plus, les reins régénèrent les 70 mEq de « nouveaux » bicarbonates qui n'ont pas été filtrés mais qui ont été consommés par le tamponnement des 70 mEq de protons produits chaque jour par le métabolisme normal. La régénération du bicarbonate est couplée à l'excrétion définitive de 70 mEq d'ions hydrogène dans l'urine sous la forme d'acidité titrable et d'ammonium (tableau 16-1).

Tableau 16-1
Aspects quantitatifs de l'acidification urinaire et de ses deux composantes

1.	Bicarbonate plasmatique	25 mEq/L
	Filtration glomérulaire	180 L/j
	Bicarbonates filtrés (25 × 180)	4 500 mEq/j
	« Vieux » bicarbonates réabsorbés	4 500 mEq/j
2.	Acidité titrable	30 mEq/j
	Ammoniurie	40 mEq/j
	« Nouveaux » bicarbonates réabsorbés (30 + 40)	70 mEq/j
	Réabsorption totale de bicarbonate (4 500 + 70)	4 570 mEq/j
	Sécrétion totale des ions hydrogène (4 500 + 70)	4 570 mEq/j

I. Réabsorption des bicarbonates filtrés (4 500 mEq/j)

A) Mécanismes cellulaires

Schéma général

L'anhydrase carbonique cytoplasmique catalyse dans la cellule tubulaire rénale l'hydratation du CO_2 en acide carbonique (H_2CO_3), qui se dissocie en ions hydrogène et en bicarbonate (figure 16-1). La sécrétion d'un proton à travers la membrane luminale s'accompagne toujours de la réabsorption d'un ion bicarbonate à travers la membrane basolatérale. Ceci prévient toute accumulation significative d'ions bicarbonate ou de protons à l'intérieur de la cellule tubulaire rénale, qui deviendrait alors trop alcaline ou trop acide.

Les protons sécrétés dans la lumière tubulaire doivent être tamponnés rapidement afin de prévenir une chute trop importante du pH intratubulaire. En effet, un trop grand gradient de pH entre la lumière et la cellule arrêterait immédiatement toute sécrétion additionnelle de protons dans la lumière. Parce que les 4500 mEq de bicarbonate représentent de loin le tampon le plus abondant dans le liquide tubulaire, ils tamponnent la très grande majorité des protons sécrétés et reforment de l'acide carbonique. L'anhydrase carbonique présente dans la membrane luminale de la cellule tubulaire proximale catalyse la dissociation de l'acide carbonique en eau et en CO_2. L'eau est excrétée dans l'urine, tandis que le CO_2, une petite molécule non polaire, diffuse facilement dans la cellule tubulaire et peut être hydraté une autre fois en acide carbonique.

Parce qu'il est un anion peu réabsorbable, le bicarbonate filtré est d'abord détruit dans la lumière tubulaire puis régénéré à l'intérieur de la cellule rénale. Le résultat net de cette réabsorption indirecte de bicarbonate est toutefois le même que celui d'une réabsorption directe. Par contre, une réabsorption directe de l'anion bicarbonate à travers la membrane luminale semble très improbable. En effet, la démonstration d'un pH de déséquilibre acide, dans le tubule proximal durant l'inhibition de l'anhydrase carbonique luminale ou dans le tubule distal dépourvu de cette enzyme, indique que la réabsorption de bicarbonate se fait par sécrétion luminale de protons et non par réabsorption directe de bicarbonate.

La sécrétion active de protons à travers la membrane luminale augmente la concentration des ions hydrogène et diminue celle de bicarbonate dans le liquide tubulaire. Le reflux de protons et de bicarbonate dans des directions opposées peut donc neutraliser, surtout dans le tubule proximal, une fraction importante de l'acidification urinaire. Les protons diffusent à travers la membrane luminale de la lumière vers la cellule. Le bicarbonate reflue par la voie paracellulaire du liquide péritubulaire vers la lumière tubulaire. Un système de pompe avec fuites est donc actif dans l'acidification urinaire, surtout quand les gradients de protons et de bicarbonates deviennent plus importants à la fin du tubule proximal.

2. *Sécrétion de protons à travers la membrane luminale*

La figure 16-2 décrit les trois mécanismes actifs dans la sécrétion de protons à travers la membrane luminale du tubule proximal : une proton-ATPase, un échangeur sodium-hydrogène et un mécanisme de transport actif tertiaire. Cette sécrétion d'ions hydrogène de la cellule vers la lumière tubulaire est active contre un gradient électrochimique.

1. Le transport actif primaire par la *proton-ATPase* est couplé directement à l'utilisation d'ATP. Cette proton-ATPase de type vacuolaire, présente dans la membrane luminale des cellules du tubule proximal, de l'anse de Henle, et du tubule distal et collecteur, est électrogénique, indépendante du sodium et inhibée par le DCCD et la bafilomycine A_1.

2. Le transport actif secondaire par l'*échangeur sodium-hydrogène* n'est pas directement couplé à l'utilisation d'ATP. Il dépend toutefois indirectement de l'activité de la NaK-ATPase basolatérale, qui abaisse la concentration intracellulaire de sodium. Ce transport est électriquement neutre, dépend du sodium et est inhibé d'une façon concurrente par le cation organique amiloride. La protéine kinase A (et l'AMP cyclique) et la protéine kinase C régulent l'activité de l'échangeur sodium-hydrogène.

Figure 16-2
Mécanismes moléculaires impliqués dans :
A) la sécrétion de protons à travers la membrane luminale : 1) la proton-ATPase,
2) l'échangeur sodium/hydrogène, 3) le transport actif tertiaire de protons ;
B) la réabsorption de bicarbonate à travers la membrane basolatérale :
1) le cotransporteur sodium/bicarbonate, 2) l'échangeur chlore/bicarbonate

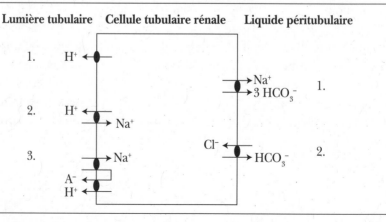

3. Le *transport actif tertiaire* de protons est couplé à la sécrétion d'anions organiques tels que le lactate et l'acétate qui ont été réabsorbés par un cotransport avec le sodium. Cette réabsorption de l'anion avec le sodium dépend aussi de l'activité de la NaK-ATPase basolatérale diminuant la concentration intracytoplasmique de sodium.

3. Réabsorption de bicarbonate à travers la membrane basolatérale

La réabsorption de bicarbonate à travers la membrane basolatérale est passive selon un gradient électrochimique. Elle ne se fait pas par simple diffusion, mais surtout par le *cotransporteur sodium-bicarbonate*. Le cotransport de trois ions bicarbonate avec un sodium est électrogénique avec un flux net de charges négatives. Un *échangeur chlore-bicarbonate*, électroneutre, contribue aussi à la réabsorption basolatérale de bicarbonate.

B) Segments du néphron à l'œuvre

Le néphron proximal a une grande capacité de réabsorber le bicarbonate, mais n'engendre qu'un gradient modeste de pH entre le sang et le liquide tubulaire. La présence de l'anhydrase carbonique dans la lumière du tubule proximal prévient l'établissement d'un gradient marqué de pH entre la cellule et la lumière et permet la réabsorption de grandes quantités de bicarbonate.

Par contre, le néphron distal réabsorbe peu de bicarbonate, mais établit un gradient de concentration des ions hydrogène jusqu'à 1 000 entre le liquide tubulaire (pH 4,4) et le plasma (pH 7,4). Ce gradient de protons joue un rôle important dans la titration des tampons phosphate et ammonium et dans l'excrétion définitive des ions hydrogène dans l'urine.

La figure 16-3 présente la proportion approximative des bicarbonates filtrés qui est réabsorbée au niveau de chaque segment du néphron.

1. Tubule proximal

Ce segment du néphron réabsorbe au moins les deux tiers des bicarbonates filtrés. Cette fraction atteint même 85 % à 90 % chez certaines espèces animales, comme le rat, dont le liquide tubulaire proximal est considérablement acidifié. La proton-ATPase, l'échangeur Na-H et le transport actif tertiaire sont les trois mécanismes permettant la sécrétion de protons à travers la membrane luminale.

Figure 16-3
Réabsorption fractionnelle de bicarbonate au niveau des divers segments du néphron : P, tubule proximal ; H, anse de Henle ; D, tubule distal ; C, tubule collecteur

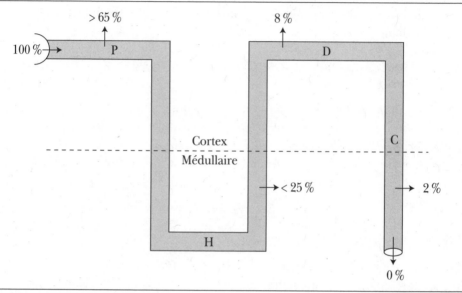

2. Anse de Henle

Une quantité significative du bicarbonate amené du tubule proximal est réabsorbée au niveau de l'anse de Henle. Dans la *branche descendante fine*, le bicarbonate est réabsorbé par un mécanisme indirect. La perméabilité de ce segment du néphron à l'eau et au CO_2 permet leur diffusion de la lumière tubulaire vers l'interstice médullaire, un phénomène qui favorise la transformation du bicarbonate intraluminal en CO_2.

Dans la *branche ascendante large*, la sécrétion de protons se fait par une proton-ATPase de type vacuolaire et par un échangeur électroneutre sodium-hydrogène présents dans la membrane luminale (figure 16-4). Trois hormones stimulant l'adénylate cyclase dans ce segment du néphron, l'arginine vasopressine, la parathormone et le glucagon, inhibent l'activité de l'échangeur sodium-hydrogène et la réabsorption de bicarbonate.

Figure 16-4
**Mécanismes moléculaires actifs dans la sécrétion luminale de protons
au niveau des divers segments du néphron**

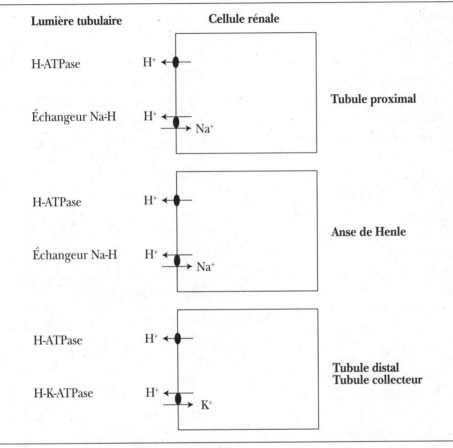

3. Tubule distal et collecteur

Même si elle ne réabsorbe qu'une petite fraction des bicarbonates filtrés, la sécrétion de protons par les cellules intercalaires joue un rôle important. En effet, elle engendre la différence considérable de pH qui existe entre le plasma et le liquide tubulaire acidifié de façon maximale. Le pH acide du liquide dans le tubule collecteur est essentiel à l'excrétion urinaire définitive des ions hydrogène sous la forme d'acidité titrable et d'ammonium.

Une proton-ATPase vacuolaire, inhibée par le DCCD et la bafilomycine A_1, ainsi qu'une H-K-ATPase inhibée par l'oméprazole sous-tendent la sécrétion de protons à travers la membrane luminale. Avec la H-K-ATPase (située dans le tubule collecteur), la sécrétion de protons est couplée à la réabsorption active de potassium. Au niveau de la membrane basolatérale, un échangeur chlore-bicarbonate est responsable de la sortie de bicarbonate de la cellule tubulaire.

La figure 16-5 présente les deux populations de cellules intercalaires dans le tubule collecteur cortical, et l'équivalent dans les vessies de crapaud et de tortue. Les cellules de type A possèdent une proton-ATPase dans la membrane luminale afin de sécréter les protons dans le liquide tubulaire et un échangeur chlore-bicarbonate dans la membrane basolatérale leur permettant de réabsorber le bicarbonate. Au contraire, les cellules de type B sécrètent des bicarbonates dans la lumière tubulaire et ont un échangeur chlore-bicarbonate dans la membrane luminale et une proton-ATPase dans la membrane basolatérale. On observe une sécrétion de bicarbonate par le néphron distal si les reins doivent excréter un excès de bicarbonate. Toutefois, le plus souvent, la sécrétion de protons prédomine sur celle de bicarbonate.

Tableau 16-2

Facteurs influençant la réabsorption de bicarbonate	
La réabsorption de bicarbonate est :	
Augmentée	**Diminuée**
1. ↑ Filtration glomérulaire	↓ Filtration glomérulaire
2. Contraction du LEC	Expansion du LEC
3. Angiotensine II	↓ Angiotensine II
4. Aldostérone	↓ Aldostérone
5. Anhydrase carbonique (AC)	Inhibition de l'AC
6. ↑ PCO_2	↓ PCO_2
7. ↓ pH et [HCO_3] péritubulaires	↑ pH et [HCO_3] péritubulaires
8. Déplétion en potassium	Charge de potassium
9. Hypercalcémie	Déplétion en phosphate
Vitamine D	PTH

C) Facteurs influençant la réabsorption de bicarbonate

Si la concentration plasmatique de bicarbonate ne dépasse pas 28 mEq/L dans le sang veineux ou 25 mEq/L dans le sang artériel, la réabsorption rénale de bicarbonate

Figure 16-5
**Cellules intercalaires de type A sécrétant les protons ou de type B
sécrétant le bicarbonate dans la lumière du tubule collecteur**

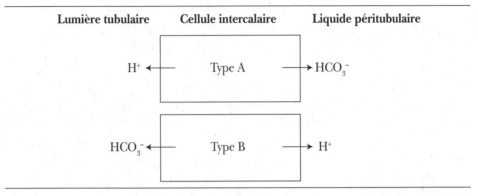

chez l'humain est complète et ne laisse pas de bicarbonate excrété dans l'urine. Au-dessus de cette concentration plasmatique, appelée le «Tm du bicarbonate», le surplus de bicarbonate filtré n'est pas réabsorbé, mais excrété dans l'urine. Le tableau 16-2 présente plusieurs facteurs influençant la réabsorption de bicarbonate ou la sécrétion des ions hydrogène au niveau des reins.

1. Filtration glomérulaire

Comme pour le sodium, il existe une balance glomérulotubulaire entre la quantité de bicarbonate filtrée et celle réabsorbée par le tubule proximal. Cette balance explique la corrélation positive observée entre, d'une part, la réabsorption de bicarbonate et, d'autre part, le débit luminal et la concentration de bicarbonate dans le liquide tubulaire. La balance glomérulotubulaire prévient une bicarbonaturie massive et la production d'une acidose métabolique quand la filtration glomérulaire et la charge filtrée de bicarbonate augmentent de façon significative.

2. Volume du liquide extracellulaire

À cause de la relation étroite observée entre la réabsorption des ions sodium et bicarbonate dans le tubule proximal, une expansion du volume du liquide extracellulaire diminue leur réabsorption proximale, tandis qu'une contraction de volume accélère leur réabsorption.

3. Angiotensine II

Ce peptide accélère la réabsorption proximale de bicarbonate de sodium, surtout dans le segment S_1. L'inhibition de l'activité de l'adénylate cyclase et la stimulation de l'activité de l'échangeur luminal sodium-hydrogène expliquent l'effet de l'angiotensine II. L'angiotensine II augmente aussi la réabsorption distale de bicarbonate.

4. Aldostérone

L'aldostérone et d'autres minéralocorticoïdes stimulent, dans le tubule collecteur cortical, la réabsorption de sodium à travers les membranes luminale et basolatérale des cellules principales. La réabsorption de sodium rend plus négative dans la lumière la différence transépithéliale de potentiel, ce qui accélère la sécrétion de protons à travers la membrane luminale des cellules intercalaires. L'aldostérone stimule aussi l'activité de la proton-ATPase dans la membrane luminale et celle de l'échangeur chlore-bicarbonate dans la membrane basolatérale. Au contraire, une chute de l'aldostérone observée dans l'insuffisance corticosurrénalienne, ou maladie d'Addison, ralentit la sécrétion des ions hydrogène dans le tubule collecteur.

5. Anhydrase carbonique

L'anhydrase carbonique est présente dans le cytoplasme (isoenzyme de type II) et dans les membranes luminale et basolatérale (isoenzyme de type IV) des cellules tubulaires rénales. L'activité de l'anhydrase carbonique joue donc un rôle important dans la réabsorption de bicarbonate parce qu'elle accélère considérablement la déshydratation intraluminale de H_2CO_3 en CO_2 et l'hydratation intracytoplasmique de CO_2 en H_2CO_3. Même si les inhibiteurs de l'anhydrase carbonique inhibent de 80 % à 100 % de l'acidification proximale, l'excrétion fractionnelle de bicarbonate par le rein entier ne dépasse pas 20 % à 25 % de la charge filtrée. Une hausse compensatrice de la réabsorption de bicarbonate dans les segments plus distaux du néphron explique cette différence considérable entre les deux pourcentages.

pH de déséquilibre acide. On observe un pH de déséquilibre acide quand le pH intratubulaire mesuré *in situ* est plus acide que celui observé *in vitro* sous équilibre de H_2CO_3 et de CO_2. L'excès d'acide carbonique résulte de sa déshydratation intratubulaire retardée en l'absence d'activité de l'anhydrase carbonique luminale. L'accumulation d'ions hydrogène dans la lumière tubulaire et le pH de déséquilibre acide reflètent deux phénomènes. D'abord, ils indiquent une sécrétion active de protons contre un gradient de concentration entre la lumière et la cellule. Ils traduisent également le manque d'exposition du liquide tubulaire à l'activité de l'anhydrase carbonique. On observe cette situation dans le néphron distal dépourvu d'anhydrase carbonique luminale ou dans le néphron proximal en présence d'un inhibiteur de l'anhydrase carbonique tel que l'acétazolamide.

6. PCO$_2$

Parce que le CO_2 est la source d'acide carbonique et de protons dans la cellule tubulaire rénale, la hausse de la PCO$_2$ sanguine dans l'acidose respiratoire accélère la réabsorption de bicarbonate et la sécrétion des protons intracellulaires. Par contre, la chute de PCO$_2$ durant l'alcalose respiratoire diminue celles-ci. Cet effet de la PCO$_2$ explique en partie la compensation rénale dans les désordres acidobasiques d'origine respiratoire.

7. pH et concentration de bicarbonate péritubulaires

Une élévation aiguë du pH et de la concentration de bicarbonate péritubulaires inhibe la réabsorption proximale et distale de bicarbonate, tandis que la chute aiguë de ces deux paramètres la stimule. Les changements de l'activité de l'échangeur sodium-hydrogène dans la membrane luminale et du cotransporteur sodium-bicarbonate dans la membrane basolatérale expliquent ces effets.

8. Bilan potassique

Le bilan potassique n'a qu'un effet mitigé sur la réabsorption proximale de bicarbonate. Celle-ci est diminuée par une charge de potassium et augmentée par une déplétion potassique et l'acidification intracellulaire qui en résulte. Par contre, dans le tubule collecteur, la déplétion potassique a un double effet sur la sécrétion de protons. Elle augmente l'activité de la HK-ATPase et la sécrétion de protons dans la lumière tubulaire. Par contre, cette sécrétion de protons est ralentie par la production diminuée d'aldostérone par la corticosurrénale en présence d'hypokaliémie.

9. Bilan phosphocalcique

L'hypercalcémie de même que la vitamine D et ses métabolites stimulent la réabsorption proximale de bicarbonate. À l'inverse, la déplétion en phosphate, la parathormone et les analogues de l'AMP cyclique inhibent la réabsorption proximale de bicarbonate.

II. Excrétion des ions hydrogène (70 mEq/j)

Excrétion rénale des ions hydrogène libres. Une très petite fraction des 70 mEq d'ions hydrogène excrétés chaque jour dans l'urine peut l'être sous la forme d'ions hydrogène libres. En effet, chaque litre d'urine avec un pH de 5,0 ne contient qu'un centième de milliéquivalent d'ions hydrogène. En fait, le gradient maximal de concentration d'ions hydrogène entre le sang et le liquide tubulaire est de trois ordres de grandeur, ce qui correspond à un pH urinaire minimal de 4,4. Un pH urinaire plus acide signifierait une sécrétion active des protons contre un gradient beaucoup plus grand de concentration (voir encadré 16-1).

Application pratique 16-1

Comment les tampons phosphate et ammonium excrétés dans l'urine nous sont-ils fort utiles?

En l'absence de tampons dans l'urine, l'excrétion de 70 mEq d'ions hydrogène sous forme libre peut théoriquement se faire de deux façons:

1) On peut diminuer considérablement le pH de l'urine à des valeurs voisines du pH minimal de 1,0 du liquide gastrique; cette solution n'est pas possible parce que les voies urinaires sont beaucoup moins résistantes à l'acidité que l'estomac avec sa couche protectrice de mucus;

2) On peut augmenter le débit urinaire; toutefois, parce que l'excrétion de 70 mEq d'ions hydrogène sous forme libre nécessiterait le volume énorme de 7 000 litres d'urine par jour (ou 5 litres par minute) avec un pH de 5,0, cette façon comporterait évidemment des inconvénients pratiques non négligeables!

Excrétion rénale des ions hydrogène tamponnés. La très grande majorité des ions hydrogène doit donc être excrétée dans l'urine sous une forme tamponnée. Environ 30 mEq le sont sous la forme d'acidité titrable avec les tampons phosphate filtrés par les glomérules, et 40 mEq, avec le tampon ammoniac sécrété dans la lumière tubulaire. On calcule l'excrétion d'acidité nette, soit l'excrétion totale des ions hydrogène dans l'urine, en soustrayant l'excrétion habituellement minime de bicarbonate de l'excrétion combinée d'acidité titrable et d'ammonium (tableau 16-3). L'excrétion urinaire d'anions organiques non métabolisés, par exemple le lactate, le citrate et les corps cétoniques, équivaut à une perte de bicarbonate.

Tableau 16-3
Excrétion rénale des ions hydrogène

Comme ions hydrogène *tamponnés*
Acidité nette (70 mEq/j) =
Acidité titrable + Ammoniurie – Bicarbonaturie
(30 mEq/j) (40 mEq/j) 0

La sécrétion de protons dans la lumière tubulaire doit être égale à la somme des bicarbonates filtrés et des bicarbonates régénérés par les reins pour neutraliser la génération extrarénale d'acides fixes par le métabolisme cellulaire (tableau 16-1). Le mécanisme d'acidification urinaire comprend donc deux composantes: la réabsorption des bicarbonates filtrés et la régénération des bicarbonates non filtrés.

Les cellules tubulaires rénales régénèrent un ion bicarbonate et le retournent au sang chaque fois que l'ion hydrogène sécrété dans la lumière tubulaire se combine avec des tampons non bicarbonate, avant d'être excrété définitivement dans l'urine sous la forme d'acidité titrable ou d'ammonium (figure 16-6). La quantité de bicarbonate régénéré représente celle qui est détruite par le tamponnement des acides fixes produits par le métabolisme cellulaire normal.

A) Acidité titrable (30 mEq/j)

1. **Définition.** L'acidité titrable représente le nombre de milliéquivalents de la base forte hydroxyde de sodium (NaOH) qu'il faut ajouter à une urine acide durant sa titration au pH du sang et du filtrat glomérulaire. Par conséquent, dans la situation exceptionnelle où le pH d'une urine alcaline est plus élevé que celui du sang, il n'y a pas d'acidité titrable.

2. **Mécanisme.** La figure 16-7 illustre la formation de l'acidité titrable lorsque les phosphates monohydrogène (HPO_4) filtrés tamponnent les ions hydrogène sécrétés dans la lumière tubulaire et forment les phosphate dihydrogène (H_2PO_4). La contribution des autres tampons urinaires, tels que la créatinine et divers anions organiques, comme le citrate, est habituellement minime en raison de leur pK' beaucoup plus bas et de leur faible concentration.

3. **Sites.** La formation de l'acidité titrable commence aussitôt que la réabsorption de bicarbonate diminue le pH du liquide tubulaire. La chute la plus importante du pH intratubulaire survient toutefois dans le tubule collecteur.

Figure 16-6
**Schéma décrivant la deuxième composante de l'acidification urinaire
et ses deux parties, l'excrétion urinaire de 30 mEq d'acidité titrable
et celle de 40 mEq d'ammonium. Elle inclut la régénération de 70 mEq
de « nouveaux » bicarbonates non filtrés. AC, anhydrase carbonique**

ACIDIFICATION URINAIRE

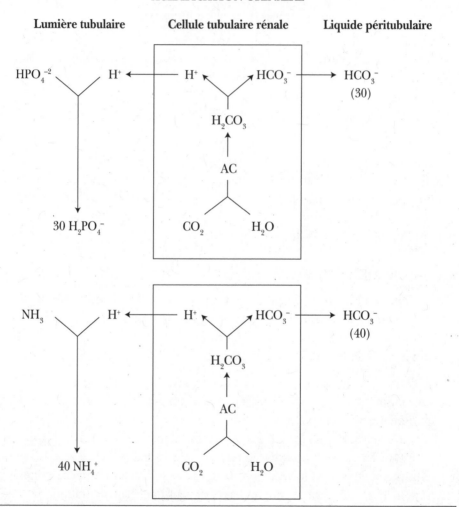

Figure 16-7
**Formation de l'acidité titrable : le H$^+$ sécrété se lie au HPO$_4^{-2}$ filtré
pour former le H$_2$PO$_4^-$ excrété dans l'urine**

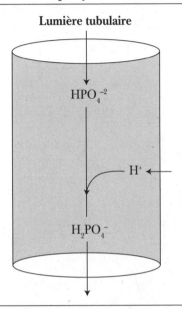

Lumière tubulaire

4. **Facteurs.** L'excrétion urinaire du tampon phosphate et l'acidité du pH urinaire sont les deux principaux facteurs en jeu dans la génération de l'acidité titrable. La contribution du tampon phosphate est de beaucoup la plus importante, parmi les tampons urinaires, en vertu de son pK' de 6,8 et de la quantité excrétée dans l'urine.

Si on excrète 35 mmol de phosphate dans l'urine avec un pH de 4,8, seulement 1 % du phosphate total existe sous la forme de phosphate monohydrogène divalent (HPO$_4$), et la presque totalité, sous la forme de phosphate dihydrogène monovalent (H$_2$PO$_4$) (figure 16-8). Dans le filtrat glomérulaire, avec son pH de 7,4, 28 mmol de phosphate sont sous la forme HPO$_4$, et seulement 7 mmol, ou 20 % du phosphate total, sous la forme H$_2$PO$_4$. La différence de 28 mmol de phosphate dihydrogène entre les 7 mmol dans le filtrat glomérulaire et les 35 mmol dans l'urine représente l'acidité titrable, qui est égale à 80 % du phosphate total. C'est la quantité d'ions hydrogène tamponnés par le phosphate monohydrogène et formant le phosphate dihydrogène lorsque le liquide tubulaire s'acidifie. Chaque millimole de phosphate urinaire contient donc environ 0,8 mEq d'ions hydrogène sécrétés. Deux méthodes permettent d'estimer l'acidité titrable : soit en la mesurant par titration de l'urine du pH urinaire au pH sanguin ou en la calcuant à partir de la phosphaturie, du pH sanguin et du pH urinaire.

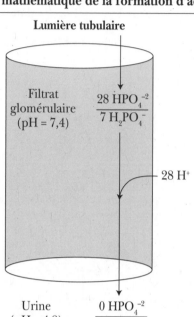

Figure 16-8
Représentation mathématique de la formation d'acidité titrable

Lumière tubulaire

Filtrat
glomérulaire
(pH = 7,4)

$$\frac{28\ HPO_4^{-2}}{7\ H_2PO_4^{-}}$$

28 H$^+$

Urine
(pH = 4,8)

$$\frac{0\ HPO_4^{-2}}{35\ H_2PO_4^{-}}$$

B) Excrétion urinaire d'ammonium (40 mEq/j)

Dans les reins, l'ammoniac existe sous deux formes, la base libre ammoniac (NH_3) et surtout l'ion ammonium (NH_4^+). La distribution entre les deux formes dépend du pH du liquide, selon l'équation :

$$pH = pK' + \log \frac{[NH_3]}{[NH_4^+]}.$$

Parce que le pK' du système tampon ammoniac est autour de 9,0, la concentration d'ammonium à un pH de 7,0 est 100 fois supérieure à celle de l'ammoniac. Tandis que l'ammoniac, une petite molécule sans charge électrique, est très diffusible à travers la partie lipidique des membranes, l'ion ammonium, avec sa charge électrique, l'est beaucoup moins, et son transport requiert donc une protéine membranaire.

1. Ammoniogenèse rénale

La production d'ammonium par les reins provient surtout du métabolisme de la glutamine, un acide aminé qui contient deux groupements NH_2. La glutamine est cotransportée avec le sodium dans la cellule tubulaire rénale par réabsorption de la glutamine filtrée à travers la membrane luminale ou par extraction de la glutamine du sang péritubulaire à travers la membrane basolatérale. Parce que le métabolisme de la glutamine et la production d'ammonium se font surtout dans les mitochondries, la glutamine doit d'abord y pénétrer.

La figure 16-9 présente la voie métabolique la plus importante, qui comprend deux réactions consécutives dans les mitochondries des cellules tubulaires rénales. D'abord, la glutaminase phosphate-dépendante catalyse la déamidation de la glutamine en glutamate, avec la production d'un ammonium. La glutamate déshydrogénase (GLDH) catalyse ensuite la déamination du glutamate en alphacétoglutarate, avec la production d'un deuxième ammonium. Les deux ammonium peuvent ensuite être sécrétés à travers la membrane luminale dans le liquide tubulaire, avant d'être excrétés dans l'urine.

Figure 16-9

Le métabolisme mitochondrial de la glutamine dans les cellules tubulaires rénales génère deux ammonium sécrétés dans la lumière tubulaire et deux bicarbonates retournés à la circulation systémique. PDG, glutaminase phosphate-dépendante ; GLDH, glutamate déshydrogénase

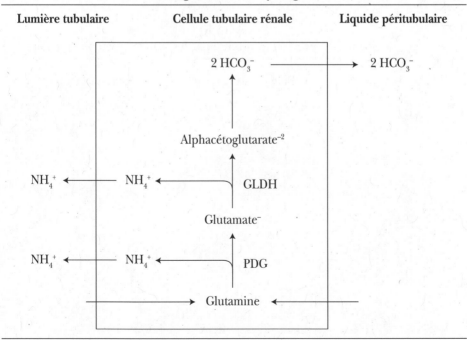

Lumière tubulaire	Cellule tubulaire rénale	Liquide péritubulaire

$2\ HCO_3^-$ $\longrightarrow$ $2\ HCO_3^-$

Alphacétoglutarate^{-2}

NH_4^+ $\leftarrow$ NH_4^+ $\leftarrow$ GLDH

Glutamate$^-$

NH_4^+ $\leftarrow$ NH_4^+ $\leftarrow$ PDG

Glutamine $\leftarrow$

Deux ions bicarbonate sont produits par le métabolisme ultérieur de l'anion divalent alphacétoglutarate en un produit neutre, comme le glucose durant la gluconéogenèse ou le CO_2 et l'eau durant son oxydation complète. Les deux bicarbonates produits dans les cellules rénales sont réabsorbés à travers la membrane basolatérale dans le liquide péritubulaire. Parce qu'ils n'ont pas été filtrés, ces bicarbonates sont « nouveaux » et sont retournés au sang veineux rénal et à la circulation systémique afin de rétablir la réserve alcaline de bicarbonate.

Tout l'ammonium produit dans les cellules tubulaires rénales n'est toutefois pas sécrété dans la lumière tubulaire, mais a deux destins possibles, illustrés dans la figure 16-10 et responsables de l'effet sur l'équilibre acidobasique systémique. Environ les deux tiers de l'ammonium produit retournent au sang veineux rénal et ils ne contribuent donc pas à l'acidification urinaire. Puisque le foie le transforme en urée, cet ammonium ne change pas l'homéostasie acidobasique en l'absence de gain net de bicarbonate (figure 16-11). L'autre tiers de l'ammonium produit est sécrété dans la lumière tubulaire avant d'être excrété tel quel dans l'urine. Parce que l'excrétion définitive des ions hydrogène est couplée à la réabsorption de « nouveaux » bicarbonates, le gain de bicarbonate modifie l'équilibre acidobasique systémique.

Figure 16-10
Destins possibles de l'ammonium produit par les cellules tubulaires rénales

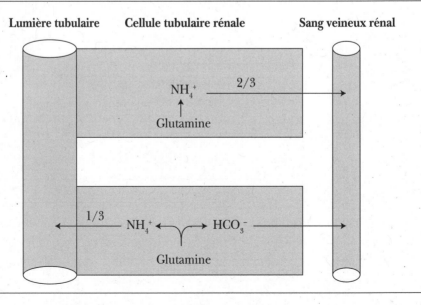

Figure 16-11

Production d'ammonium et de bicarbonate à partir du métabolisme de la glutamine. Lorsque l'ammonium est retourné dans la circulation sanguine, il contribue avec le bicarbonate à la synthèse de l'urée, mais non à l'équilibre acidobasique systémique. Lorsque l'ammonium est excrété dans l'urine, le bicarbonate est retourné à la circulation systémique

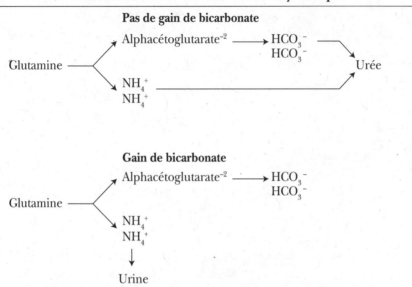

2. Traitement rénal de l'ammonium

La théorie classique du transport de NH_3 seulement par diffusion ionique a été remplacée par un modèle plus récent impliquant de nombreuses protéines transportant le NH_3 et le NH_4 au niveau des divers segments du néphron.

a) **Tubule proximal.** L'ammonium est surtout produit dans les cellules tubulaires proximales, d'où il est sécrété dans la lumière tubulaire (figure 16-12). La sécrétion se fait par diffusion nonionique de NH_3 ou par transport actif de NH_4. L'ammonium remplace alors le proton sur l'échangeur sodium-hydrogène sensible à l'amiloride et présent dans la membrane luminale.

b) **Anse de Henle.** Dans la branche ascendante large, la réabsorption active de NH_4^+ produit une accumulation d'ammonium dans l'interstice médullaire. L'ammonium remplace le potassium sur le cotransporteur Na-K-2Cl sensible au furosémide et présent dans la membrane luminale. D'autres protéines de transport dans les membranes luminale et basolatérale contribuent à la réabsorption de NH_4^+ dans ce segment du néphron. Une fraction importante de l'ammonium qui entre dans l'anse de Henle n'atteint donc pas le début du tubule distal.

c) **Tubule collecteur.** L'accumulation interstitielle d'ammoniac favorise sa sécrétion par diffusion nonionique dans la lumière du tubule collecteur. La sécrétion d'ions hydrogène par les cellules intercalaires du tubule collecteur emprisonne dans la lumière tubulaire le NH_4^+ non liposoluble et excrété définitivement dans l'urine.

Figure 16-12
**Sécrétion et réabsorption d'ammoniac (NH_3)
et d'ammonium (NH_4) au niveau de divers segments du néphron:
P, tubule proximal; H, anse de Henle; C, tubule collecteur**

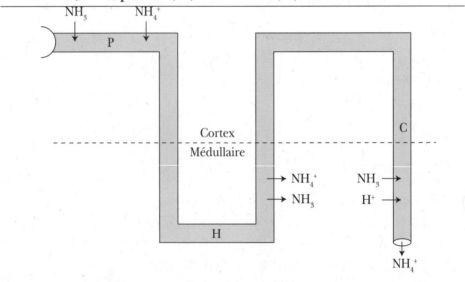

3. Régulation de la production et de l'excrétion d'ammonium

L'acidose métabolique ou respiratoire accélère la production d'ammonium par les cellules tubulaires proximales en stimulant l'activité de l'alphacétoglutarate déshydrogénase le long de la voie ammoniogénique. De plus, l'acidose favorise l'emprisonnement de l'ammonium dans le liquide acide du tubule collecteur médullaire. La déplétion en potassium, avec l'acidification de la cellule proximale qui en résulte, stimule aussi l'ammoniogenèse, tandis que l'alcalose et l'hyperkaliémie l'inhibent.

Parce que l'utilisation d'ATP limite la vitesse maximale de l'ammoniogenèse, celle-ci diminue avec la chute de la filtration glomérulaire et avec l'utilisation par les cellules rénales d'autres combustibles, tels que les acides gras et les corps cétoniques.

La surproduction d'acides endogènes observée dans diverses conditions pathologiques augmente l'excrétion des ions hydrogène dans l'urine sous la forme d'acidité titrable et surtout sous la forme d'ammonium. Il faut souligner que, durant l'adaptation rénale à l'acidose, l'augmentation de la production et de l'excrétion d'ammonium représente presque le seul mécanisme de défense, puisque la contribution de l'acidité titrable est déjà presque maximale. Par contre, une insuffisance rénale sévère diminue considérablement le métabolisme de la glutamine, la production d'ammonium par les cellules tubulaires et l'excrétion urinaire de protons (voir encadré 16-2).

Application pratique 16-2

Quel désordre acido-basique le patient atteint d'insuffisance rénale sévère développe-t-il?

Dans l'insuffisance rénale chronique sévère, il y a une baisse considérable de la population de néphrons et de cellules tubulaires rénales, par exemple à 10 % de la valeur normale. La production d'ammonium par les cellules tubulaires et son excrétion dans l'urine sont donc très diminuées. Le bilan externe en ions hydrogène devient positif, puisque la production normale d'acides fixes dépasse alors leur excrétion urinaire diminuée. La rétention d'acide diminue la concentration plasmatique de bicarbonate et le pH sanguin et entraîne ainsi une acidose métabolique.

Références

Attmane-Elakeb, A., Amlal, H., Bichara, M.: Ammonium carriers in medullary thick ascending limb. American Journal of Physiology 280: F1-F9, 2001.

Breton, S., Brown, D.: New insights into the regulation of V-ATPase-dependent proton secretion. American Journal of Physiology 292: F1-F10, 2007.

Brown, D., Breton, S.,: Structure, function, and cellular distribution of the vacuolar H$^+$ATPase (H$^+$V-ATPase/proton pump), chapitre 6 dans Seldin, D.W., Giebisch, G., The Kidney: Physiology and Pathophysiology, 3e édition, Philadelphie, Lippincott Williams and Wilkins, 2000.

Curthoys, N.P.: Renal ammonium ion production and excretion, chapitre 56 dans Alpern, R.J., Hebert, S.C., The Kidney: Physiology and Pathophysiology, 4e édition, Amsterdam, Academic Press Elsevier, 2008.

Gross, E., Kurtz, I.: Structural determinants and significance of regulation of electrogenic Na^+-HCO_3^- cotransporter stoichiometry. American Journal of Physiology 283: F876-F887, 2002.

Hamm, L.L., Alpern, R.J., Preisig, P.A.: Cellular mechanisms of renal tubular acidification, chapitre 54 dans Alpern, R.J., Hebert, S.C., The Kidney: Physiology and Pathophysiology, 4e édition, Amsterdam, Academic Press Elsevier, 2008.

Hamm, L.L., Nakhoul, N.L.: Renal acidification, chapitre 7 dans Brenner, B.M., The Kidney, 8e édition, Philadelphie, Saunders Elsevier, 2008.

Soleimani, M., Burnham, C.E.: Physiologic and molecular aspects of the Na^+: HCO_3^- cotransporter in health and disease processes. Kidney International 57: 371-384, 2000.

Wagner, C.A., Finberg, K.E., Breton, S., *et al.*: Renal vacuolar H^+-ATPase. Physiological Reviews 84: 1263-1314, 2004.

Weiner, I.D., Hamm, L.L.: Molecular mechanisms of renal ammonia transport. Annual Review of Physiology 69: 317-340, 2007.

CHAPITRE 17

RÉGULATION DU BILAN EN CALCIUM

I. Bilan calcique

A) Schéma général

Le calcium corporel total, entre 1,0 et 1,5 kg, représente autour de 2 % du poids corporel. L'os contient environ 99 % de ce calcium tandis que la quantité totale de calcium dans le liquide extracellulaire ne constitue que le millième de celle présente dans l'os.

L'absorption intestinale nette, soit la quantité absorbée moins le calcium trouvé dans les sécrétions digestives, est inférieure à 200 mg/j. Puisque l'apport quotidien de calcium dans la diète est autour de 1 g (dont plus de la moitié dans le lait et les produits laitiers) (voir encadré 17-1), on retrouve chaque jour dans les selles plus de 800 mg Ca (figure 17-1).

Figure 17-1
Bilan calcique : rôle du tube digestif, des reins et des os

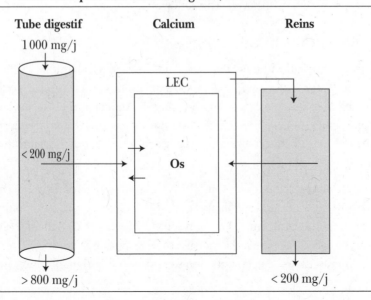

Les mécanismes de formation et de résorption osseuses échangent continuellement le calcium entre l'os et le liquide extracellulaire. Enfin, l'excrétion urinaire de calcium est normalement égale à son absorption intestinale nette afin de maintenir un bilan calcique externe neutre. On observe le même équilibre entre l'absorption digestive et l'excrétion urinaire avec les deux autres ions divalents, le phosphate et le magnésium.

B) Calcium total et ionisé

La concentration plasmatique du calcium total est normalement de 10 mg/dL ou 2,5 mmol (millimolaire), avec un peu plus de la moitié de ce calcium sous forme libre ou ionisée. Une concentration normale du calcium ionisé est essentielle, entre autres, à la transmission synaptique de l'influx nerveux et à la contraction musculaire.

Quand la concentration plasmatique du calcium libre ou ionisé diminue, l'excitabilité accrue des membranes des cellules nerveuses et musculaires entraîne les spasmes des muscles squelettiques caractérisant la tétanie hypocalcémique. L'alcalose diminue le calcium ionisé (mais non le calcium total) et entraîne aussi une tétanie. Quand la concentration plasmatique du calcium libre ou ionisé augmente, l'excitabilité des membranes des cellules nerveuses et musculaires diminue. L'acidose augmente le calcium ionisé (mais non le calcium total) et diminue l'excitabilité neuromusculaire. La concentration plasmatique du calcium libre ou ionisé varie donc de façon inversement proportionnelle au changement du pH sanguin.

C) Maintien de la calcémie

Le maintien d'une calcémie normale dépend des bilans calciques externe et interne et résulte de l'interaction complexe de trois hormones avec le tube digestif, les reins et l'os. Le bilan calcique externe ou celui du calcium corporel total est la différence entre l'absorption digestive nette de calcium et son excrétion urinaire. Le bilan calcique interne est la distribution du calcium à l'intérieur de l'organisme entre l'os et le liquide extracellulaire.

Trois hormones, la parathormone (PTH), la 1,25-dihydroxyvitamine D3 et la calcitonine, régulent l'échange de calcium entre l'os et le compartiment extracellulaire, et par conséquent la calcémie. Le maintien de l'homéostasie calcique est essentiel à celui de la masse osseuse, à la transmission synaptique de l'influx nerveux, à la contraction musculaire, à la coagulation sanguine et à la signalisation cellulaire.

Application pratique 17-1

Qu'arrive-t-il si, à l'aide de suppléments de calcium par la bouche, nous multiplions par trois notre ingestion quotidienne de calcium?

La première adaptation possible de l'organisme serait de multiplier également par trois l'absorption gastrointestinale de calcium de 150 mg/j à 450 mg/j. Ceci entraînerait une hausse proportionnelle de l'excrétion urinaire de calcium afin de maintenir le bilan externe en calcium. À cause de la solubilité limitée du calcium dans l'urine, cette hypercalciurie entraînerait la production rapide de nombreux calculs rénaux. Heureusement, la très grande majorité d'entre nous ne répondent pas de cette façon et les rares personnes qui le font (une condition appelée hypercalciurie idiopathique) produisent une multitude de calculs rénaux de calcium.

L'organisme choisit plutôt de ne pas modifier ou d'augmenter un peu, par exemple de 150 à 200 mg/j, l'absorption digestive et l'excrétion urinaire de calcium. Le supplément de calcium non absorbé est tout simplement excrété dans les selles. Les suppléments de calcium sont cependant très utiles chez de nombreuses personnes à risque en raison de leur âge, du manque d'œstrogènes après la ménopause, de la malnutrition, de la cortico-thérapie ou d'une déficience en vitamine D.

Réponse à l'hypocalcémie. La PTH, dont l'hypocalcémie stimule la sécrétion par les glandes parathyroïdes, augmente la calcémie en accélérant la résorption osseuse de calcium et de phosphate par les ostéoclastes et la réabsorption de calcium par les reins (figure 17-2). La PTH stimule aussi la conversion de 25-hydroxyvitamine D3 en 1,25-dihydroxyvitamine D3, laquelle augmente, comme la PTH, la résorption osseuse et la réabsorption rénale de calcium. De plus, la 1,25-dihydroxyvitamine D3 accélère l'absorption intestinale de calcium. Tandis que la PTH participe à la régulation immédiate de la concentration du calcium ionisé dans le liquide extracellulaire, la 1,25-dihydroxyvitamine D3 maintient le bilan quotidien de calcium.

Réponse à l'hypercalcémie. Au contraire, la calcitonine, dont l'hypercalcémie stimule la sécrétion par les cellules parafolliculaires de la glande thyroïde, diminue la calcémie en stimulant la formation de l'os par les ostéoblastes. Son effet est toutefois beaucoup moins important chez l'humain que chez d'autres espèces animales.

Figure 17-2
Réaction hormonale à l'hypocalcémie

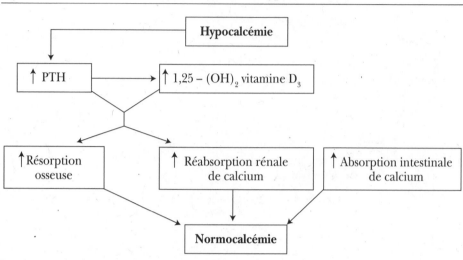

II. Traitement rénal du calcium

Le traitement rénal de chacun des trois ions divalents calcium, phosphate et magnésium comprend la filtration glomérulaire, la réabsorption tubulaire et l'excrétion dans l'urine d'une quantité équivalant à l'absorption digestive nette de cet électrolyte. Les mêmes facteurs influencent la réabsorption tubulaire et l'excrétion urinaire du calcium, du phosphate et du magnésium.

Application pratique 17-2

Quelle est la cause la plus fréquente d'hypocalcémie chez les patients hospitalisés depuis plusieurs semaines à cause d'une condition médicale ou chirurgicale débilitante ?

La malnutrition diminue rapidement la concentration plasmatique normale d'albumine de 40 g/L à environ la moitié de cette valeur. Parce que 40 % du calcium plasmatique total est lié à l'albumine, la calcémie diminue donc de 20 %, de 2,5 à 2,0 mmol. Cette hypocalcémie reste toutefois sans conséquences, puisque la concentration du calcium libre ou ionisé, celle qui est importante physiologiquement, demeure normale.

A) Quantités filtrées, réabsorbées et excrétées

Parce que 40 % du calcium plasmatique total de 10 mg/dL ou 2,5 mmol, est lié aux protéines (surtout à l'albumine (voir encadré 17-2), mais aussi aux globulines), seulement 60 % demeure filtrable par le glomérule. On filtre donc chaque jour environ 10 000 mg, ou 250 mmol, de calcium (figure 17-3), soit le produit de la concentration de 6 mg/dL du calcium plasmatique non lié aux protéines et de la filtration glomérulaire de 180 L. Puisque la calciurie est inférieure à 200 mg ou 5 mmol par jour, soit 2 % de la quantité filtrée, le tubule rénal doit réabsorber les 9 800 mg ou 245 mmol de calcium restants, soit 98 % de la charge filtrée.

Figure 17-3
Traitement rénal du calcium durant une période de 24 heures

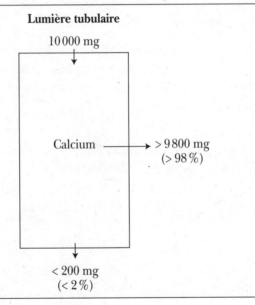

B) Sites de réabsorption

La figure 17-4 montre que, comme pour le sodium, la majeure partie de la réabsorption du calcium se fait au niveau du tubule proximal et de l'anse de Henle.

1. **Tubule proximal**. La concentration de calcium demeure inchangée dans le liquide tubulaire proximal parce que sa réabsorption est parallèle à celle du sodium et de l'eau. Soulignons que la concentration cytoplasmique du calcium ionisé, autour de 0,1 µm, ou 10^{-7} M, est 10 000 fois plus petite que sa concentration

dans le plasma ou dans le liquide tubulaire, autour d'un millimolaire ou 10^{-3} M (figure 17-5). La réabsorption proximale de 60 % à 70 % du calcium filtré à travers les canaux calciques de la membrane luminale est passive selon des gradients électrique et de concentration. À travers la membrane basolatérale, la réabsorption de calcium est active contre des gradients électrique et de concentration. Deux protéines membranaires, la calcium-ATPase et l'échangeur sodium-calcium, jouent un rôle dans la réabsorption active primaire ou secondaire de calcium et dans le maintien de la concentration cytoplasmique de calcium à un niveau sous-micromolaire.

Toutefois, au niveau du tubule proximal, la majorité du calcium est réabsorbée par la voie paracellulaire à travers les espaces intercellulaires latéraux et les jonctions serrées. Le calcium présent dans l'espace intercellulaire peut aussi refluer passivement dans la lumière tubulaire.

2. **Anse de Henle**. La branche ascendante large réabsorbe 20 % du calcium filtré, et le furosémide inhibe cette réabsorption. Celle-ci se fait surtout de façon passive par la voie paracellulaire et dépend de la différence transépithéliale de potentiel positive dans la lumière.

Figure 17-4

Réabsorption fractionnelle du calcium au niveau des divers segments du néphron : P, tubule proximal ; H, anse de Henle ; D, tubule distal ; C, tubule collecteur

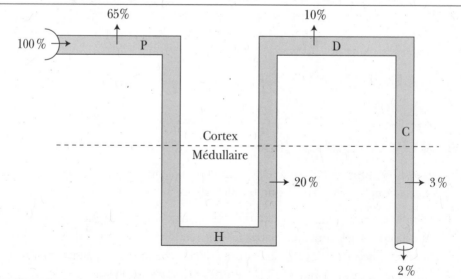

3. **Tubule distal et collecteur**. Ces segments du néphron réabsorbent 10 % du calcium filtré et représentent le site d'action des hormones régularisant la calcémie. Comme au niveau du tubule proximal, des canaux calciques dans la membrane luminale permettent l'entrée du calcium dans la cellule tubulaire, et une calcium-ATPase et un échangeur sodium-calcium permettent sa sortie de la cellule tubulaire à travers la membrane basolatérale. Toutefois, les ajustements physiologiques dans le néphron distal déterminent l'excrétion définitive de calcium dans l'urine. La parathormone. la forme active de la vitamine D et les diurétiques thiazidiques augmentent la réabsorption de calcium dans le tubule distal.

Figure 17-5
Réabsorption du calcium par les canaux calciques de la membrane luminale (selon un gradient électrochimique), par l'intermédiaire de la Ca-ATPase et de l'échangeur Na/Ca à travers la membrane basolatérale (contre un gradient électrochimique), par la voie paracellulaire (M, concentration molaire)

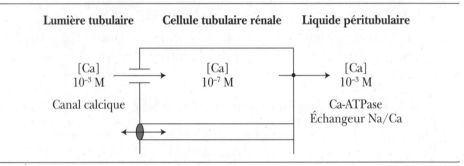

C) Facteurs influençant la réabsorption et l'excrétion de calcium

Le tableau 17-1 présente plusieurs facteurs influençant la réabsorption tubulaire et l'excrétion urinaire de calcium.

1. Filtration glomérulaire

Comme pour le sodium, une balance glomérulotubulaire entre la filtration et la réabsorption de calcium maintient presque constante l'excrétion urinaire de calcium malgré des variations importantes de la filtration glomérulaire. Par exemple, si la filtration glomérulaire augmente, la calciurie change très peu en raison de la hausse proportionnelle de la charge filtrée de calcium et de sa réabsorption tubulaire.

Tableau 17-1
Facteurs influençant l'excrétion urinaire de calcium

L'excrétion urinaire de calcium est:	
Augmentée	**Diminuée**
L'expansion du LEC	La contraction du LEC
Le furosémide	Les thiazides
Les corticostéroïdes	La PTH
L'hypercalcémie	L'hypocalcémie
La déplétion en PO_4	La charge de PO_4
L'acidose métabolique	L'alcalose métabolique

2. Volume du liquide extracelulaire

À cause de la relation existant entre la réabsorption de sodium et celle de calcium au niveau du tubule proximal et de l'anse de Henle, une expansion du volume du liquide extracellulaire diminue la réabsorption proximale de sodium et de calcium, tandis qu'une contraction de volume accélère leur réabsorption proximale. L'expansion de volume augmente donc l'excrétion urinaire de calcium tandis qu'une contraction de volume la diminue.

3. Diurétiques augmentant ou diminuant la calciurie

Calciurétiques. Le furosémide augmente l'excrétion urinaire de calcium en diminuant dans la branche ascendante large de l'anse de Henle la différence transépithéliale de potentiel positive dans la lumière et par conséquent la réabsorption du calcium par la voie paracellulaire. Ce diurétique est donc utile dans le traitement de l'hypercalcémie.

Anticalciurétiques. Les thiazides diminuent l'excrétion urinaire de calcium en accélérant son entrée par les canaux calciques luminaux des cellules tubulaires distales (voir encadré 17-3). De plus, la petite contraction de volume résultant de l'effet diurétique accélère la réabsorption proximale de sodium et de calcium. L'amiloride augmente la réabsorption de calcium à un site plus distal que celui des thiazides.

Application pratique 17-3

Pourquoi les diurétiques thiazidiques peuvent-ils faire cesser la production de très nombreux calculs rénaux de calcium chez certains patients?

Ces patients ont une hypercalciurie idiopathique, c'est-à-dire une augmentation marquée de l'absorption digestive et de l'excrétion urinaire de calcium. Parce que les thiazides accélèrent la réabsorption distale de calcium, ils en diminuent l'excrétion urinaire. Cette baisse de la calciurie ralentit considérablement ou fait même cesser la production de nouveaux calculs de calcium par les reins.

4. Hormones augmentant ou diminuant la calciurie

Calciurétiques. Les minéralocorticoïdes et les glucocorticoïdes augmentent la calciurie en produisant une expansion modeste du volume du liquide extracellulaire. L'insuline et le glucagon sont également des hormones calciurétiques en diminuant la réabsorption proximale et distale de calcium.

Anticalciurétiques. La PTH diminue la filtration glomérulaire et la charge de calcium filtrée et accélère sa réabsorption dans la branche ascendante large de l'anse de Henle et dans le tubule distal. La 1,25-dihydroxyvitamine D3 et la calcitonine stimulent aussi la réabsorption de calcium dans ces segments du néphron.

5. Calcémie et autres ions divalents

L'hypercalcémie augmente l'excrétion urinaire du calcium en augmentant la quantité filtrée et en diminuant sa réabsorption au niveau de chaque segment du néphron, tandis que l'hypocalcémie a l'effet inverse. La déplétion en phosphate augmente la calciurie en inhibant la réabsorption proximale et distale de calcium, tandis qu'une charge en phosphate accélère la réabsorption distale de calcium. Une infusion de magnésium augmente également la calciurie.

6. Équilibre acidobasique

L'acidose métabolique chronique augmente l'excrétion urinaire de calcium en inhibant sa réabsorption proximale et distale. Par contre, l'alcalose métabolique chronique stimule la réabsorption de calcium et en diminue l'excrétion urinaire.

Références

Ellison, D.H.: Divalent cation transport by the distal nephron: Insights from Bartter's and Gitelman's syndromes. American Journal of Physiology 279: F616-F625, 2000.

Friedman, P.A.: Codependence of renal calcium and sodium transport. Annual Review of Physiology 60: 179-197, 1998.

Friedman, P.A.: Renal calcium metabolism, chapitre 65 dans Alpern, R.J., Hebert, S.C., The Kidney: Physiology and Pathophysiology, 4e édition, Amsterdam, Academic Press Elsevier, 2008.

Friedman, P.A., Gesek, F.A.: Cellular calcium transport in renal epithelia: Measurement, mechanisms, and regulation. Physiological Reviews 75: 429-471, 1995.

Hoenderop, J.G.J., Nilius, B., Bindels, R.J.M.: Molecular mechanism of active Ca^{2+} reabsorption in the distal nephron. Annual Review of Physiology 64: 529-549, 2002.

Hoenderop, J.G.J., Nilius, B., Bindels, R.J.M.: Calcium absorption across epithelia. Physiological Reviews 85: 373-422, 2005.

Loffing, J., Kaissling, B.: Sodium and calcium transport pathways along the mammalian distal nephron: From rabbit to human. American Journal of Physiology 284: F628-F643, 2003.

Mount, D.B., Yu, A.S.L.: Transport of inorganic solutes: sodium, chloride, potassium, magnesium, calcium, and phosphate, chapitre 5 dans Brenner, B.M., The Kidney, 8e édition, Philadelphie, Saunders Elsevier, 2008.

Tebben, R.J., Kumar, R.: The hormonal regulation of calcium metabolism, chapitre 66 dans Alpern, R.J., Hebert, S.C., The Kidney: Physiology and Pathophysiology, 4e édition, Amsterdam, Academic Press Elsevier, 2008.

CHAPITRE 18

RÉGULATION DU BILAN EN PHOSPHATE

I. Bilan en phosphate

A) Schéma général

Le phosphate corporel total se situe autour de 700 g (1 % du poids corporel), l'os contenant 85 % de celui-ci, les tissus mous 15 %, et seulement 1 % est dans le liquide extracellulaire. L'absorption intestinale nette, à savoir la quantité absorbée moins le phosphate retrouvé dans les sécrétions intestinales, est en moyenne de 1 000 mg/j (figure 18-1). L'absorption de phosphate survient surtout dans le duodénum et dans le jéjunum et est accélérée par la 1,25-dihydroxyvitamine D3, qui est la forme active de la vitamine D3.

Figure 18-1
Bilan en phosphate : rôle du tube digestif, des reins et des os

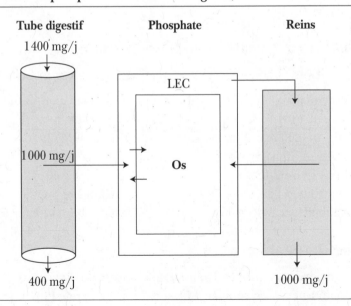

Puisqu'on ingère chaque jour environ 1 400 mg ou 20 mg/kg de phosphate, on en retrouve 400 mg dans les selles. Les mécanismes de formation et de résorption osseuses échangent continuellement le phosphate entre l'os et le liquide extracellulaire. L'excrétion urinaire de phosphate est normalement égale à son absorption intestinale afin de maintenir un bilan phosphaté neutre.

B) Maintien de la phosphatémie

Le maintien d'une concentration plasmatique normale de phosphate dépend de ses bilans externe et interne et résulte de l'interaction de trois hormones avec le tube digestif, les reins et l'os. Le bilan externe de phosphate représente la différence entre l'absorption digestive et l'excrétion urinaire. Le bilan interne de phosphate reflète sa distribution entre l'os et les compartiments intracellulaire et extracellulaire.

Les trois mêmes hormones qui influencent la distribution du calcium, la parathormone, la 1,25-dihydroxyvitamine D3 et la calcitonine, régulent l'échange de phosphate entre l'os et le liquide extracellulaire, et par conséquent la phosphatémie. La parathormone et la 1,25-dihydroxyvitamine D3 augmentent la résorption osseuse, la libération de phosphate et la phosphatémie. À l'inverse, la calcitonine accélère la formation osseuse et la captation de phosphate par l'os et abaisse donc la phosphatémie.

II. Traitement rénal du phosphate

A) Quantités filtrées, réabsorbées et excrétées

La concentration plasmatique de phosphate se situe normalement autour de 3,7 mg/dL, ou 1,2 mmol, et 10 % de celui-ci est lié aux protéines. On filtre chaque jour environ 6 000 mg, ou 200 mmol, de phosphate, soit le produit d'une concentration de 3,4 mg/dL du phosphate plasmatique non lié aux protéines par 180 L de filtrat glomérulaire (figure 18-2). De 15 % à 20 % du phosphate filtré est excrété dans l'urine et contribue à l'excrétion urinaire des ions hydrogène sous la forme d'acidité titrable. Le tubule rénal réabsorbe donc de 80 % à 85 % du phosphate filtré.

B) Sites de réabsorption

1. Tubule proximal. La figure 18-3 montre que ce segment du néphron, surtout dans sa partie contournée, réabsorbe de 75 % à 80 % de la charge filtrée. La figure 18-4

Figure 18-2
Traitement rénal du phosphate durant une période de 24 heures

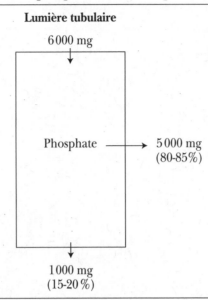

Lumière tubulaire

6 000 mg

Phosphate ⟶ 5 000 mg
(80-85 %)

1 000 mg
(15-20 %)

montre que, contrairement à la réabsorption de sodium et de calcium, la réabsorption de phosphate est active à travers la membrane luminale contre un gradient électrochimique et passive à travers la membrane basolatérale selon un gradient électrochimique.

Le cotransport du phosphate avec deux ou trois ions sodium à travers la membrane luminale est actif secondairement à l'activité de la NaK-ATPase basolatérale. Ce cotransport électrogénique transporte la forme monovalente H_2PO^{4-} et la forme divalente $HPO4^{2-}$. Le transport passif du phosphate à travers la membrane basolatérale se fait par une fuite de phosphate, un cotransport sodium-phosphate et un échangeur phosphate-anions. Le phosphate peut aussi refluer dans la lumière tubulaire par la voie paracellulaire à travers les espaces latéraux intercellulaires et les jonctions serrées.

2. Anse de Henle. Il n'y a pas de réabsorption de phosphate le long de ce segment du néphron.

3. Tubule distal. La PTH inhibe la petite réabsorption distale de phosphate, qui représente environ 5 % de la charge filtrée.

Figure 18-3
**Réabsorption fractionnelle du phosphate au niveau des divers segments du néphron :
P, tubule proximal ; H, anse de Henle ; D, tubule distal ; C, tubule collecteur**

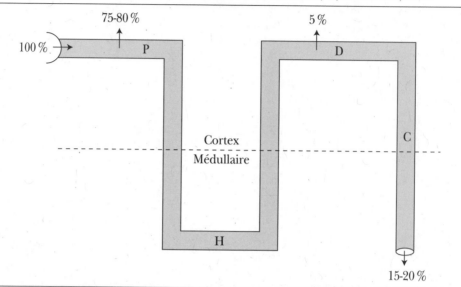

Figure 18-4
**Réabsorption proximale du phosphate à travers la membrane luminale
(contre un gradient électrochimique) et à travers la membrane basolatérale
(selon un gradient électrochimique)**

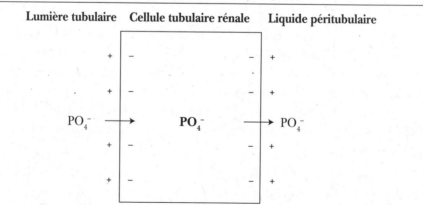

C) Facteurs influençant la réabsorption et l'excrétion de phosphate

Le tableau 18-1 montre plusieurs facteurs influençant la réabsorption tubulaire proximale et l'excrétion urinaire de phosphate.

1. Filtration glomérulaire

La balance glomérulotubulaire entre les quantités de phosphate filtrées et réabsorbées stabilise la phosphaturie lorsque la filtration glomérulaire varie. Cependant, une hyperphosphatémie apparaît lorsque la filtration glomérulaire devient inférieure à 30 mL/min, par exemple dans l'insuffisance rénale chronique. L'hypocalcémie qui en résulte entraîne une hyperparathyroïdie secondaire qui diminue la réabsorption tubulaire de phosphate.

2. Volume du liquide extracellulaire

À cause de l'interdépendance de la réabsorption de sodium et de celle du phosphate, une expansion du volume du liquide extracellulaire diminue la réabsorption proximale de sodium et de phosphate. Par contre, une contraction de volume accélère la réabsorption proximale de ces deux ions. Une expansion de volume augmente donc la phosphaturie, tandis qu'une contraction de volume la diminue.

Tableau 18-1
Facteurs influençant l'excrétion urinaire de phosphate

L'excrétion urinaire de phosphate est:	
Augmentée	**Diminuée**
L'expansion du LEC	La contraction du LEC
Les diurétiques	–
La PTH	L'hormone de croissance
La charge de PO_4	La déplétion en PO_4
L'acidose respiratoire	L'alcalose respiratoire
L'acidose métabolique	L'alcalose métabolique

3. Diurétiques

La plupart des diurétiques augmentent l'excrétion urinaire de phosphate, un effet qui pourrait résulter en partie de l'inhibition de l'anhydrase carbonique par certains diurétiques.

4. Hormones augmentant ou diminuant la phosphaturie

Phosphaturiques. La PTH inhibe la réabsorption surtout proximale de phosphate en diminuant les cotransporteurs sodium-phosphate et augmente donc son excrétion urinaire. La dopamine, le glucagon, les glucocorticoïdes et l'administration chronique de 1,25 dihydroxyvitamine D_3 augmentent aussi la phosphaturie. Plusieurs peptides phosphaturiques, les phosphatonines, ont récemment été décrits et agissent en inhibant les cotransporteurs sodium-phosphate.

Antiphosphaturiques. L'insuline et les hormones thyroïdiennes augmentent la réabsorption proximale de phosphate. Un effet semblable de l'hormone de croissance explique l'hyperphosphatémie observée durant la croissance et avec l'acromégalie.

5. Phosphatémie et autres ions divalents

Le contenu en phosphate de la diète et la phosphatémie jouent un rôle important dans la régulation de la réabsorption proximale de phosphate. Une charge de phosphate avec hyperphosphatémie diminue la réabsorption, surtout proximale, de phosphate et en augmente l'excrétion urinaire. À l'inverse, une déplétion en phosphate avec hypophosphatémie augmente la réabsorption proximale de phosphate et diminue donc la phosphaturie. Cette influence de la phosphatémie sur la manipulation rénale du phosphate tend à maintenir la phosphatémie normale. Cette adaptation de la phosphaturie résulte surtout d'un changement du nombre de cotransporteurs sodium-phosphate dans la membrane luminale.

L'hypocalcémie stimule la sécrétion de PTH, qui inhibe la réabsorption de phosphate et par conséquent augmente la phosphaturie. L'hypercalcémie aiguë a l'effet contraire.

6. Équilibre acidobasique

Le pH influence le cotransport sodium-phosphate en raison de la réabsorption préférentielle du phosphate monohydrogène divalent (HPO_4). L'hypercapnie aiguë et l'acidose métabolique chronique, avec leur pH diminué, augmentent l'excrétion urinaire de phosphate en inhibant sa réabsorption tubulaire proximale. L'hypocapnie aiguë et l'alcalose métabolique chronique, avec leur pH augmenté, ont l'effet contraire.

Références

Berndt, T.J., Kumar, R.: Phosphatonins and the regulation of phosphate homeostasis. Annual Review of Physiology 69: 341-359, 2007.

Berndt, T.J., Kumar, R.: Clinical disturbances of phosphate homeostasis, chapitre 70 dans Alpern, R.J., Hebert, S.C., The Kidney: Physiology and Pathophysiology, 4e édition, Amsterdam, Academic Press Elsevier, 2008.

Berndt, T.J., Schiavi, S., Kumar, R.: « Phosphatonins » and the regulation of phosphorus homeostasis. American Journal of Physiology 289: F1170-F1182, 2005.

Mount, D.B., Yu, A.S.L.: Transport of inorganic solutes: sodium, chloride, potassium, magnesium, calcium, and phosphate, chapitre 5 dans Brenner, B.M., The Kidney, 8e édition, Philadelphie, Saunders Elsevier, 2008.

Murer, H., Forster, I., Hernando, N., *et al.*: Proximal tubular handling of phosphate: Na-Pi-cotransporters and their regulation, chapitre 69 dans Alpern, R.J., Hebert, S.C., The Kidney: Physiology and Pathophysiology, 4e édition, Amsterdam, Academic Press Elsevier, 2008.

Murer, H., Hernando, N., Forster, I., *et al.*: Proximal tubular phosphate reabsorption: molecular mechanisms. Physiological Reviews 80: 1373-1409, 2000.

Murer, H., Hernando, N., Forster, I., *et al.*: Regulation of Na/Pi transporter in the proximal tubule. Annual Review of Physiology 65: 531-542, 2003.

Virkki, L.V., Biber, J., Murer, H., *et al.*: Phosphate transporters: a tale of two solute carrier families. American Journal of Physiology 293: F643-F654, 2007.

CHAPITRE 19

RÉGULATION DU BILAN EN MAGNÉSIUM

I. Bilan en magnésium

Schéma général

Il y a, dans tout l'organisme, environ 24 g ou 2 000 mEq de magnésium, présent surtout dans l'os, les muscles et les tissus mous. Seulement 1 % du magnésium est extracellulaire et 99 % est dans le liquide intracellulaire, où il représente le cation le plus abondant, après le potassium. L'absorption intestinale nette de 100 mg/j est la quantité ingérée moins celle retrouvée dans les sécrétions digestives (figure 19-1).

Puisqu'on ingère chaque jour 300 mg de magnésium dans la diète, on en excrète 200 mg dans les selles. Il y a échange continuel de magnésium entre l'os et les tissus mous et le liquide extracellulaire. L'excrétion urinaire de magnésium est égale à son

Figure 19-1
Bilan en magnésium : rôle du tube digestif, des reins et des os

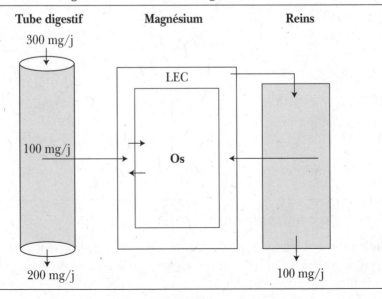

absorption intestinale afin de maintenir un bilan en magnésium neutre. Le maintien de la magnésémie, comme celui de la calcémie, dépend de trois organes: le tube digestif, les reins et les os.

II. Traitement rénal du magnésium

A) Quantités filtrées, réabsorbées et excrétées

La concentration plasmatique normale de magnésium est d'environ 2 mg/dL, ou 0,8 mmol, et 20 % de celui-ci est lié aux protéines plasmatiques (surtout à l'albumine). On filtre chaque jour près de 3 000 mg de magnésium, c'est-à-dire le produit d'une concentration de 16 mg/L du magnésium plasmatique non lié aux protéines par 180 L de filtrat glomérulaire (figure 19-2). On excrète dans l'urine environ 100 mg, ou 3 % du magnésium filtré, le tubule rénal réabsorbant les 97 % restants.

Figure 19-2
Traitement rénal du magnésium durant une période de 24 heures

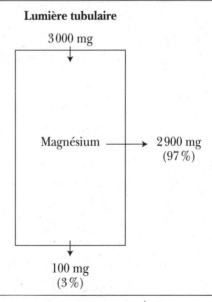

Lumière tubulaire

B) Sites de réabsorption

1. Tubule proximal. Puisque le tubule contourné proximal ne réabsorbe que 20 % du magnésium filtré (figure 19-3), sa concentration augmente progressivement dans le liquide tubulaire proximal.

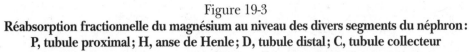

Figure 19-3
**Réabsorption fractionnelle du magnésium au niveau des divers segments du néphron :
P, tubule proximal ; H, anse de Henle ; D, tubule distal ; C, tubule collecteur**

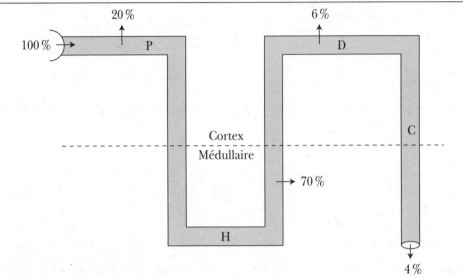

2. Anse de Henle. La branche ascendante large de l'anse de Henle réabsorbe passivement par la voie paracellulaire 70 % du magnésium filtré. Cette réabsorption dépend de la différence de potentiel transépithéliale positive dans la lumière. La PTH et une déplétion en magnésium accélèrent cette réabsorption, mais le furosémide, l'hypermagnésémie et l'hypercalcémie la diminuent.

3. Tubule distal. Le tubule contourné distal et le tubule collecteur ne réabsorbent activement que de petites quantités de magnésium, mais cette réabsorption sous le contrôle de plusieurs facteurs hormonaux et autres joue un rôle important dans l'excrétion urinaire de magnésium.

C) Facteurs influençant la réabsorption et l'excrétion de magnésium

Le tableau 19-1 présente de nombreux facteurs influençant la réabsorption tubulaire et l'excrétion urinaire de magnésium.

Tableau 19-1
Facteurs influençant l'excrétion urinaire de magnésium

L'excrétion urinaire de magnésium est :	
Augmentée	**Diminuée**
L'expansion du LEC	La contraction du LEC
Les diurétiques	La PTH
L'hypermagnésémie	L'hypomagnésémie
L'acidose	L'alcalose
La cisplatine	–

1. Filtration glomérulaire

La balance glomérulotubulaire entre les quantités de magnésium filtrées et réabsorbées stabilise son excrétion urinaire malgré les changements de la filtration glomérulaire.

2. Volume du liquide extracellulaire

À cause de la corrélation observée entre la réabsorption de sodium et celle de magnésium, une expansion du volume du liquide extracellulaire diminue leur réabsorption proximale. Au contraire, une contraction de volume l'augmente. L'expansion de volume augmente donc l'excrétion urinaire de magnésium, tandis qu'une contraction de volume la diminue.

3. Diurétiques

La plupart des diurétiques, incluant les diurétiques osmotiques, le furosémide et les thiazides, augmentent l'excrétion urinaire de magnésium. Le furosémide diminue, dans la branche ascendante large de l'anse de Henle, la différence transépithéliale de potentiel positive dans la lumière et par conséquent la réabsorption du magnésium par la voie paracellulaire.

4. Hormones

La PTH, la calcitonine, le glucagon, les minéralocorticoïdes, et l'arginine vasopressine diminuent l'excrétion urinaire de magnésium en accélérant sa réabsorption au niveau de l'anse de Henle et du tubule distal.

5. Magnésémie et autres ions divalents

L'hypermagnésémie augmente l'excrétion urinaire de magnésium en augmentant la quantité filtrée et en inhibant sa réabsorption au niveau de l'anse de Henle, tandis qu'une hypomagnésémie a l'effet inverse. L'hypercalcémie et la déplétion en phosphate augmentent l'excrétion urinaire de magnésium en inhibant sa réabsorption au niveau de l'anse de Henle.

6. Équilibre acidobasique

L'acidose métabolique augmente l'excrétion urinaire de magnésium en inhibant sa réabsorption, tandis que l'alcalose métabolique a l'effet contraire.

7. Médicaments

Divers médicaments tels que l'agent antinéoplasique cisplatine, les antibiotiques de la famille des aminoglycosides, l'amphotericine B et les immunosuppresseurs cyclosporine et tacrolimus, peuvent entraîner une perte rénale de magnésium résultant de l'inhibition de sa réabsorption tubulaire, probablement au niveau de la branche ascendante large de l'anse de Henle.

Références

Dai, L.J., Ritchie, G., Kerstan, D., *et al.*: Magnesium transport in the renal distal convoluted tubule. Physiological Reviews 81: 51-84, 2001.

Ellison, D.H.: Divalent cation transport by the distal nephron: Insights from Bartter's and Gitelman's syndromes. American Journal of Physiology 279: F616-F625, 2000.

Mount, D.B., Yu, A.S.L.: Transport of inorganic solutes: sodium, chloride, potassium, magnesium, calcium, and phosphate, chapitre 5 dans Brenner, B.M., The Kidney, 8e édition, Philadelphie, Saunders Elsevier, 2008.

Quamme, G.A.: Renal magnesium handling: New insights in understanding old problems. Kidney International 52: 1180-1195, 1997.

Quamme, G.A., Schlingmann, K.P., Konrad, M.: Mechanisms and disorders of magnesium metabolism, chapitre 61 dans Alpern, R.J., Hebert, S.C., The Kidney: Physiology and Pathophysiology, 4e édition, Amsterdam, Academic Press Elsevier, 2008.

CHAPITRE 20

TRAITEMENT RÉNAL DU GLUCOSE ET DES SUBSTANCES AZOTÉES

Conservation des substances utiles à l'organisme

Les reins réabsorbent les éléments nutritifs valables filtrés dans le liquide tubulaire afin de prévenir des pertes urinaires considérables d'énergie métabolique potentielle. Par exemple, avec une filtration glomérulaire de 180 L/j et une concentration de glucose de 100 mg/100 mL de plasma, ou de 1 g/L, on perdrait chaque jour dans l'urine 180 g de glucose, ou 720 kcal potentielles en l'absence de réabsorption de glucose. Cette glycosurie représenterait la majorité des 250 g de glucides ingérés quotidiennement dans notre diète. Cependant, dans des conditions normales, les reins réabsorbent complètement les glucides filtrés sans les excréter dans l'urine.

Les acides gras ne sont ni filtrés ni réabsorbés parce qu'ils sont liés à l'albumine, une grosse molécule qui ne peut pas être filtrée facilement. Quant aux protides, on réabsorbe complètement les 450 mmol d'acides aminés filtrés chaque jour, mais seulement la moitié de l'urée filtrée, l'autre moitié étant excrétée dans l'urine. Le tubule rénal réabsorbe plusieurs autres substrats métaboliques, tels que le lactate, les corps cétoniques et divers intermédiaires du cycle de Krebs ou des acides tricarboxyliques.

Excrétion des produits de déchets

Au contraire, les reins doivent excréter les produits de déchets endogènes, tels que l'urée, la créatinine et l'urate, et plusieurs substances exogènes afin de prévenir leur accumulation potentiellement nocive dans les liquides corporels.

I. Glucose

A) Filtration

Parce qu'il n'est pas lié aux protéines plasmatiques, le glucose est filtré librement au niveau des glomérules. Avec une glycémie normale de 100 mg/dL, ou de 1 mg/

mL, on filtre chaque minute environ 125 mg de glucose, soit le produit de la concentration plasmatique de 1 mg/mL et du volume de 125 mL de filtrat glomérulaire (figure 20-1). Cependant, la charge filtrée ne représente alors que le tiers de la capacité maximale de réabsorption du glucose par le tubule rénal.

Figure 20-1

Traitement rénal du glucose et des acides aminés : filtration et réabsorption proximale

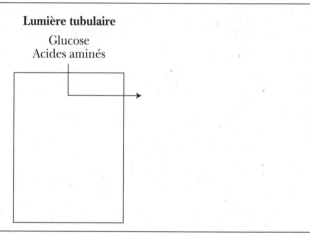

B) Réabsorption

La réabsorption de glucose à travers la cellule tubulaire proximale implique quatre protéines différentes de transport membranaire : deux dépendantes du sodium dans la membrane luminale et deux indépendantes du sodium dans la membrane basolatérale.

À travers la membrane luminale, la réabsorption de glucose contre un gradient de concentration est active secondairement à l'activité de la NaK-ATPase dans la membrane basolatérale et dépend du gradient électrochimique pour le sodium à travers cette membrane (figure 20-2). La réabsorption proximale de glucose à travers la membrane luminale est électrogénique et implique deux cotransporteurs sodium-glucose inhibés par la phlorizine, le SGLT2, qui réabsorbe la majorité du glucose dans le tubule contourné proximal, et le SGLT1, qui le réabsorbe contre un grand gradient de concentration dans la partie droite du tubule proximal.

À travers la membrane basolatérale, deux transporteurs inhibés par la phlorétine transportent le glucose seul par diffusion facilitée, selon un gradient favorable de concentration, le GLUT2 dans le tubule contourné proximal, et le GLUT1 dans la partie droite du tubule proximal. La réabsorption de glucose est presque complète dans le premier quart du tubule proximal, mais est limitée par la capacité de transport maximal (Tm) de 375 mg/min.

Figure 20-2

Réabsorption proximale du glucose à travers les membranes luminale et basolatérale

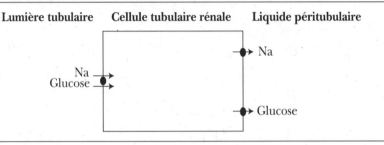

C) Excrétion

Les trois parties de la figure 20-3 illustrent que l'excrétion urinaire de glucose dépend de la glycémie et de la charge de glucose filtrée. Voyons ce qui se passe avec trois glycémies différentes et par conséquent trois charges de glucose différentes.

1. Avec une glycémie normale de 100 mg/dL, ou 5,5 mmol, on filtre et réabsorbe chaque minute 125 mg de glucose, et il n'y a pas de glycosurie. Cette réabsorption complète du glucose filtré ne sature pas la capacité maximale de transport du tubule proximal.

2. Avec une glycémie de 300 mg/dL, ou 16,5 mmol, on filtre et réabsorbe chaque minute 375 mg de glucose, et théoriquement il n'y a pas de glucose dans l'urine. Cette réabsorption sature la capacité maximale de transport du tubule proximal. En fait, parce qu'il y a hétérogénéité des néphrons quant au nombre de transporteurs (sodium avec glucose dans la membrane luminale et glucose dans la membrane basolatérale), le glucose commence à apparaître dans l'urine quand sa concentration plasmatique dépasse le seuil rénal de 180 mg/dL, ou de 10 mmol.

Figure 20-3
Saturation de la capacité maximale de réabsorption tubulaire de glucose avec l'augmentation progressive de la glycémie et de la quantité filtrée par les glomérules : quand la charge filtrée dépasse le Tm du glucose de 375 mg/min, le surplus de glucose est excrété dans l'urine

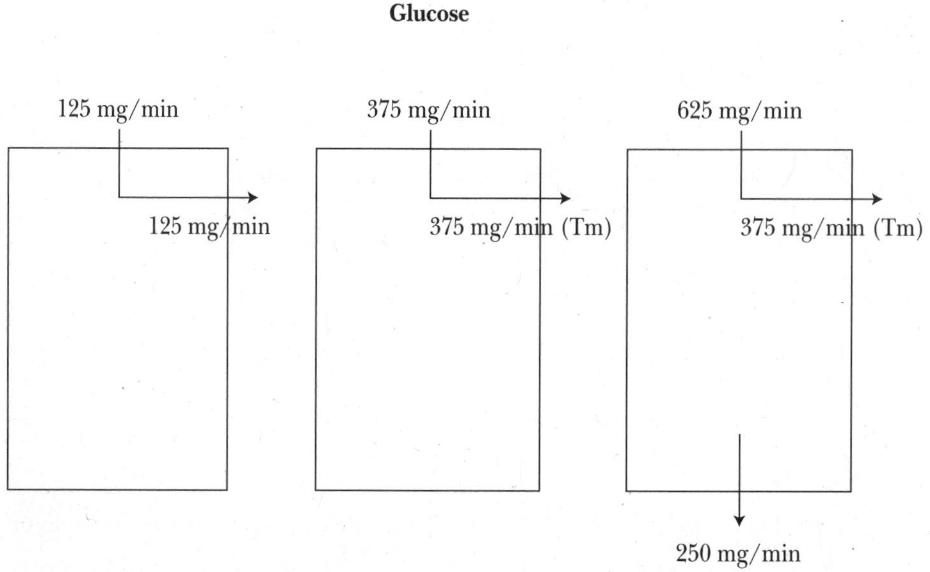

Glucose

125 mg/min   375 mg/min   625 mg/min

125 mg/min   375 mg/min (Tm)   375 mg/min (Tm)

250 mg/min

3. Avec une glycémie de 500 mg/dL, ou 27,5 mmol, on filtre chaque minute 625 mg de glucose, une quantité dépassant la réabsorption maximale de 375 mg de glucose par minute. On excrète donc dans l'urine l'excès de 250 mg de glucose par minute. Cette capacité limitée des reins de réabsorber le glucose a l'avantage de protéger l'organisme contre des hausses excessives de la glycémie en permettant l'excrétion urinaire de glucose. En effet, la perte de glucose dans l'urine est moins nocive que les effets nuisibles d'une glycémie très élevée.

La présence de glucose dans l'urine survient donc dans deux sortes de conditions pathologiques. D'abord, le **diabète sucré** représente de loin la cause la plus fréquente et survient lorsque la glycémie dépasse le seuil rénal du glucose de 10 mmol (voir encadré 20-1). D'autre part, la glycosurie rénale, héréditaire ou acquise, est une anomalie beaucoup plus rare et résulte soit d'une diminution du Tm du glucose, soit d'un abaissement de son seuil rénal (voir encadré 20-2).

Application pratique 20-1

Comment une simple analyse d'urine vous permet-elle de poser facilement le diagnostic de diabète sucré ?

Dans la très grande majorité des cas, la présence de glucose dans l'urine signifie simplement que la glycémie du patient dépasse 10 mmol. Chez le sujet normal, la glycémie ne dépasse pas 10 mmol, même après un repas copieux. Toutefois, chez le diabétique souffrant d'un manque d'insuline ou d'une résistance à cette hormone, la glycémie dépasse 10 mmol et le glucose apparaît alors dans l'urine. La glycosurie reflète donc un diabète sucré, sauf les rares cas de glycosurie rénale, une condition tout à fait bénigne, ou d'une anomalie transitoire et non significative durant la grossesse (ce n'est pas le diabète sucré pouvant parfois apparaître durant la grossesse).

Application pratique 20-2

Un homme de 35 ans a du glucose dans l'urine, mais ses glycémies, même après un repas, sont toujours normales. Pouvez-vous l'aider auprès de la compagnie d'assurance qui refuse de l'assurer ?

Les glycémies toujours normales, même après un repas, permettent d'éliminer un diabète sucré, une condition bien connue pour produire une glycosurie chaque fois que la glycémie dépasse 10 mmol. Vous pouvez assurer la compagnie que la glycosurie rénale isolée, contrairement au diabète sucré, est une condition tout à fait bénigne, sans aucune influence sur la morbidité et la mortalité futures de l'individu.

II. Acides aminés

A) Filtration

Parce que les divers acides aminés sont de petites molécules et que leur concentration totale dans le plasma est autour de 2,5 mmol, la barrière glomérulaire filtre chaque jour 450 mmol d'acides aminés (figure 20-1).

B) Réabsorption

Les acides aminés présents dans la lumière tubulaire viennent de leur filtration par le glomérule ou de l'hydrolyse d'oligopeptides par les peptidases de la bordure en brosse des cellules tubulaires proximales. La réabsorption active des acides aminés contre un gradient de concentration se fait par cotransport avec le sodium à travers la membrane luminale et dépend, comme le glucose, du gradient électrochimique pour le sodium à travers cette membrane. Un autre transporteur leur permet ensuite de traverser la membrane basolatérale par diffusion facilitée selon un gradient favorable de concentration.

Cette réabsorption, limitée par un Tm, est presque complète ; elle se fait surtout dans les segments S_1 et S_2 du tubule contourné proximal et met en jeu divers systèmes stéréospécifiques comme ceux des acides aminés neutres ou monocarboxyliques (L-alanine, L-glutamine), des acides aminés cationiques ou diaminés (L-arginine, L-lysine) et des acides aminés anioniques ou dicarboxyliques (L-aspartate, L-glutamate). La réabsorption peut être aussi postproximale dans l'anse de Henle, le tubule distal et le tubule collecteur.

C) Excrétion

Normalement, il n'y a que de très petites quantités d'acides aminés excrétés dans l'urine. Toutefois, dans la cystinurie, on observe l'excrétion urinaire de cystine et de trois acides aminés cationiques : l'ornithine, la lysine et l'arginine. Lorsque diverses substances endogènes ou exogènes empoisonnent les cellules tubulaires proximales dans le syndrome de Fanconi, il y a perte anormale dans l'urine de quatre substances cotransportées avec le sodium et dont la réabsorption est diminuée, soit le glucose, les acides aminés, le phosphate et le bicarbonate (échange sodium/hydrogène).

III. Peptides et protéines

A) Peptides

Deux mécanismes différents permettent aux peptides filtrés de disparaître de la lumière tubulaire. D'abord, plusieurs d'entre eux, par exemple le glutathione, l'angiotensine II et la bradykinine, sont hydrolysés dans la lumière tubulaire par les diverses peptidases localisées dans la bordure en brosse des cellules tubulaires proximales (figure 20-4). Les acides aminés libres produits par l'hydrolyse sont alors réabsorbés avec ceux qui ont été filtrés par les glomérules. De plus, certains dipeptides et tripeptides filtrés résistent aux enzymes de la bordure en brosse, mais peuvent être réabsorbés tels quels en étant cotransportés avec l'ion hydrogène par deux transporteurs dans la membrane luminale des cellules tubulaires proximales. Les peptides sont aussi réabsorbés par une endocytose médiée par la mégaline.

Figure 20-4
**Réabsorption des peptides (hydrolyse dans la lumière tubulaire)
et des protéines (hydrolyse dans les lysosomes) filtrés dans la lumière tubulaire**

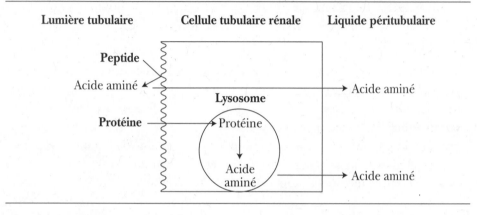

B) Protéines

Filtration. Les glomérules filtrent les petites protéines, comme certaines hormones peptidiques (PTH, insuline), des enzymes, des antigènes, des cytokines et des protéines de transport, et de très petites quantités des plus grosses protéines. Malgré la très faible concentration de protéines dans l'ultrafiltrat glomérulaire, la quantité filtrée peut atteindre plusieurs grammes par jour en raison du très grand volume de filtrat. Ainsi, même avec une concentration d'albumine dans le filtrat 1 000 fois inférieure (40 mg/L) à la concentration plasmatique de 40 g/L, 7,2 g d'albumine seraient filtrés chaque jour avec une filtration glomérulaire de 180 L.

Réabsorption. Au niveau de la membrane luminale des cellules tubulaires proximales, la mégaline et la cubiline sont des récepteurs protéiques qui font partie de l'appareil endocytotique et qui participent à la réabsorption tubulaire des protéines. Après leur liaison à ces récepteurs, les protéines présentes dans la lumière tubulaire sont transportées par endocytose vers les endosomes puis vers les lysosomes, où les enzymes protéolytiques les hydrolysent en acides aminés. Les acides aminés sont alors réabsorbés dans le liquide péritubulaire à travers la membrane basolatérale. Puisque plusieurs hormones protéiques, comme la PTH, sont filtrées par les glomérules et catabolisées dans les cellules tubulaires, la diminution du nombre de néphrons observée dans l'insuffisance rénale chronique compromet le catabolisme de ces hormones et augmente leur demi-vie et leur concentration plasmatique.

Cependant, le système endocyto-lysosomal ne peut réabsorber qu'une quantité limitée de protéines. Une élévation de la quantité filtrée par les glomérules entraîne donc une protéinurie massive. Ainsi, si une maladie glomérulaire permet le passage de seulement 1 % de l'albumine plasmatique (400 mg/L), la filtration quotidienne de 72 grammes d'albumine dépasse de beaucoup la capacité de réabsorption du tubule proximal.

Excrétion. De plus, les cellules tubulaires de la branche ascendante large de l'anse de Henle synthétisent et sécrètent de petites quantités de la mucoprotéine de Tamm-Horsfall excrétée dans l'urine. Toutefois, chez le sujet normal, la quantité totale de protéines excrétées dans l'urine de 24 heures ne doit pas dépasser 150 mg. Cette protéinurie physiologique comprend la mucoprotéine de Tamm-Horsfall, les petites protéines à faible poids moléculaire et les quantités minimes d'albumine plasmatique filtrée qui ont échappé à la réabsorption tubulaire.

IV. Urée

L'urée est quantitativement le principal produit de déchet dérivé du catabolisme des protéines. L'urée est synthétisée par le foie à partir du CO_2 et de l'ammoniac, et son excrétion est rénale. L'urée constitue environ la moitié de toutes les particules ou osmoles excrétées dans l'urine et représente de 90 % à 95 % de l'excrétion totale d'azote. La production hépatique et l'excrétion rénale d'urée varie d'une façon proportionnelle avec l'ingestion et le catabolisme des protéines.

A) Filtration

Le glomérule filtre librement la petite molécule qu'est l'urée (figure 20-5).

B) Réabsorption

Parce que l'urée est un produit de déchet dont l'accumulation dans la médullaire contribue au mécanisme de concentration urinaire, le tubule rénal ne réabsorbe que la moitié de la charge filtrée. La réabsorption d'urée de la lumière tubulaire vers

Figure 20-5
Traitement rénal de l'urée : sa réabsorption change d'une façon parallèle avec la réabsorption d'eau

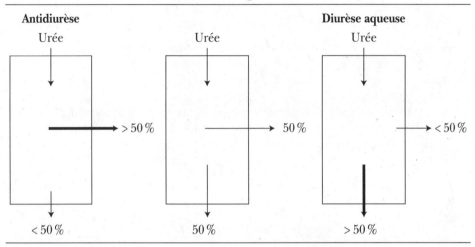

le capillaire péritubulaire est passive selon un gradient de concentration. Elle suit donc la réabsorption d'eau qui augmente la concentration d'urée dans le liquide tubulaire et par conséquent le gradient favorable de concentration entre la lumière tubulaire et le capillaire péritubulaire.

La réabsorption nette d'urée varie donc selon le volume urinaire. Durant l'antidiurèse, la plus grande réabsorption d'eau augmente la concentration d'urée dans le liquide tubulaire et le gradient de concentration favorisant sa réabsorption (voir encadré 20-3). À l'inverse, durant la diurèse aqueuse, la réabsorption d'eau diminue et le plus petit gradient de concentration d'urée ralentit sa réabsorption (voir encadré 20-4).

C) Sécrétion

Dans la médullaire, la sécrétion de l'urée dans les branches ascendante et descendante fines de l'anse de Henle et sa réabsorption postsécrétoire dans la branche ascendante large et dans le tubule collecteur médullaire interne participent au recyclage de l'urée. Celui-ci contribue à générer et à maintenir l'interstice médullaire hypertonique essentiel au mécanisme de concentration urinaire (chapitre 10).

Application pratique 20-3

Pourquoi le patient déshydraté augmente-t-il rapidement et de façon marquée sa concentration sanguine d'urée, même si l'insuffisance rénale aiguë pré-rénale est assez modeste ?

À cause de la déshydratation ou manque de liquide dans l'organisme, la réabsorption rénale d'eau est accélérée, ce qui augmente la concentration d'urée dans la lumière tubulaire et le gradient de concentration entre celle-ci et le capillaire péritubulaire. La réabsorption passive d'urée selon le gradient de concentration est donc accélérée, ce qui élève la concentration sanguine d'urée. Il faut donc toujours éliminer une déshydratation chez le patient dont l'élévation de l'urée sanguine est beaucoup plus grande que la hausse de la créatinine plasmatique.

Application pratique 20-4

Pourquoi certains médecins ayant une connaissance limitée de la physiologie rénale conseillent-ils à leurs patients de boire beaucoup d'eau afin d'améliorer leur fonction rénale ?

L'ingestion de beaucoup d'eau diminue évidemment la réabsorption d'eau et celle d'urée au niveau du tubule rénal. L'augmentation de l'excrétion urinaire de l'urée non réabsorbée qui en résulte diminue la concentration sanguine d'urée, par exemple de 5 à 3 mmol. Cette baisse de l'urée sanguine ne reflète absolument pas une amélioration de la fonction rénale. Cependant, le « conseil » de boire beaucoup d'eau comporte plusieurs risques non négligeables, dont celui de l'intoxication à l'eau, surtout chez les patients âgés, avec leur insuffisance cardiaque et leur insuffisance rénale ne leur permettant plus d'excréter normalement une charge d'eau.

D) Excrétion

La clairance de l'urée ne représente que de 50 % à 60 % de la filtration glomérulaire, puisque le tubule rénal réabsorbe de 40 % à 50 % de l'urée filtrée. La synthèse hépatique de l'urée et son excrétion urinaire sont directement proportionnelles à la quantité de protéines ingérées et catabolisées.

V. Créatinine

La créatinine est l'un des quatre principaux produits de déchets azotés que les reins doivent excréter. Elle provient du métabolisme de la créatine dans le muscle squelettique, et la quantité produite (et excrétée) est stable et est fonction de la masse musculaire de l'individu. Les autres produits de déchets azotés sont l'urée, dérivée du catabolisme des protéines, l'urate, produit par le catabolisme des purines, et l'ammoniac, dont on a décrit le traitement rénal dans le chapitre 16.

La créatinine est filtrée par les glomérules, mais n'est pas réabsorbée par les tubules rénaux (figure 20-6). Parce que le tubule proximal sécrète une petite quantité de créatinine, sa clairance surestime légèrement le taux de filtration glomérulaire.

Figure 20-6
Traitement rénal de la créatinine : filtration et un peu de sécrétion

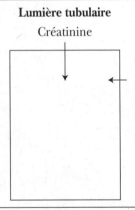

Lumière tubulaire

Créatinine

VI. Acide urique

L'anion organique urate, la forme ionisée de l'acide urique, prédomine au pH de 7,4 du plasma et du liquide extracellulaire, puisque le pKa de cet acide faible est 5,75. Les reins excrètent environ les deux tiers de l'acide urique produit par le catabolisme des purines et les bactéries du côlon font disparaître l'autre tiers durant l'uricolyse intestinale (voir encadré 20-5). Le traitement rénal de l'urate comprend la filtration, la réabsorption, la sécrétion et la réabsorption postsécrétoire (figure 20-7).

Figure. 20-7
**Traitement rénal de l'urate : 1) filtration ; 2) réabsorption
(dans le segment S$_1$) inhibée par le probénécide ; 3) sécrétion (dans le segment S$_2$)
inhibée par le lactate, les cétones, les diurétiques et le pyrazinoate ;
4) réabsorption postsécrétoire (dans le segment S$_3$).
(Les chiffres entre parenthèses représentent les fractions de la charge filtrée.**

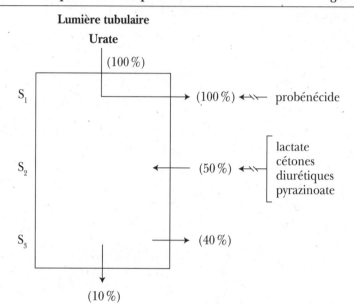

A) Filtration

Les glomérules filtrent librement cet anion organique, puisque les protéines plasmatiques n'en lient que des quantités minimes.

B) Réabsorption

Un échangeur anionique dans la membrane luminale réabsorbe activement la majorité de l'urate filtré, surtout au début du tubule contourné proximal dans le segment S1. Les uricosuriques, comme le probénécide, inhibent la réabsorption d'urate et augmentent son excrétion urinaire. L'expansion de volume du liquide extracellulaire réduit la réabsorption proximale de sodium et d'urate, tandis que la contraction de volume, produite ou non par les diurétiques, accélère cette réabsorption.

Application pratique 20-5

Durant l'insuffisance rénale chronique sévère, les concentrations plasmatiques d'urée et de créatinine, deux déchets azotés, augmentent de façon marquée, par exemple à 10 fois les valeurs normales, tandis que celle de l'acide urique, le troisième déchet azoté, demeure virtuellement inchangée. Pourquoi?

Durant l'insuffisance rénale chronique, l'uricolyse intestinale et la fraction de l'acide urique éliminé par le tube digestif augmentent et contribuent à maintenir l'uricémie normale malgré la baisse importante de l'uricosurie.

C) Sécrétion

Le transport bidirectionnel de l'urate comprend sa sécrétion active dans le tubule proximal, surtout dans le segment S2. Plusieurs substances inhibent la sécrétion tubulaire d'urate. D'abord, elle est inhibée par le lactate, dont la concentration plasmatique est augmentée par le métabolisme de l'éthanol (voir encadré 20-6). Les corps cétoniques acétoacétate et bêta-hydroxybutyrate inhibent également la sécrétion d'urate, ce qui explique l'hyperuricémie observée durant le jeûne. Plusieurs diurétiques qui sont des anions organiques inhibent de façon concurrente la sécrétion d'urate et son excrétion urinaire. Enfin, le pyrazinoate, un métabolite de la pyrazinamide, abolit presque complètement la sécrétion d'urate et son excrétion urinaire.

D) Réabsorption postsécrétoire

Cette réabsorption, supposée mais non démontrée, pourrait représenter jusqu'à 50% de la charge filtrée et surviendrait dans le segment S3 du tubule proximal.

E) Excrétion

L'excrétion urinaire d'urate ne représente que 10% de la charge filtrée chez l'humain et provient surtout de la sécrétion tubulaire, puisqu'on réabsorbe presque tout l'urate filtré. Cette excrétion fractionnelle d'urate est en fait l'une des plus basses dans tout le règne animal et reflète une réabsorption nette d'urate. En effet, l'excrétion fractionnelle d'urate varie considérablement d'une espèce animale à l'autre. Elle atteint 100% chez le chien dalmatien et reflète même une sécrétion nette d'urate chez d'autres espèces, telles que le poulet, les oiseaux et les reptiles.

Application pratique 20-6

Pourquoi le patient prédisposé aux crises de goutte (une condition rare chez la femme et souvent caractérisée par des douleurs articulaires très violentes au niveau du gros orteil) les présente-t-il souvent après l'ingestion de quantités importantes d'alcool?

Ce n'est pas l'alcool en soi qui en est responsable mais son métabolisme hépatique, qui produit du NADH. Le NADH favorise la trasformation du pyruvate en lactate, dont la concentration s'élève dans le sang. Le lactate inhibe la sécrétion tubulaire d'urate au niveau des reins, et l'hyperuricémie qui en résulte entraîne la crise de goutte.

Certains agents pharmacologiques, comme les salicylates, ont un effet biphasique ou paradoxal sur l'uricosurie. De petites doses de ces agents inhibent la sécrétion d'urate et diminuent son excrétion urinaire. Par contre, des doses plus grandes inhibent à la fois la réabsorption et la sécrétion d'urate et augmentent donc l'uricosurie.

Références

Bergeron, M., Goodyer, P.R., Gougoux, A., Lapointe, J.Y.: Pathophysiology of renal hyperaminoacidurias and glucosuria, chapitre 80 dans Seldin, D.W., Giebiesch, G., The Kidney: Physiology and Pathophysiology, 3e édition, Philadelphie, Lippincott Williams and Wilkins, 2000.

Bröer, S.: Amino acid transport across mammalian intestinal and renal epithelia. Physiological Reviews 88: 249-286, 2008.

Christensen, E.I., Birn, H.: Megalin and cubilin: Synergistic endocytic receptors in renal proximal tubule. Americal Journal of Physiology 280: F562-F573, 2001.

Comper, W.D., Osicka, T.M., Russo, L.M.: Renal filtration, transport, and metabolism of albumin and albuminuria, chapitre 74 dans Alpern, R.J., Hebert, S.C., The Kidney: Physiology and Pathophysiology, 4e édition, Amsterdam, Academic Press Elsevier, 2008.

Gekle, M.: Renal tubule albumin transport. Annual Review of Physiology 67: 573-594, 2005.

Hannelore, D., Rubio-Aliaga, I.: An update on renal peptide transporters. American Journal of Physiology 284: F885-F892, 2003.

Moe, O.W., Wright, S.H., Palacin, M.: Renal handling of organic solutes, chapitre 6 dans Brenner, B.M., The Kidney, 8ᵉ édition, Philadelphie, Saunders Elsevier, 2008.

Sica, D.A., Schoolwerth, A.C.: Renal handling of organic anions and cations: Excretion of uric acid, chapitre 15 dans Brenner, B.M., The Kidney, 7ᵉ édition, Philadelphie, Saunders, 2004.

Silbernagl, S., Gekle, M.: Amino acids, oligopeptides, and hyperaminoacidurias, chapitre 72 dans Alpern, R.J., Hebert, S.C., The Kidney: Physiology and Pathophysiology, 4ᵉ édition, Amsterdam, Academic Press Elsevier, 2008.

Silverman, M.: Glucose reabsorption in the kidney: Glucosuria: Molecular mechanism of Na$^+$/glucose cotransport, chapitre 71 dans Alpern, R.J., Hebert, S.C., The Kidney: Physiology and Pathophysiology, 4ᵉ édition, Amsterdam, Academic Press Elsevier, 2008.

CHAPITRE 21

TRAITEMENT RÉNAL DES ANIONS ET DES CATIONS ORGANIQUES

Les anions et les cations organiques ont une ou plusieurs charges nettes, respectivement négatives ou positives, au pH physiologique de 7,4. Les anions et les cations organiques sont endogènes, lorsqu'ils sont produits par le métabolisme, ou exogènes, s'ils viennent de l'extérieur de l'organisme, par exemple de nombreux médicaments. Parce que plusieurs de ces substances sont toxiques, elles doivent être éliminées aussi rapidement que possible de l'organisme, par les reins, si elles sont hydrosolubles, ou par le foie, si elles sont liposolubles.

La clairance des anions et des cations organiques permet de connaître leur traitement rénal. Si la clairance est inférieure à la filtration glomérulaire, il y a réabsorption tubulaire nette, d'urate par exemple. Par contre, si elle dépasse la filtration glomérulaire, il y a sécrétion tubulaire nette, de PAH par exemple. Toutefois, la technique de clairance ne renseigne que sur le transport tubulaire net et n'élimine pas la possibilité d'un transport bidirectionnel (réabsorption et sécrétion), d'urate par exemple.

I. Filtration

Les glomérules filtrent librement les anions et les cations organiques hydrophiles parce qu'ils ne sont pas liés aux protéines plasmatiques (figure 21-1). Leur liaison aux protéines plasmatiques peut toutefois diminuer considérablement la filtration des anions et des cations organiques lipophiles et hydrophobes.

II. Réabsorption

La réabsorption des anions et des cations organiques peut être active par l'intermédiaire d'un transporteur ou passive par simple diffusion. Un faible débit urinaire augmente leur concentration luminale et donc leur réabsorption passive, tandis qu'un débit urinaire augmenté a l'effet contraire.

Figure 21-1
**Traitement rénal des anions et des cations organiques :
filtration, réabsorption active ou passive, et sécrétion**

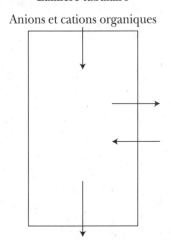

Certains acides ou bases organiques sont réabsorbés passivement par *diffusion non ionique*. Un pH urinaire acide favorise la réabsorption des acides faibles (figure 21-2) (voir encadré 21-1), tandis qu'un pH urinaire alcalin accélère celle des bases faibles. En effet, la membrane cellulaire lipidique est beaucoup plus perméable à leur forme non ionisée qu'à leur forme ionisée, non liposoluble et donc non facilement diffusible à travers une membrane lipidique. L'acidification du liquide tubulaire favorise l'excrétion urinaire des cations organiques, comme l'ammonium, tandis que l'alcalinisation du liquide tubulaire favorise celle des anions organiques.

III. Sécrétion

Le tubule proximal, surtout le segment S_2, sécrète activement les anions et les cations organiques par l'intermédiaire de plusieurs protéines membranaires, souvent des échangeurs, les transporteurs des anions organiques et ceux des cations organiques (tableau 21-1). Cette sécrétion se fait en deux étapes, d'abord leur entrée dans la cellule tubulaire à travers la membrane basolatérale puis leur sortie à travers la membrane luminale. À travers la membrane basolatérale, la sécrétion des anions organiques est active contre des gradients électrique et de concentration puis

Figure 21-2
Un pH acide du liquide tubulaire favorise la réabsorption
de l'acide faible par diffusion non ionique tandis qu'un pH alcalin
empêche la réabsorption de l'anion organique

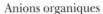

Lumière tubulaire

Anions organiques

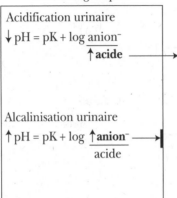

Acidification urinaire

$$\downarrow pH = pK + \log \frac{anion^-}{\uparrow acide}$$

Alcalinisation urinaire

$$\uparrow pH = pK + \log \frac{\uparrow anion^-}{acide}$$

Application pratique 21-1

Pourquoi, dans une intoxication sévère aux salicylates, est-il recommandé d'alcaliniser les urines, par l'administration de bicarbonate de sodium ou par celle d'un inhibiteur de l'anhydrase carbonique ?

À cause de l'équation d'Henderson-Hasselbalch (pH = pK + log anion/acide), l'alcalinisation urinaire produite par l'administration de bicarbonate de sodium ou d'acétazolamide (Diamox) augmente la forme ionisée (salicylate) de l'acide salicylique. La réabsorption rénale de cette forme anionique n'est pas facile, parce que le salicylate n'est ni liposoluble ni facilement diffusible à travers une membrane lipidique. Le salicylate non réabsorbé est donc excrété dans l'urine, ce qui est le but recherché par l'alcalinisation urinaire.

passive à travers la membrane luminale selon un gradient électrique. Au contraire, la sécrétion des cations organiques est passive à travers la membrane basolatérale selon un gradient électrique puis active à travers la membrane luminale contre un gradient électrique.

Cette sécrétion tubulaire et l'excrétion urinaire protègent l'organisme contre l'accumulation potentiellement toxique de composés endogènes ou de substances étrangères à l'organisme, comme les médicaments. Les anions organiques et les cations organiques peuvent toutefois inhiber de façon concurrente le transport des autres substances dans leur catégorie.

A) Anions organiques

Les acides organiques faibles circulent surtout sous la forme d'anions, puisque leur pKa est habituellement beaucoup plus bas que le pH sanguin de 7,4.

Tableau 21-1
Sécrétion proximale des anions et des cations organiques

Anions organiques	Cations organiques
Endogènes	**Endogènes**
Lactate	Acétylcholine
Citrate	Ammoniac
Urate	Cathécholamines
Oxalate	Créatinine
Sels biliaires	Histamine
Glucuronides	Riboflavine (vitamine B2)
Prostaglandines	Sérotonine
Ascorbate (vitamine C)	Thiamine (vitamine B1)
Exogènes	**Exogènes**
PAH	Amiloride
Colorants radioopaques	Cimétidine
Pénicilline	Isoprotérénol
Furosémide	Morphine
Salicylates	Triamtérène
Probénécide	Triméthoprime

1) **Endogènes.** Les anions organiques endogènes sécrétés comprennent une grande variété de substances :

– des substrats métaboliques tels que le lactate, les acides gras et les corps cétoniques (acétoacétate et bêta-hydroxybutyrate) ;

– des intermédiaires métaboliques du cycle des acides tricarboxyliques (citrate, alphacétoglutarate, malate) et de celui des acides gras ;

– des produits de déchets comme l'urate (voir chapitre 20) ;

– l'oxalate ;

– les sels biliaires cholate, déoxycholate, chénodéoxycholate, glycocholate et taurocholate (normalement excrétés par le foie, mais qui peuvent l'être par les reins s'il y a insuffisance hépatique importante) ;

– les hippurates ;

– les glucuronides ;

– les nucléotides AMP cyclique et GMP cyclique ;

– des métabolites des hormones tels que les glucuronides d'aldostérone, d'œstradiol, d'œstriol et d'œstrone ;

– les prostaglandines, puisque ce sont des acides gras ;

– des vitamines comme l'ascorbate, ou vitamine C, le folate et le pantothénate.

2) **Exogènes.** Parmi les anions organiques exogènes sécrétés, il faut d'abord mentionner l'acide para-amino hippurique, ou PAH, qui est le plus fréquemment étudié. Son taux de sécrétion maximale, ou TmPAH, autour de 80 mg/min limite sa sécrétion active et proximale, surtout dans le segment S_2. Cette sécrétion requiert un échangeur PAH/alphacétoglutarate dans la membrane basolatérale et un échangeur PAH/anion dans la membrane luminale.

Le tubule proximal sécrète aussi le rouge phénol, le diodrast, les colorants radio-opaques et le phénolsulfonephthaléine (PSP). La sécrétion de PSP, observée par Marshall en 1923, représente d'ailleurs la première démonstration convaincante de sécrétion tubulaire rénale. Le tubule proximal sécrète aussi plusieurs médicaments hydrosolubles :

– des antibiotiques comme la pénicilline et certaines céphalosporines, et des antiviraux ;

– des diurétiques, tels que l'acétazolamide, le chlorothiazide et l'hydrochlorothiazide, le furosémide, le bumétanide et l'acide éthacrynique ;

– des antiinflammatoires non stéroïdiens comme les salicylates, la phénylbutazone et l'indométhacine ;

– des uricosuriques tels que le probénécide. On utilisa d'abord le probénécide pour inhiber de façon concurrente la sécrétion tubulaire de pénicilline et empêcher son excrétion urinaire, quand ce médicament était extrêmement coûteux au début des années 1940 ;

- des antihypertenseurs comme les inhibiteurs de l'enzyme de conversion de l'angiotensine (IECA) et les antagonistes des récepteurs de l'angiotensine (ARA).

B) Cations organiques

Les reins éliminent, par le mécanisme de sécrétion des bases organiques, plusieurs amines transportant une charge positive nette à un pH physiologique. Après la captation du cation organique à travers la membrane basolatérale, cette sécrétion se fait par l'intermédiaire de diverses protéines membranaires, dont un échangeur électroneutre proton-cation organique dans la membrane luminale.

1) **Endogènes.** Le tubule proximal sécrète plusieurs cations organiques endogènes, tels que l'acétylcholine, l'ammoniac, les catécholamines (épinéphrine, norépinéphrine, dopamine), la créatinine, le cortisol, l'histamine, la progestérone, la riboflavine, ou vitamine B2, la sérotonine et la thiamine, ou vitamine B1. Parce que les deux voies des anions et des cations organiques sécrètent la créatinine, certains anions organiques, comme les salicylates, et certains cations organiques, tels que la cimétidine et le triméthoprime, peuvent diminuer la sécrétion tubulaire et la clairance de la créatinine. La filtration glomérulaire demeure toutefois inchangée, malgré la hausse de la concentration plasmatique de créatinine.

2) **Exogènes.** Le tubule proximal sécrète aussi divers médicaments hydrosolubles, qui sont des cations organiques exogènes, tels que l'amiloride, l'atropine, la cimétidine, l'isoprotérénol, la metformine, la morphine, la procaïnamide, la quinine, la quinidine, le triamtérène et le triméthoprime (voir encadré 21-2).

Application pratique 21-2

Pourquoi l'administration de certains médicaments, comme la cimétidine et le triméthoprime, peut-elle augmenter la concentration plasmatique de créatinine sans diminuer la filtration glomérulaire ?

La sécrétion de ces cations organiques exogènes fait concurrence, au niveau du tubule proximal, à la faible sécrétion du cation organique endogène qu'est la créatinine. Ceci explique l'accumulation modérée de créatinine dans le plasma, même si la filtration glomérulaire ne change pas.

Références

Berkhin, E.B., Humphreys, M.H.: Regulation of renal tubular secretion of organic compounds. Kidney International 59: 17-30, 2001.

Burckhardt, G., Koepsell, H.: Organic anion and cation transporters in renal elimination of drugs, chapitre 73 dans Alpern, R.J., Hebert, S.C., The Kidney: Physiology and Pathophysiology, 4e édition, Amsterdam, Academic Press Elsevier, 2008.

Burckhardt, G., Wolff, N.A.: Structure of renal organic anion and cation transporters. American Journal of Physiology 278: F853-F866, 2000.

Inui, K., Masuda, S., Saito, H.: Cellular and molecular aspects of drug transport in the kidney. Kidney International 58: 944-958, 2000.

Moe, O.W., Wright, S.H., Palacin, M.: Renal handling of organic solutes, chapitre 6 dans Brenner, B.M., The Kidney, 8e édition, Philadelphie, Saunders Elsevier, 2008.

Russel, F.G.M., Masereeuw, R., Van Aubel, R.A.M.H.: Molecular aspects of renal anionic drug transport. Annual Review of Physiology 64: 563-594, 2002.

Sekine, T., Miyazaki, H., Endou, H.: Molecular physiology of renal organic anion transporters. American Journal of Physiology 290: F251-F261, 2006.

Sweet, D.H., Bush, K.T., Nigam, S.K.: The organic anion transporter family: From physiology to ontogeny and the clinic. American Journal of Physiology 281: F197-F205, 2001.

Van Aubel, R.A.M.H., Masereeuw, R., Russel, F.G.M.: Molecular pharmacology of renal organic anion transporters. American Journal of Physiology 279: F216-F232, 2000.

Wright, S.H., Dantzler, W.H.: Molecular and cellular physiology of renal organic cation and anion transport. Physiological Reviews 84: 987-1049, 2004.

CHAPITRE 22

HORMONES RÉNALES VASOACTIVES

Hormones rénales. Les reins produisent de nombreuses substances hormonales, telles que la rénine, l'endothéline, les prostaglandines, les kinines et le monoxyde d'azote (NO), qui, directement ou indirectement, influencent la résistance vasculaire périphérique. Cette liste très incomplète omet plusieurs autres hormones produites localement par les reins, telles que l'acétylcholine, les adénosines, les catécholamines, le peptide en relation avec le gène de la calcitonine et le facteur de croissance épidermique.

Le maintien de la tension artérielle systémique et du débit sanguin rénal dépend de l'équilibre existant normalement entre deux groupes différents d'hormones rénales vasoactives. Les hormones vasoconstrictrices, antinatriurétiques et antidiurétiques, comme l'angiotensine II et l'arginine vasopressine, élèvent la pression artérielle systémique et diminuent le débit sanguin rénal. D'autre part, les hormones vasodilatatrices, natriurétiques et diurétiques, telles que les prostaglandines et les kinines, abaissent la pression artérielle systémique et augmentent le débit sanguin rénal.

Hormones extrarénales. De plus, plusieurs hormones produites ailleurs dans l'organisme exercent un effet au niveau des reins. Par exemple, l'aldostérone produite par les cellules de la zone glomérulée des glandes surrénales augmente la réabsorption distale de sodium. L'étirement des oreillettes cardiaques stimule la sécrétion du peptide natriurétique auriculaire, qui diminue la réabsorption rénale de sodium et le volume plasmatique.

Les neurones qui viennent des noyaux supraoptiques de l'hypothalamus produisent l'arginine vasopressine ou l'hormone antidiurétique qui augmente la perméabilité à l'eau au niveau du tubule collecteur. La parathormone et la calcitonine, sécrétées respectivement par les glandes parathyroïdes et par les cellules parafolliculaires de la glande thyroïde, accélèrent toutes deux la réabsorption rénale de calcium. Enfin, l'insuline et le glucagon, produits par le pancréas endocrine, et les hormones thyroïdiennes, synthétisées par les follicules de la glande thyroïde, influencent la réabsorption d'électrolytes par le tubule rénal.

I. Hormones vasoconstrictrices

A) Système rénine-angiotensine

1) Description du système

La *rénine* est une enzyme protéolytique dont le poids moléculaire se situe autour de 40 kd. Elle est surtout produite par les cellules granulaires de l'appareil juxta-glomérulaire à partir d'un précurseur inactif, la prorénine, mais elle l'est aussi dans d'autres organes en dehors des reins. Le substrat de la rénine, ou l'angiotensinogène, est une glycoprotéine synthétisée surtout par le foie mais aussi par d'autres tissus dont les reins, et son poids moléculaire se situe entre 50 et 60 kd. La rénine sépare de l'angiotensinogène l'angiotensine I, un décapeptide physiologiquement inactif (figure 22-1).

Figure 22-1
Système rénine-angiotensine-aldostérone

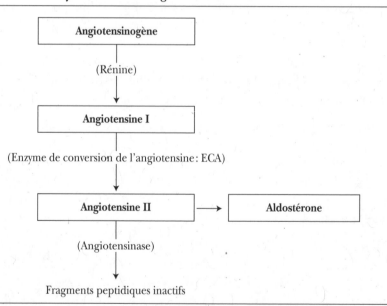

L'enzyme de conversion de l'angiotensine catalyse la transformation de l'angiotensine I en un octapeptide actif, l'*angiotensine II*. Cette enzyme est présente dans de nombreuses cellules, dont les cellules endothéliales des capillaires pulmonaires où elle a d'abord été observée. Au niveau des reins, on la retrouve dans les cellules endothéliales glomérulaires et dans la bordure en brosse des cellules tubulaires proximales. La liaison de l'angiotensine II à des récepteurs spécifiques produit plusieurs effets physiologiques, dont celui de stimuler la biosynthèse et la sécrétion d'*aldostérone* par la zone glomérulée des glandes surrénales. Enfin, les angiotensinases catalysent la transformation de l'angiotensine II en angiotensine III, en angiotensine IV, et en fragments peptidiques inactifs.

2) Contrôle de la sécrétion de rénine

Appareil juxtaglomérulaire. La rénine est surtout produite par l'appareil juxta-glomérulaire, un syncytium résultant du contact d'un glomérule avec une partie du néphron distal et ayant donc une partie vasculaire et une partie tubulaire. L'appareil juxtaglomérulaire comprend trois sortes de cellules, des cellules musculaires lisses, des cellules interstitielles et des cellules épithéliales.

1. Les cellules juxtaglomérulaires ou granulaires qui produisent la rénine et qui sont des cellules musculaires lisses modifiées et spécialisées, situées dans la paroi de la portion terminale des artérioles glomérulaires afférentes et de la portion initiale des artérioles efférentes;

2. Les cellules mésangiales extraglomérulaires dans l'espace triangulaire entre les deux artérioles glomérulaires et la *macula densa*;

3. Les 20 à 30 cellules épithéliales spécialisées de la *macula densa* situées dans la paroi du tubule à la fin de la partie corticale de la branche ascendante large de l'anse de Henle lorsqu'elle rencontre le glomérule d'où vient le néphron. Ces cellules de la *macula densa* réabsorbent, comme le fait la branche ascendante large de l'anse de Henle, le chlorure de sodium par l'intermédiaire du cotransporteur Na-K-2Cl dans la membrane luminale et de la NaK-ATPase dans la membrane basolatérale.

Barorécepteurs et chémorécepteurs. Parce que la rénine est le facteur limitant dans la production d'angiotensine II, le contrôle de la libération de rénine constitue le principal régulateur de tout le système rénine-angiotensine. La libération de rénine au niveau des reins se fait par l'intermédiaire de deux récepteurs intrarénaux indépendants, les cellules juxtaglomérulaires et les cellules épithéliales de la *macula densa* (figure 22-2).

Les cellules juxtaglomérulaires dans la paroi des artérioles glomérulaires afférentes se comportent comme des barorécepteurs. Une baisse de la pression de perfusion rénale et de l'étirement de la paroi artériolaire stimule la sécrétion de rénine, que cette baisse résulte d'une hypovolémie ou, dans l'hypertension rénovasculaire, d'une sténose de l'artère rénale. Par contre, une élévation de la pression de perfusion rénale inhibe la libération de rénine. Une basse concentration ou une arrivée diminuée de chlorure de sodium dans la lumière tubulaire stimule les chémorécepteurs de la *macula densa* qui, au contraire, sont inhibés par l'arrivée accrue de chlorure de sodium.

Figure 22-2

Stimulation du système rénine-angiostérone-aldostérone par l'hypovolémie

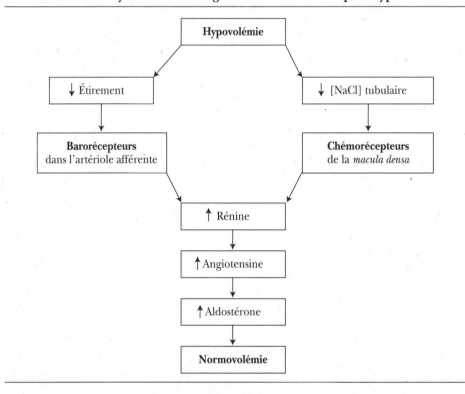

Facteurs qui influent sur la sécrétion de rénine.

1) **Hypovolémie.** L'hypovolémie augmente l'activité de la rénine plasmatique, soit la vitesse de production de l'angiotensine I à partir de l'angiotensinogène plasmatique. L'hypovolémie peut résulter d'une hémorragie, de la position debout, d'une ingestion faible en sel et d'une déplétion de volume produite par les diurétiques. On observe une hypovolémie fonctionnelle dans l'insuffisance cardiaque

congestive, la cirrhose hépatique et le syndrome néphrotique, trois conditions dans lesquelles la diminution du volume plasmatique efficace entraîne la formation d'un œdème systémique (voir chapitre 4).

2) **Facteurs neuro-hormonaux.** Parce que les fibres nerveuses sympathiques innervent les artérioles glomérulaires afférentes de l'appareil juxtaglomérulaire, la stimulation des récepteurs bêta-adrénergiques augmente aussi la libération de rénine. Diverses hormones augmentant l'adénylate cyclase et la production d'AMP cyclique partagent le même effet stimulant la libération de rénine : les catécholamines qui viennent de la glande surrénale ou, localement, des nerfs rénaux, la dopamine, les prostaglandines, le glucagon et la parathormone. Par contre, la libération de rénine est inhibée par l'angiotensine II, l'ANP, la dénervation rénale et les bloqueurs bêta-adrénergiques comme le propranolol.

3) Actions physiologiques de l'angiotensine II

Récepteurs. Les nombreux effets de l'angiotensine II requièrent d'abord sa liaison à des récepteurs cellulaires hautement spécifiques. Cette liaison déclenche une cascade d'événements intracellulaires et la hausse du calcium cytoplasmique. Les récepteurs de l'angiotensine II sont présents dans une grande variété de tissus, surtout dans les reins, les vaisseaux sanguins, le cœur, le cerveau et les surrénales, et comprennent les sous-types AT_1 et AT_2. Divers antagonistes concurrents, tels que le losartan, l'irbesartan, le candesartan et le valsartan, bloquent l'activité de l'angiotensine II au niveau des récepteurs AT_1.

Effets cardiovasculaires. Le rôle le plus important du système rénine-angiotensine et de l'angiotensine II est de *maintenir la pression artérielle et le volume du liquide extracellulaire* par ses effets surtout sur la résistance vasculaire périphérique et sur la réabsorption rénale de sodium. La figure 22-3 montre que l'angiotensine II, dont la sécrétion est stimulée par une chute de la pression artérielle ou du volume du liquide extracellulaire, augmente à la fois la pression artérielle et le volume du liquide extracellulaire.

1) L'angiotensine II entraîne deux changements qui contribuent à élever la *pression artérielle* : la hausse du débit cardiaque, par accélération du rythme cardiaque et un plus grand volume d'éjection, et l'augmentation de la résistance vasculaire périphérique résultant de la vasoconstriction.

Figure 22-3
Rôle de l'angiotensine II dans le maintien de la pression artérielle et du volume du liquide extracellulaire (LEC) durant l'hypotension et l'hypovolémie

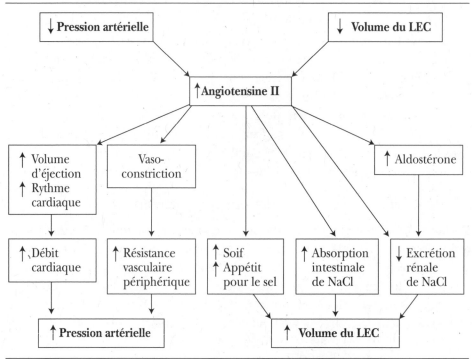

2) L'augmentation du *volume du liquide extracellulaire* résulte de trois facteurs : une plus grande soif et un plus grand appétit pour le sel résultant d'une stimulation du système nerveux central par l'angiotensine II, une absorption intestinale accélérée de chlorure de sodium et une excrétion rénale réduite de chlorure de sodium.

Effets rénaux. L'angiotensine II diminue l'excrétion rénale de sodium par trois mécanismes (figure 22-4). D'abord, l'angiotensine II stimule directement la réabsorption proximale de bicarbonate de sodium en activant l'échangeur luminal sodium-hydrogène. De plus, la réabsorption distale de sodium est accélérée par l'aldostérone, dont la synthèse et la sécrétion par les cellules de la zone glomérulée des glandes surrénales sont stimulées par l'angiotensine II. Enfin, la redistribution du débit sanguin rénal résultant de la vasoconstriction rénale accélère la réabsorption de sodium par les néphrons profonds.

Figure 22-4
Mécanismes expliquant l'effet antinatriurétique de l'angiotensine II

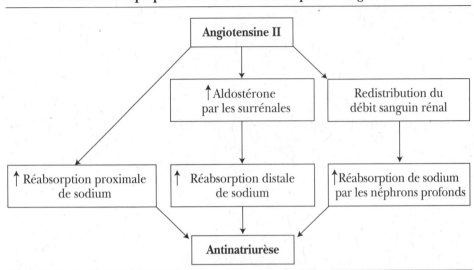

L'angiotensine II joue aussi un rôle important dans l'autorégulation de la filtration glomérulaire, c'est-à-dire son maintien quand la pression de perfusion rénale chute. Cette régulation résulte de la constriction préférentielle des artérioles glomérulaires afférentes.

Autres effets. L'angiotensine II possède plusieurs autres effets, dont celui de stimuler la croissance et la prolifération cellulaires.

4) Inhibition pharmacologique du système rénine-angiotensine

Les agents pharmacothérapeutiques inhibant la production ou l'activité de l'angiotensine II peuvent s'avérer très utiles dans le traitement de l'hypertension artérielle et de l'insuffisance cardiaque congestive, deux conditions dans lesquelles la stimulation anormale du système rénine-angiotensine peut jouer un rôle important. Deux classes très utilisées de médicaments bloquent pharmacologiquement le système rénine-angiotensine : les *inhibiteurs de l'enzyme de conversion de l'angiotensine* (IECA), en bloquant la production de l'angiotensine II à partir de l'angiotensine I, et les *antagonistes des récepteurs de l'angiotensine II* (ARA) en bloquant l'activité de l'angiotensine II au niveau des récepteurs AT_1 (tableau 22-1 et figure 22-5). L'inhibition pharmacologique du système rénine-angiotensine intrarénal peut aussi ralentir de façon significative la progression de plusieurs maladies rénales avec protéinurie, comme la néphropathie diabétique (voir encadré 22-1), vers l'insuffisance rénale chronique terminale.

Deux autres classes de médicaments peuvent aussi inhiber pharmacologiquement le système rénine-angiotensine-aldostérone : les inhibiteurs de l'aldostérone, comme le spironolactone, et les inhibiteurs de la rénine.

Figure 22-5
Inhibition pharmacologique du système rénine-angiotensine.
IECA, inhibiteurs de l'enzyme de conversion de l'angiotensine ;
ARA, antagonistes des récepteurs de l'angiotensine II

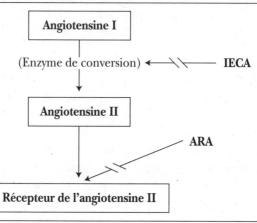

Tableau 22-1
Inhibition pharmacologique du système rénine-angiotensine

1. Inhibiteurs de la rénine
2. Inhibiteurs de l'enzyme de conversion de l'angiotensine (IECA)
3. Antagonistes des récepteurs de l'angiotensine II (ARA)
4. Inhibiteurs de l'aldostérone : spironolactone

Utile dans le traitement de :
    – l'hypertension artérielle
    – l'insuffisance cardiaque congestive
    – les néphropathies avec hypertension glomérulaire

Application pratique 22-1

Comment les IECA ou les ARA peuvent-ils aider les patients atteints d'une néphropathie diabétique ?

L'excès d'angiotensine II au niveau des reins produit une vasoconstriction préférentielle de l'artériole efférente, ce qui augmente la pression hydrostatique dans les capillaires glomérulaires, et l'hypertension glomérulaire finit par détruire le glomérule par glomérulosclérose. Une intervention pharmacologique inhibant la production ou l'activité de l'angiotensine II intrarénale ralentit donc la destruction des néphrons et la progression vers une insuffisance rénale chronique terminale nécessitant la dialyse chronique ou une transplantation rénale. Cette protection rénale par les IECA ou les ARA est en pratique très importante parce que la néphropathie diabétique est la première cause d'insuffisance rénale chronique terminale dans le monde occidental.

B) Endothéline

1) Description du système

L'endothéline, un vasoconstricteur d'abord trouvé dans un endothélium, représente en fait une famille de trois peptides vasoconstricteurs, l'endothéline-1, l'endothéline-2 et l'endothéline-3, produits dans une grande variété de tissus et agissant sur des récepteurs A et B. L'endothéline-I est le plus important et constitue le plus puissant agent vasoconstricteur connu actuellement, étant dix fois plus puissant que l'angiotensine II. Plusieurs cellules produisent l'endothéline : des cellules endothéliales, comme celles des capillaires glomérulaires, des cellules du muscle lisse vasculaire ou des cellules non vasculaires, comme les cellules épithéliales des reins.

2) Actions physiologiques

1. **Vasculaires.** Après une vasodilatation et une hypotension transitoires résultant de la production de monoxyde d'azote (NO), ce vasoconstricteur très puissant, en se liant aux récepteurs de type A sur les cellules du muscle lisse vasculaire, augmente la résistance vasculaire périphérique et la pression artérielle. Ce peptide pourrait donc jouer un rôle dans le maintien de la tension artérielle normale et, si l'effet des substances vasoconstrictrices dépasse celui des facteurs vasodilatateurs, dans la pathogenèse de l'hypertension artérielle systémique et de l'hypertension artérielle pulmonaire. On a récemment mis au point des

antagonistes des récepteurs de l'endothéline qui pourraient s'avérer utiles dans le traitement de l'hypertension artérielle systémique et pulmonaire et de l'insuffisance cardiaque.

2. **Rénales.** L'endothéline produit une vasoconstriction rénale soutenue, diminue le débit sanguin rénal cortical et la filtration glomérulaire par néphron, peut s'avérer antinatriurétique ou natriurétique (natriurèse de pression) et inhibe la perméabilité à l'eau produite par la vasopressine. L'endothéline-1, dont la production est stimulée par l'angiotensine II, peut à son tour accélérer la conversion d'angiotensine I en angiotensine II. On a supposé une production augmentée d'endothéline dans la vasoconstriction rénale observée avec l'insuffisance rénale aiguë ischémique et la néphrotoxicité de la cyclosporine, de la myoglobine et des colorants radioopaques.

II. Hormones vasodilatatrices

A) Prostaglandines

1) Description du système

Ces composés lipidiques sont produits par le métabolisme de l'acide arachidonique, un acide gras non saturé à 20 carbones, et comprennent la PGD_2, la PGE_2 (le plus abondant au niveau des reins), la PGF_2 alpha, la PGG_2, la PGH_2 et la PGI_2. Les phospholipases A_2 et C libèrent d'abord l'acide arachidonique des phospholipides présents dans les membranes cellulaires.

L'enzyme cyclooxygénase (COX), avec ses isoformes COX-1 et COX-2 présentes au niveau des reins, catalyse la synthèse des prostaglandines à partir de l'acide arachidonique (figure 22-6). Cette synthèse survient surtout dans la médullaire des reins au niveau des cellules interstitielles, mais aussi dans le cortex au niveau des cellules endothéliales vasculaires et des cellules tubulaires, surtout au niveau du tubule collecteur. L'élévation de la pression artérielle et les substances vasoconstrictrices angiotensine II, norépinéphrine et arginine vasopressine stimulent la production de prostaglandines vasodilatatrices.

L'enzyme cyclooxygénase catalyse aussi la synthèse du vasoconstricteur thromboxane A_2 tandis que la 5-lipoxygénase favorise la synthèse des leucotriènes, qui sont des médiateurs importants dans les réactions d'inflammation et d'hypersensibilité.

Figure 22-6
Dérivés de l'acide arachidonique

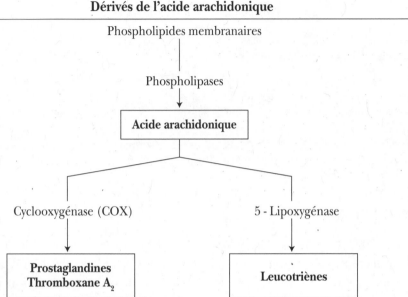

2) Actions physiologiques

La vasodilatation rénale (voir encadré 22-2) produite par les prostaglandines augmente le débit sanguin cortical et diminue le débit sanguin dans la médullaire. Les prostaglandines abaissent la tension artérielle et augmentent l'excrétion urinaire de sodium et d'eau en inhibant leur réabsorption au niveau du tubule collecteur. L'effet sur la réabsorption d'eau résulte de l'inhibition de l'action stimulante de la vasopressine sur la génération d'AMP cyclique et sur la perméabilité à l'eau. Enfin, les prostaglandines stimulent la libération de rénine par l'appareil juxtaglomérulaire et activent ainsi le système rénine-angiotensine-aldostérone. D'ailleurs, la baisse de production des prostaglandines par les antiinflammatoires non stéroïdiens (AINS) supprime l'axe rénine-aldostérone et peut entraîner une hyperkaliémie.

Les prostaglandines servent de médiateurs des lésions inflammatoires glomérulaires. Une synthèse rénale diminuée de prostaglandines ou une production accélérée de thromboxane A_2 pourraient jouer un rôle dans la pathogenèse de l'insuffisance rénale aiguë, du syndrome hépato-rénal et de la néphrotoxicité de la cyclosporine.

Application pratique 22-2

Pourquoi les antiinflammatoires non stéroïdiens (AINS) peuvent-ils entraîner une insuffisance rénale aiguë chez un patient déshydraté ?

La contraction de volume du liquide extracellulaire et la baisse du volume plasmatique entraînent une vasoconstriction rénale exagérée, surtout de l'artériole afférente ou préglomérulaire. Les AINS inhibent l'activité de l'enzyme cyclooxygénase (COX) et la production des prostaglandines vasodilatatrices. Le déséquilibre marqué en faveur des substances vasoconstrictrices produit alors une insuffisance rénale aiguë fonctionnelle, avec chute du débit sanguin rénal et de la filtration glomérulaire.

B) Kinines

1) Description du système

Les kallicréines plasmatique et tissulaire sont des peptidases séparant d'une glycoprotéine synthétisée par le foie, le kininogène, deux hormones polypeptidiques actives, les kinines : le nonapeptide circulant bradykinine et le décapeptide kallidine (ou lysine bradykinine) présent dans le tissu rénal, surtout dans le cortex (figure 22-7). Les kininases, comprenant l'enzyme de conversion de l'angiotensine (ECA), catalysent la transformation des kinines en fragments peptidiques inactifs. Par conséquent, les IECA, en diminuant l'inactivation de la bradykinine, contribuent à l'accumulation de bradykinine et à certains effets secondaires qui en résultent comme la toux.

Figure 22-7
Système kallicréine-kinines

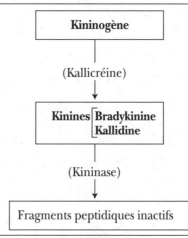

2) Actions physiologiques

Les récepteurs des kinines comprennent les récepteurs B1 et surtout les récepteurs B2. Parce que les kinines, surtout par l'intermédiaire d'une augmentation du monoxyde d'azote (NO) et des prostaglandines, sont des vasodilatateurs très puissants des artérioles glomérulaires afférentes et efférentes, elles augmentent le débit sanguin rénal, mais non la filtration glomérulaire. Elles augmentent aussi l'excrétion urinaire de sodium et d'eau, en diminuant leur réabsorption dans le tubule collecteur. Leur effet sur la réabsorption d'eau, comme celui des prostaglandines, résulte de l'inhibition de la perméabilité à l'eau stimulée par la vasopressine.

C) Monoxyde d'azote (NO)

1) Description du système

Ce gaz, appelé initialement facteur relâchant dérivé de l'endothélium, est produit dans l'organisme à partir de l'acide aminé L-arginine. Cette réaction, catalysée par l'enzyme NO synthase, se fait dans les neurones, les macrophages et les cellules endothéliales de plusieurs organes, dont celles des capillaires glomérulaires. Un analogue inactif de l'arginine, la nitro-L-arginine méthyl ester (L-NAME), peut inhiber la production du NO.

2) Actions physiologiques

1. **Vasculaires:** le NO contribue, avec l'acétylcholine et la bradykinine, à diminuer la résistance vasculaire, en décontractant les cellules musculaires lisses vasculaires, et à augmenter le débit sanguin rénal. Le NO atténue aussi les réponses contractiles des cellules vasculaires et mésangiales à l'angiotensine II. Une synthèse accrue de NO par les parois vasculaires joue un rôle important dans la physiopathologie du choc septique. Au contraire, une libération diminuée ou une activité réduite du NO et le débalancement qui en résulte entre les substances vasoconstrictrices et vasodilatatrices pourraient être impliqués dans la pathogenèse de l'hypertension systémique. L'activité du NO peut également diminuer dans le diabète sucré et l'athérosclérose.

2. **Rénales:** L'effet du NO pourrait possiblement expliquer, au moins en partie, l'hyperfiltration et la vasodilatation rénale produites par l'infusion d'acides aminés ou par l'ingestion de protéines. Ce gaz module aussi le contrôle de la sécrétion de rénine par l'appareil juxtaglomérulaire. Les effets natriurétique et diurétique

du NO résultent d'une inhibition de la réabsorption du sodium au niveau de divers segments du néphron, dont le tubule proximal, la branche ascendante large de l'anse de Henle, le tubule distal et le tubule collecteur cortical. De plus, l'effet vasodilatateur du NO contrecarre la baisse du débit sanguin médullaire résultant de diverses hormones vasoconstrictrices, comme l'angiotensine II, la norépinéphrine et la vasopressine. Le NO joue aussi un rôle important dans le bilan sodique et le contrôle à long terme de la pression artérielle.

3. **Autres:** Le NO inhibe la libération d'ANP des oreillettes et joue donc un rôle dans la régulation de la natriurèse produite par l'expansion de volume.

III. Peptide natriurétique auriculaire (ANP)

A) Historique et description du système

L'existence d'une hormone natriurétique a d'abord été suggérée dans l'insuffisance rénale chronique et avec l'expansion par un salin isotonique du volume du liquide extracellulaire. Cette hormone provoqua durant plusieurs années de vives controverses chez les physiologistes rénaux. Toutefois, en 1981, de Bold démontra de façon non équivoque la présence d'un facteur natriurétique dans les oreillettes de rats normaux. Dans ces expériences, l'administration intraveineuse du surnageant d'extraits myocardiques auriculaires augmenta considérablement la diurèse et la natriurèse.

La hausse de la pression ou de l'étirement auriculaire stimule la sécrétion d'ANP par les myocytes des oreillettes cardiaques. Parce que la rétention de sel et d'eau stimule la sécrétion d'ANP, l'expansion de volume dans l'insuffisance rénale et l'étirement auriculaire associé avec l'insuffisance cardiaque congestive ou avec l'hypertension artérielle par surcharge volémique augmentent la sécrétion et les niveaux plasmatiques de ce peptide. D'autre part, l'ANP est surtout dégradé au niveau des reins par l'enzyme endopeptidase neutre dans la bordure en brosse des cellules tubulaires proximales.

Les types B (découvert originalement dans le cerveau mais sécrété en quantités beaucoup plus grandes dans les ventricules cardiaques), C et D du peptide natriurétique, ou BNP, CNP et DNP, et l'urodilatine produite par les reins ressemblent beaucoup à l'ANP. Diverses autres substances peuvent aussi jouer le rôle d'une hormone natriurétique, comme la dopamine, la vasopressine, d'autres peptides natriurétiques originant du cerveau et les inhibiteurs de la pompe à sodium ou de la NaK-ATPase.

B) Actions physiologiques

L'ANP se lie à des récepteurs membranaires spécifiques dans les reins, les muscles lisses des vaisseaux et les glandes surrénales (tableau 22-2) avant de déclencher une cascade d'événements intracellulaires, y compris la production accrue de GMP cyclique à partir du GTP. D'une façon générale, l'étirement accru des oreillettes cardiaques stimule la sécrétion d'ANP, dont les divers effets dans l'organisme diminuent le volume plasmatique et la pression artérielle, afin de ramener à la normale l'étirement des oreillettes cardiaques.

1. **Rénales :** D'abord, l'ANP augmente considérablement la pression hydrostatique dans les capillaires glomérulaires, la filtration glomérulaire et la fraction de filtration. Cet effet résulte surtout d'une résistance diminuée par vasodilatation des artérioles afférentes glomérulaires et, à un degré moindre, d'une résistance accrue par vasoconstriction des artérioles efférentes.

   L'ANP diminue la réabsorption proximale de sodium stimulée par l'angiotensine II (figure 22-8). L'ANP augmente l'excrétion urinaire de sodium, en agissant surtout au niveau du tubule collecteur médullaire interne, où il inhibe la réabsorption passive de sodium par le canal sodique sensible à l'amiloride et présent dans la membrane luminale. Au contraire, une action réduite de l'ANP semble jouer un rôle important dans la rétention de sodium observée dans la cirrhose hépatique et dans le syndrome néphrotique. L'ANP inhibe aussi la réabsorption d'eau, en antagonisant l'effet de la vasopressine au niveau du tubule collecteur.

   Les peptides natriurétiques sont des antagonistes naturels du système rénine-angiotensine-aldostérone. L'ANP inhibe la sécrétion d'aldostérone en agissant directement sur les cellules de la zone glomérulée des glandes surrénales et en bloquant la sécrétion de rénine par l'appareil juxtaglomérulaire. L'ANP inhibe donc la rétention de sodium par l'intermédiaire du système rénine-angiotensine-aldostérone.

2. **Cardiovasculaires :** La baisse du volume plasmatique et du débit cardiaque produit l'hypotension, un effet qui pourrait résulter en partie d'une augmentation de la perméabilité capillaire et de la transsudation du liquide plasmatique dans le compartiment interstitiel. La vasodilatation et une résistance vasculaire périphérique diminuée pourraient aussi jouer un rôle.

Figure 22-8
Mécanismes expliquant l'effet natriurétique de l'ANP

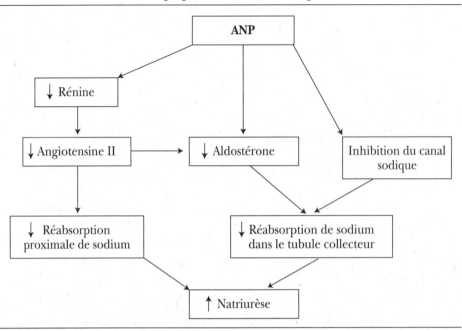

3. **Autres :** L'ANP inhibe la sécrétion de vasopressine, le mécanisme de la soif et la rétention d'eau qui résulte de leur stimulation. L'ANP inhibe aussi le tonus sympathique et la libération de catécholamines. Parce que l'ANP peut limiter la prolifération et l'hypertrophie au niveau du cœur et de la paroi vasculaire, l'augmentation de son niveau plasmatique par les inhibiteurs de l'endopeptidase neutre pourrait s'avérer utile dans le traitement de l'insuffisance cardiaque congestive, de l'hypertension artérielle et de la resténose post-angioplastie.

Les peptides natriurétiques pourraient s'avérer utiles dans le traitement de l'insuffisance cardiaque, de l'œdème et de l'hypertension artérielle. Toutefois, leur nature peptidique et la nécessité de les administrer par voie intraveineuse limitent leur potentiel thérapeutique. L'inhibition de leur dégradation enzymatique par des inhibiteurs de l'endopeptidase neutre pourrait s'avérer plus simple en pratique.

Tableau 22-2
Actions physiologiques de l'ANP

Rénales
Filtration glomérulaire augmentée
Natriurèse augmentée par inhibition de la réabsorption de sodium dans le tubule proximal et collecteur médullaire interne
Effet de la vasopressine inhibé
Sécrétion de rénine et d'aldostérone diminuée
Cardiovasculaires
Volume plasmatique et débit cardiaque diminués
Autres
Soif et sécrétion de vasopressine diminuées
Inhibition du système nerveux sympathique

Références

Candido, R., Burrell, L.M., Jandeleit-Dahm, K.A., *et al.*: Vasoactive peptides and the kidney, chapitre 10 dans Brenner, B.M., The Kidney, 8e édition, Philadelphie, Saunders Elsevier, 2008.

Cowley, A.W. Jr, Mori, T., Mattson, D., *et al.*: Role of renal NO production in the regulation of medullary blood flow. American Journal of Physiology 284: R1355-R1369, 2003.

Hao, C.M., Breyer, M.D.: Physiological regulation of prostaglandins in the kidney. Annual Review of Physiology 70: 357-377, 2008.

Harris, R.C., Breyer, M.D.: Physiological regulation of cyclooxygenase-2 in the kidney. American Journal of Physiology 281: F1-F11, 2001.

Harris, R.C. Jr, Breyer, M.D.: Arachidonic acid metabolites and the kidney, chapitre 11 dans Brenner, B.M., The Kidney, 8e édition, Philadelphie, Saunders Elsevier, 2008.

Imig, J.D.: Eicosanoid regulation of the renal vasculature. American Journal of Physiology 279: F965-F981, 2000.

Kon, V., Hunley, T.E.: Kinins and endothelin, chapitre 15 dans Alpern, R.J., Hebert, S.C., The Kidney: Physiology and Pathophysiology, 4e édition, Amsterdam, Academic Press Elsevier, 2008.

Le, T.H., Crowley, S.D., Gurley, S.B., *et al.*: The renin-angiotensin system, chapitre 13 dans Alpern, R.J., Hebert, S.C., The Kidney: Physiology and Pathophysiology, 4e édition, Amsterdam, Academic Press Elsevier, 2008.

McGiff, J.C., Ferreri, N.R.: Eicosanoids and the kidney, chapitre 14 dans Alpern, R.J., Hebert, S.C., The Kidney: Physiology and Pathophysiology, 4e édition, Amsterdam, Academic Press Elsevier, 2008.

Vesely, D.L.: Natriuretic hormones, chapitre 34 dans Alpern, R.J., Hebert, S.C., The Kidney: Physiology and Pathophysiology, 4e édition, Amsterdam, Academic Press Elsevier, 2008.

CHAPITRE 23

AUTRES FONCTIONS ENDOCRINES DES REINS

En plus de leur rôle bien connu dans l'excrétion des déchets et dans l'homéostasie de l'eau et des électrolytes, les reins influencent considérablement la capacité du sang à transporter l'oxygène et le métabolisme phosphocalcique avec la minéralisation osseuse qui en résulte.

I. Érythropoïétine

A) Nécessité

La quantité d'hémoglobine dans les globules rouges détermine la capacité du sang à transporter l'oxygène aux tissus périphériques. Son maintien est donc essentiel au métabolisme oxydatif des glucides, des lipides et des protides et par conséquent à la survie de l'organisme. Chaque jour, la moelle osseuse doit produire 20 mL de globules rouges afin de compenser la perte physiologique des vieux globules rouges après leur survie de 120 jours. Toutefois, la stimulation de la moelle osseuse par l'érythropoïétine permet d'augmenter cette production s'il y a diminution du nombre de globules rouges dans l'anémie ou si la saturation de l'hémoglobine avec l'oxygène diminue, par exemple durant l'exposition à une haute altitude.

B) Sites de production

L'érythropoïétine est une glycoprotéine dont le poids moléculaire dépasse de peu 30 kd et dont les glucides constituent plus de 40 % de la molécule. Elle est surtout produite par les reins mais aussi par le foie et un peu dans d'autres organes. Au niveau des reins, elle est produite normalement par les fibroblastes dans l'interstice péritubulaire du cortex rénal (voir encadré 23-1). Les kystes des reins polykystiques (voir encadré 23-2) et les cellules épithéliales tumorales de l'hypernéphrome peuvent aussi la synthétiser.

Application pratique 23-1

Pourquoi la majorité des patients souffrant d'une insuffisance rénale chronique développent-ils une anémie normochrome normocytaire sévère, qui peut atteindre le tiers du nombre normal de globules rouges dans le sang ?

La baisse marquée de la population de néphrons diminue, mais sans l'abolir complètement, la production rénale d'érythropoïétine, et la moelle osseuse n'est plus stimulée adéquatement à produire les globules rouges. On peut toutefois corriger l'anémie de ces patients et améliorer considérablement leur qualité de vie par l'administration parentérale d'érythropoïétine et le maintien de l'hémoglobine autour de 12 g/dL.

Application pratique 23-2

Pourquoi les patients dont les reins polykystiques ont entraîné une insuffisance rénale chronique terminale ne sont-ils pas anémiques ?

Parce que les parois des kystes rénaux dérivés de tubules proximaux produisent l'érythropoïétine et remplacent ainsi le tissu rénal normal qui la synthétise.

C) Régulation de la sécrétion

La baisse de l'oxygène disponible au niveau du tissu péritubulaire dans le cortex rénal stimule la synthèse et la sécrétion d'érythropoïétine (figure 23-1) (voir encadré 23-3). Par conséquent, toute baisse de la capacité du sang à transporter l'oxygène, dans l'anémie ou avec une PO_2 artérielle diminuée, augmente la concentration sanguine d'érythropoïétine. Une affinité augmentée de l'oxygène pour l'hémoglobine, en diminuant la libération d'oxygène aux tissus, augmente aussi la production d'érythropoïétine et sa concentration sanguine.

D) Actions physiologiques

L'érythropoïétine est une hormone libérée dans le sang avec une demi-vie de 5 à 6 heures. Son effet biologique est médié par sa liaison spécifique à des récepteurs à la surface de ses cellules cibles dans la moelle osseuse, les précurseurs immatures des globules rouges.

Figure 23-1
Stimulation de la production des globules rouges par l'hypoxie

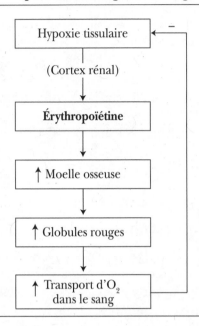

L'érythropoïétine est un facteur de croissance absolument essentiel à l'érythro-poïèse, c'est-à-dire la production des globules rouges par la moelle osseuse. Elle stimule cette production en accélérant surtout les dernières étapes de la différenciation et de la maturation des globules rouges. Elle maintient donc la quantité d'hémoglobine et le transport d'oxygène dans le sang ainsi que la livraison d'oxygène aux tissus périphériques.

L'érythropoïétine peut toutefois provoquer ou aggraver l'hypertension artérielle par l'augmentation de la résistance vasculaire périphérique résultant de la viscosité sanguine accrue et de la perte de la vasodilatation hypoxique. Cette vasoconstriction pourrait résulter d'une production d'endothélines accélérée.

Les reins sont aussi le site principal de la production de thrombopoïétine, une autre glycoprotéine dont la structure ressemble à celle de l'érythropoïétine. D'autres organes, comme le foie, peuvent aussi la synthétiser. La liaison spécifique de ce facteur de croissance à ses récepteurs à la surface des mégakaryocytes permet leur développement et la production des plaquettes sanguines. La production de thrombopoïétine est accélérée par la baisse des plaquettes sanguines.

Application pratique 23-3

Pourquoi un séjour prolongé à haute altitude produit-il une polycythémie, c'est-à-dire une augmentation du nombre de globules rouges dans le sang?

La baisse de la pression atmosphérique à haute altitude entraîne une diminution proportionnelle de la quantité d'oxygène dans l'air ambiant. L'hypoxie tissulaire chronique résultant de l'hypoxémie stimule la synthèse d'érythropoïétine, une hormone qui accélère la production des globules rouges par la moelle osseuse. Le plus grand nombre de globules rouges et la hausse de l'hémoglobine permettent donc de transporter plus d'oxygène dans le sang et d'améliorer l'oxygénation tissulaire déficiente.

II. 1,25-dihydroxyvitamine D3

A) Description du système

La vitamine D_3, ou cholécalciférol, est une vitamine liposoluble ingérée dans certains aliments et absorbée au niveau du petit intestin. Elle provient aussi de la transformation de provitamine D_3 sous l'action des rayons ultraviolets lors de l'exposition de la peau à la lumière du soleil (figure 23-2).

Figure 23-2
Métabolisme de la vitamine D

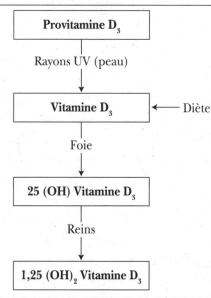

Provitamine D_3

Rayons UV (peau)

Vitamine D_3 ← Diète

Foie

25 (OH) Vitamine D_3

Reins

1,25 (OH)$_2$ Vitamine D_3

La transformation de la vitamine D_3 inerte en son métabolite actif, le 1,25-dihydroxycholécalciférol, ou calcitriol, nécessite toutefois deux hydroxylations. La première, faite surtout par le foie au niveau du carbone 25, transforme la vitamine D_3 en 25-hydroxycholécalciférol. La seconde hydroxylation en position 1, survenant surtout dans les mitochondries des cellules tubulaires proximales, produit le 1,25-dihydroxycholécalciférol ou la 1,25-dihydroxyvitamine D_3. Cette deuxième hydroxylation est très diminuée en présence d'une insuffisance rénale sévère.

B) Régulation de la sécrétion

La concentration sanguine du métabolite actif de la vitamine D, le 1,25 dihydroxy-cholécalciférol, doit être régulée de façon précise. Cette régulation dépend à la fois de la synthèse et du catabolisme de la vitamine D. Par exemple, la parathormone (PTH) stimule l'enzyme 1 alpha-hydroxylase catalysant la deuxième hydroxylation au niveau des reins. Une calcémie basse augmente donc la production de PTH (hyperparathyroïdie secondaire) et de 1,25-dihydroxyvitamine D_3, deux substances hormonales qui tendent à retourner une calcémie basse vers des valeurs normales (figure 23-3). La PTH régule à chaque minute la concentration du calcium ionisé dans le liquide extracellulaire tandis que le calcitriol le fait de façon plus chronique à chaque jour.

Figure 23-3
**Régulation de la calcémie par la parathormone (PTH)
et la 1,25 dihydroxyvitamine D_3**

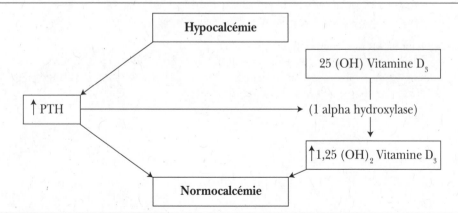

C) Transport dans le sang

Parce que la vitamine D et ses métabolites sont liposolubles et par conséquent peu solubles dans l'eau, leur transport dans le sang requiert la liaison avec une globuline plasmatique spécifique synthétisée dans le foie. L'albumine et les lipoprotéines transportent aussi dans le sang la vitamine D et ses métabolites. Après s'être détaché de la protéine plasmatique qui le transporte, le 1,25-dihydrocholécalciférol diffuse à travers la membrane cellulaire pour s'unir au récepteur cytoplasmique de la vitamine D, lequel pénètre alors dans le noyau de la cellule cible.

D) Actions physiologiques

La 1,25-dihydroxyvitamine D_3 participe à l'homéostasie du calcium et du phosphate et élève la calcémie par trois mécanismes différents. D'abord, elle accélère l'absorption de calcium et de phosphate au niveau du petit intestin et favorise ainsi la minéralisation osseuse (voir encadré 23-4). Elle augmente aussi la résorption osseuse en stimulant l'activité ostéoclastique afin de mobiliser le calcium. Enfin, cette hormone accélère la réabsorption rénale de calcium au niveau du tubule distal. Le calcitriol inhibe la synthèse et la sécrétion de PTH et la croissance des glandes parathyroïdes.

Application pratique 23-4

Quelles sont les conséquences d'un manque de vitamine D ou, avec une insuffisance rénale chronique sévère, d'une baisse marquée de son activité?

Le manque ou l'absence d'effet de la vitamine D diminuent l'absorption intestinale de calcium et de phosphate, leurs concentrations plasmatiques et la minéralisation osseuse. La minéralisation osseuse déficiente produit chez l'enfant le rachitisme, avec ses déformations osseuses caractéristiques, et chez l'adulte l'ostéomalacie.

De plus, la forme active de la vitamine D exerce une grande variété d'effets sur divers tissus cibles en dehors de ses actions classiques sur l'intestin, les os et les reins. Par exemple, elle supprime la croissance cellulaire et contrôle la différenciation cellulaire des tissus hématopoïétiques, du système immun et de la peau. Elle participe aussi au contrôle de la sécrétion d'insuline par le pancréas endocrine et au contrôle du système rénine-angiotensine. Elle exerce enfin une action sur le système nerveux, les vaisseaux, le muscle cardiaque et les muscles squelettiques.

Références

Brown, A., Dusso, A., Slatopolsky, E. : Vitamin D, chapitre 64 dans Alpern, R.J., Hebert, S.C., The Kidney : Physiology and Pathophysiology, 4ᵉ édition, Amsterdam, Academic Press Elsevier, 2008.

Dusso, A.S., Brown, A.J., Slatopolsky, E. : Vitamin D. American Journal of Physiology 289 : F8-F28, 2005.

Fishbane, S. : Hematologic aspects of kidney disease, chapitre 49 dans Brenner, B.M., The Kidney, 8ᵉ édition, Philadelphie, Saunders Elsevier, 2008.

Goodman, W.G., Quarles, L.D. : Vitamin D, calcimimetics, and phosphate-binders, chapitre 56 dans Brenner, B.M., The Kidney, 8ᵉ édition, Philadelphie, Saunders Elsevier, 2008.

Jelkmann, W. : Erythropoietin : Structure, control of production, and function. Physiological Reviews 72 : 449-489, 1992.

Jones, G., Strugnell, S.A., DeLuca, H.F. : Current understanding of the molecular actions of vitamin D. Physiological Reviews 78 : 1193-1231, 1998.

Kurtz, A., Eckardt, K.U. : Hematopoiesis and the kidney, chapitre 95 dans Alpern, R.J., Hebert, S.C., The Kidney : Physiology and Pathophysiology, 4ᵉ édition, Amsterdam, Academic Press Elsevier, 2008.

Ringhofer, B., Quarles, L.D. : Management of calcium and bone disease in renal patients, chapitre 94 dans Alpern, R.J., Hebert, S.C., The Kidney : Physiology and Pathophysiology, 4ᵉ édition, Amsterdam, Academic Press Elsevier, 2008.

Stivelman, J.C., Fishbane, S., Nissenson, A.R. : Erythropoietin therapy in renal disease and renal failure, chapitre 55 dans Brenner, B.M., The Kidney, 8ᵉ édition, Philadelphie, Saunders Elsevier, 2008.

A

Acétazolamide
  diurétique, 202
  inhibiteur de l'anhydrase carbonique, 263
  sécrétion proximale d', 319

Acétylcholine
  sécrétion proximale d', 320
  vasodilatatrice, 99, 113

Acide acétoacétique
  antiuricosurique, 311
  production d', 250
  sécrétion proximale d', 318

Acide arachidonique, 332

Acide bêta-hydroxybutyrique
  antiuricosurique, 311
  production d', 250
  sécrétion proximale d', 318

Acide carbonique, 237, 242

Acide éthacrynique
  diurétique, 202
  sécrétion proximale d', 319

Acide lactique
  antiuricosurique, 311
  production d', 250, 251t
  sécrétion proximale d', 318

Acide para-amino-hippurique (PAH)
  clairance de l', 91
  extraction de l', 91
  sécrétion proximale d', 91, 319
  transport maximal (Tm) d', 319

Acide phosphorique
  production métabolique d', 245

Acide pyrazynoïque
  antiuricosurique, 311

Acide sulfurique
  production métabolique d', 245

Acides
  excrétion pulmonaire des, 244
  excrétion rénale des, 247
  fixes (ou non volatils), 245
  forts, 245
  production des, 241-242, 245, 250
  tamponnement des, 242-243, 245-247

Acides aminés
  traitement rénal des, 303-304

Acidification urinaire, 253-273

Acidité nette, 265t

Acidité titrable
  calcul de l', 267
  définition de l', 265
  facteurs de l', 267
  mécanisme de l', 265
  sites de l', 265

Acidose
  ammoniogenèse dans l', 272-273
  distribution du potassium et, 216-217
  excrétion d'ammonium dans l', 272-273
  excrétion de calcium et, 283
  excrétion de magnésium et, 297
  excrétion de phosphate et, 290
  excrétion de potassium et, 233
  métabolisme cellulaire et, 4

Acidose métabolique
  diurétiques et, 209
  physiopathologie de l', 250

Acidose respiratoire
  physiopathologie de l', 244

Adénosine
  effet vasoactif de l', 114

Adénylate cyclase, 158, 327

Agonistes adrénergiques
  distribution du potassium et, 214

Marquis imprimeur inc.

Québec, Canada
2009